Taschenbuch zur Untersuchung
nervöser und psychischer Krankheiten

Taschenbuch zur Untersuchung nervöser und psychischer Krankheiten

Eine Anleitung für Mediziner und Juristen
insbesondere für beamtete Ärzte

Von

Dr. W. Cimbal

Nervenarzt und Oberarzt der städtischen Heil- und
Pflegeanstalten zu Altona, staatsärztlich approbiert

Zweite, vermehrte Auflage

Mit 17 Textabbildungen

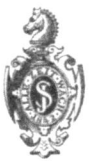

Springer-Verlag Berlin Heidelberg GmbH
1913

ISBN 978-3-662-42753-8 ISBN 978-3-662-43030-9 (eBook)
DOI 10.1007/978-3-662-43030-9
Softcover reprint of the hardcover 2nd edition 1913

Vorwort zur ersten Auflage.

Ziele und Grundgedanken des Taschenbuches sind im ersten Abschnitt niedergelegt; ebenso die Motive, aus denen ich das Buch auch für Juristen bestimmt habe. Auf einige Punkte möchte ich jedoch besonders hinweisen. Wenn man aus Zeitmangel gezwungen ist, sich mit den kurzen Untersuchungsschemata zu begnügen, die der zweite Abschnitt enthält, so möge man bedenken, daß deren Ergebnisse nur für einfache Fälle genügen und nur zu ganz vorsichtigen Schlüssen berechtigen. Nicht nur der gerichtliche Gutachter, sondern auch der die Familie des psychisch Kranken beratende Hausarzt sollte aus menschlichen und ärztlichen Gründen stets die letzten Untersuchungsmöglichkeiten erschöpfen; hängt doch oft die soziale Zukunft einer ganzen Familie von rechtzeitiger, richtiger Diagnose und Prognose ab.

Das Taschenbuch in seiner jetzigen Form entspricht den Bedürfnissen meines eigenen Arbeitsfeldes, der Notwendigkeit, in möglichst kurzer Frist und mit möglichster Sicherheit Diagnose und Prognose zu bestimmen. Ich bin überzeugt, daß sich bei der Anwendung durch einen größeren Kreis mit anderen Bedürfnissen manche Lücken finden werden und bitte dringend, im Interesse der Sache recht zahlreiche und freimütige kritische Ausstellungen an mich gelangen zu lassen. Ich werde meinen Dank dadurch zu beweisen suchen, daß ich sie im Falle einer Neuauflage sorgfältigst berücksichtigen werde. Zum Schluß möchte ich dem Herrn Verleger meinen Dank für das Entgegenkommen aussprechen, mit dem er die mancherlei Erweiterungen aufgenommen hat, die durch neuere Veröffentlichungen während des Druckes notwendig wurden.

Altona, im September 1909.

Dr. W. Cimbal.

Vorwort zur zweiten Auflage.

Die im Vorwort zur ersten Auflage ausgesprochene Bitte um Kritik des Taschenbuchs und Ratschläge für die praktische Weiterentwicklung desselben ist mir von seiten erfahrener Praktiker und Fachkollegen und einer großen Reihe auf dem gleichen Gebiet forschend tätiger Autoren in liebenswürdigster Weise erfüllt worden. Ich danke allen herzlich dafür und bin überzeugt, daß die empfangenen Ratschläge zu der praktischen Brauchbarkeit des Buches wesentlich beitragen werden. Einzelne Beiträge, die demnächst erfolgenden Veröffentlichungen vorgreifen, sind im Text besonders vermerkt. Den Herren Oberstabsarzt a. D. Dr. Metz, Sanitätsrat Dr. Mybs und Dr. Trömner bin ich für wertvolle Mitarbeit verbunden. Die neu aufgenommenen Abbildungen sind teils aus bewährten Handbüchern entnommen (Abb. 2, 7, 10—12), teils von meiner Frau gezeichnet.

Die allgemeine Anordnung des Stoffes ist die gleiche geblieben. Wesentlich erweitert sind die Untersuchungsschemata für Jugendliche und Unfallnervenkranke, die neurologische Untersuchung und die diagnostischen Schemata und Tabellen. Es ist bei möglichst allen Teilen dahin gestrebt worden, neben den untersuchungstechnischen Anweisungen auch das wichtigste Gedächtnismaterial zusammenzutragen, das zur Deutung und Verwertung des Befundes notwendig ist.

Auf besonderen Wunsch sind die Tabellen, die das Material zum Vergleich des Untersuchungsergebnisses bei Jugendlichen mit den normalen Entwicklungsstufen enthalten, unmittelbar den abgekürzten Schemata zur Untersuchung Jugendlicher angefügt worden, während die übrigen Tabellen sich wie früher den Anweisungen für die neurologische Untersuchung anschließen.

Auch die Abschnitte über die Funktionsprüfungen der Sinnesorgane und des vegetativen Nervensystems nehmen diesmal einen weit größeren Raum ein als in der ersten Auflage, entsprechend den interessanten wissenschaftlichen und praktischen Ergebnissen, die auf diesen Gebieten in den letzten Jahren erzielt sind.

Der Raum für diese Vermehrungen des Stoffes ist dadurch zu gewinnen gesucht, daß ich die mit Recht von mehreren Seiten als nicht zugehörig gerügten Anweisungen über Tuberkelbazillenfärbung, Urinproben, Wassermannsche und Kobragiftmethoden ausgelassen habe.

Die in ihrer Theorie noch strittige Darstellung des vegetativen Systems ist nach den auf dem vorjährigen Kongreß deutscher Nervenärzte erstatteten Referaten geschildert, da die Anregungen, die auch für die Beurteilung des Einzelfalles aus den neuen Gedankengängen hervorgehen, wohl unleugbar sind. Die zweifellos berechtigten Einwände gegen die Deutung der klinischen Tatsachen sind im Text angeführt und werden hoffentlich die frühzeitige Aufnahme entschuldigen helfen.

Auch die zweite Auflage ist von dem Gedanken geleitet, daß die so schwierige und verantwortliche Beurteilung Nervöser und psychisch Kranker gar nicht sorgfältig genug begründet sein kann, auch sie sei deshalb, wie die erste, von der gleichen Bitte an Leser und Kritiker begleitet, an der Verbesserung des Buches durch möglichst eingehende Vorschläge und Ausstellungen beizutragen.

Altona, im März 1913.

Dr. W. Cimbal.

Verzeichnis der Abbildungen:

Seite
1. Silhouette „Hühnerjagd" zur Vorprüfung des Kombinationsvermögens 43
2. Merkfähigkeitsfigur nach Rudolf Schulze . . . 44
3. Bild von Rethel „Der Tod als Freund", zur Prüfung des Kombinationsvermögens 95
4. Heilbronnersche Figurensammlung 96
5. Zentren der linken Großhirnrinde 122
6. Lagebeziehungen des Gehirns zum Schädel und zur Kopfoberfläche 123
7. Übersicht über das vegetative Nervensystem und Lagebeziehungen des Rückenmarks zur Wirbelsäule 125
8. Snellensche Tafeln zur Prüfung des Sehvermögens mit Pupillenmesser nach Haab 130
9. Schema zum Verständnis des Sehaktes und der Muskelinnervation des Auges 131
10. Muskeln, Nerven und elektrische Reizpunkte am Kopf und Hals 145
11. u. 12. Elektrische Reizpunkte der Muskeln und Nerven am Körper 146, 147
13. u. 14. Schemata der sensiblen Innervation des Körpers durch die peripheren Nerven (nach Freund) und durch die Rückenmarksabschnitte nach (Seiffert) 152, 153

Wichtigste tabellarische Zusammenstellungen:

1. Körperliche Entwicklung im Kindesalter 53
2. Körpergewichtstabellen bei Erwachsenen . . . 116
3. Schädelmaße 121
4. Normale und pathologische elektrische Erregbarkeit der Muskeln und Nerven 148
5. Headsche Zonen bei der Erkrankung innerer Organe 157
6. Topographische Diagnostik des Zentralnervensystems 166
7. Innervation, Funktion, Prüfung der Körpermuskeln 171
8. Lokalisation nach den Rückenmarksegmenten 182
9. Gehirnnervenlähmungen 184
10. Sprach- und Seelenlähmungen, Symptomatologie und Lokalisation 170
Untersuchungstechnik 161

Inhaltsverzeichnis.

Gebrauchsanweisung.

	Seite
Zweck des Taschenbuchs	1
Wie verhält man sich Geisteskranken gegenüber	2
Einleitung, Aufbau und Ziel der Untersuchung psychisch Kranker	4
Die psychiatrische Anamnese	9
Beobachtung und Schilderung des Verhaltens	12
Fragestellung bei akuten Psychosen	14
Intelligenzprüfungen und deren Bedeutung	16
Die neurologische Untersuchungstechnik	27
Die Untersuchung Unfallnervenkranker	28
Über Kontroll-(Simulations-)Prüfungen	30
Anwendung des Taschenbuchs durch Juristen und Pädagogen	33

Kurze für bestimmte Zwecke fertig zusammengestellte Untersuchungsschemata.

Für psychisch Kranke.

Autoanamnese	38
Körperliche Untersuchung	40
Beobachtung und Schilderung des Verhaltens	40
Psychische Untersuchung	41
Intelligenzprüfungen	41
Fragen bei Verdacht auf Bewußtseinstrübungen an Zeugen der Tat und an den Täter selbst	45

Für Nervenkranke 46

Für Jugendliche.

Fürsorgeerziehung und Jugendgericht	48
Fragebögen über Belastung, Entwicklung und soziales Milieu (für Jugendgerichtshelfer)	48
Fragebögen über moralische und geistige Befähigung und Leistung (für Schulen)	50
Körperlicher Befund	50
Psychischer Befund	50

Untersuchung stummer Kinder 52
Vergleichsdaten über die körperliche Entwicklung
   in der Kindheit 53
Geistige Entwicklung in der Kindheit 53
Anzeichen des angeborenen Schwachsinns 55

Für Unfallnervenkranke.
Lebensgeschichte 56
Geschichte des Unfalls, der Unfallsfolgen und ihrer
   Behandlung 57
Jetziger Zustand 58
Ernährungs- und Kräftezustand 58
Funktionsprüfung des vegetativen Systems und der
   Sinnesorgane 59
Allgemeine neurologische und psychiatrische Untersuchung 59

Eingehende psychiatrische Anamnese.

Lebensgeschichte.
Personalien 61
Erbliche Belastung 61
Geburt und Kindheit 62
Schulzeit 62
Pubertätsalter 63
Soziale Entwicklung 63
Charakter 64

Krankheitsgeschichte.
Überstandene Schädigungen 64
Fragebogen für Trinkerfürsorgestellen 64
Psychische Vorläufer der Erkrankung 65
Bisheriger Verlauf der Krankheit 65
Weitere Folgezustände überstandener Geisteskrankheiten (Katamnese) 67
Anweisungen für Pflegerberichte 68

Eingehende Untersuchung und Schilderung akuter Geisteskrankheiten.

Tabelle kennzeichnender Ausdrücke für die Schilderung
   des Verhaltens 70

Affektstörungen.
Schwermut 76
Hemmung 76
Angst 76

	Seite
Reizbarkeit	76
Mißtrauen	77
Heitere Erregung	77

Desorientierung.
Über die nächste Umgebung	77
Über die weitere Umgebung	78
Gegenwart	78
Jüngst Vergangenes	78
Längst Vergangenes	78

Sinnestäuschungen.
Gehör	79
Gesicht	79
Geruch, Geschmack	80
Berührungen	80
Muskelsinn	80
Raumsinn	80

Wahnideen.
Krankhafte Eigenbeziehung	81
Kleinheitswahn	81
Verfolgungswahn	81
Größenwahn	82

Untersuchung nicht antwortender Kranker 82

Prüfung des geistigen Besitzstandes.

Schulbildung.
Geographie	84
Religion	84
Geschichte und Politik	85
Wortrechnen	85

Wissensschatz einzelner Berufe.
Haushaltung	86
Landwirtschaft	86
Handel und Gewerbe	86
Militärdienst	87

Wissensschatz und Aufgaben aus der praktischen Erfahrung.
Praktische Aufgaben	87
Praktische Kenntnisse	88
Übersicht über die eigenen wirtlichen Verhältnisse	88

Kenntnisse über Strafrecht 89

XII   Inhaltsverzeichnis.

Seite

Prüfung der geistigen Fähigkeiten.

Geistige Regsamkeit und Spannkraft.
Einfache Prüfung des selbständig Aufgefaßten ... 90
Fortlaufendes Addieren und Subtrahieren 90
Rückläufige oder gebundene Assoziationen 90
Buchstabenunterstreichen nach Bourdon 90
Sortierverfahren nach Reich 91
Additionsmethoden nach Kraeplin 91

Merkfähigkeit.
Sprachliche Prüfungen 92
Paarweise verknüpfte Worte nach Ranschburg-Ziehen. 92
Aufgaben-Zahlenversuch nach Ziehen 92
Fingerversuch nach Rieger 92
Zusammenhanglose Silben, Ziffern oder Zifferkombinationen 93
Pausenversuche nach Viereke 93
Erlernungsmethode nach Ebbinghaus 93
Optische Prüfungen 93
Wiedererkennen nach Bernstein 93
Merkfiguren nach Schulze und Ziehen .... 44 u. 96

Prüfung des Kombinationsvermögens an Bildern.
Bilderdeutung nach Henneberg 94
Figurenergänzung nach Heilbronner 96
Legespielmethoden 97

Prüfung des Kombinationsvermögens durch sprachliche Aufgaben.
Satzbildung aus einzelnen Worten nach Masselon . . 97
Ergänzung ausgelassener Silben nach Ebbinghaus . 97
Wiedergabe von Anekdoten und Fabeln nach Möller . 98
Erklärung von Sprichwörtern nach Finkh 99
    von Sinnwidrigkeiten nach Anton 99
    von Witzen nach Ganter 100
Definition gebräuchlicher Fremdwörter und abstrakter Begriffe nach Henneberg 100

Urteilsvermögen 100
Zusammengehörigkeit und Unterscheidung 100
Ursachen und Wirkungen 101
Bedeutung und Begründung moralischer Forderungen. 101

Psychophysische Methoden.

Berechnung und Verwertung einfacher psychologischer Messungen an Geisteskranken . . 103

Psychologische Präzisionsprüfung der Sensibilität.
Hautsensibilität bei feinsten Berührungen, Messung der

Inhaltsverzeichnis. XIII

Seite

Reizschwelle, Schwereempfindung, Tastkreise, Prüfung der optischen Auffassungsgeschwindigkeit . . 106

Assoziationsmethoden.
Reizworte für einfache Assoziationen, Methodik, Verwertungsformen, Wahlreaktionen 108
Fortlaufende körperliche Arbeitsmessungen 110

Neurologische Untersuchungstechnik.

Ausführliches allgemeines Untersuchungsschema 111
Ausführliches neurologisches Untersuchungsschema 112

Körpermessung, Kräfte- und Ernährungszustand.
Körpergewichtstabellen 116
Andere Zeichen des Ernährungszustandes 117
Muskelmessungen 117
Schwielenbildung 117
Mißbildungen und Degenerationszeichen . . 118
Krankhafte Veranlagungen, auf Grund deren Nervenkrankheiten besonders häufig entstehen 118

Schädel.
Zentren der Gehirnrinde 122
Lagebeziehungen des Schädels zum Gehirn und zum Gesicht 123
Schädelmaße 121
Untersuchung des Schädels und von Schädelnarben . 121

Vegetatives Nervensystem.
Schema der Vagus- und Sympathicus-Funktionen . 125
Funktionsstörungen bei nervösen Erkrankungen des vegetativen Systems 126
Klinische Untersuchungsmethoden 127
Physikalische, chemische und pharmakologische Untersuchungsmethoden 128

Sinnesfunktionen.
Sehschärfe 130
Schema zum Verständnis des Sehaktes und der Muskelinnervation des Auges . . . . 129 u. 131
Akkommodationsbreite in den verschiedenen Lebensaltern 132
Funktionsprüfung der Augenmuskeln 133
Pupillenprüfungen 134
Gesichtsfeld 135
Hörvermögen 137
Geruchsinn 138

XIV   Inhaltsverzeichnis.

Seite

Geschmackssinn 138
Gleichgewichtssinn 139

Bewegungsvermögen.
 Grobe Kraft. 142
 Koordination 143
 Zitterprüfungen 144

Elektrische Untersuchung.
 Schemata der elektrischen Reizpunkte . . . . 145—147
 Untersuchungstechnik 144
 Normale Erregbarkeit der Muskeln und Nerven . . 148
 Pathologische Erregbarkeit der Muskeln und Nerven 149
 Wichtigste Krankheiten mit Entartungsreaktionen . 150

Empfindungsvermögen.
 Schmerzen 150
 Hautsinn 150
 Ortssinn 151
 Sensible Innervation des Körpers durch die peripheren
   Nerven und Rückenmarksabschnitte . . . . 152—153
 Tastsinn 154
 Temperatursinn 154
 Muskelsinn 154
 Kontrollprüfungen der Sensibilitätsstörungen 155
 Empfindungsstörungen (Headsche Zonen) bei der Erkrankung innerer Organe 157

Reflexe.
 Schleimhautreflexe 158
 Hautreflexe 158
 Sehnen-, Gelenk- und Periostreflexe 159
 Pathognostische Reflexphänomene 160

Organische Störungen der Sprache, der Schrift, des Handelns und Erkennens.
 Störungen der Aussprache 161
 Untersuchungsmethoden zur Prüfung der Aphasie,
   Agnosie und Apraxie 161

Lumbalpunktion 163

Topographisch-diagnostische Übersichtstabellen.
Wichtige Symptomenkomplexe . . . . . . 166—170
 Nervenplexus und periphere Nerven 166
 Rückenmarks-Querschnitt und Wurzeln 166
 Halbseitige Herde im Hirnstamm und Rückenmark 167
 Marksubstanz zwischen äußerer Kapsel und Hirnschenkeln 168
 Rindenregionen 168
 Kleinhirn und Kleinhirnbahnen 168

Inhaltsverzeichnis. XV

Eigenzentren der linken Hemisphäre (Sprach- und Seelenlähmungen) 169
Symptomatologie der Sprach- und Seelenlähmungen 170
Die Körpermuskeln, ihre Innervation, Funktion, Prüfung, und die Zeichen ihrer Lähmung 171
Lokalisation des Bewegungsvermögens und der Reflexe in den Rückenmarkssegmenten 182
Gehirnnervenlähmungen 184

Psychiatrische Gutachtentechnik.
(Dispositionen, Formeln und Gesetzsammlungen.)

1. Dispositionen in Strafsachen für den Untersuchungsrichter 186
   I. Vorerhebungen über den Krankheitsverdächtigen 186
   II. Eigene Untersuchung des Richters 186
2. Voruntersuchung und Gutachten der ärztlichen Sachverständigen bei zweifelhafter Zurechnungsfähigkeit. 186
   I. Einleitung 186
   II. Geschichtserzählung 187
   III. Befund 187
   IV. Gutachten 188
3. Disposition im Entmündigungstermin 188
   I. Einleitende Form 188
   II. Fragen des Richters 188
   III. Fragen des Sachverständigen 189
   IV. (Mündliches) Gutachten 189
   V. Endformel 189
4. Entmündigungsgutachten 189
5. Disposition für das Gutachten über Unfallnervenkranke 190
6. Anstaltseinweisung 191
7. Beispiele für Einleitungsformeln und Endsätze . . 192
   I. Beispiel für die einleitende Form schriftlicher Gutachten 192
   II. Beispiele für Endsätze im Erachten über die Zurechnungsfähigkeit 193
   III. Beispiele für die Endsätze im Entmündigungserachten 193
   IV. Beispiele für Pflegschaftsgutachten 194
8. Die für den psychiatrischen Sachverständigen wichtigsten Gesetze 194
Verzeichnis der wichtigsten Symptome und Symptomenkomplexe 199–203
Sachregister 204

Gebrauchsanweisung.

Zweck des Taschenbuches.

Bei Abhaltung von Fortbildungskursen, bei Konsultationen und der Lektüre von Gutachten hatte ich Gelegenheit zu bemerken, wie oft trotz ausgezeichneter theoretischer Kenntnisse die praktische Beurteilung von Nerven- und Seelischkranken durch eine gewisse Unbeholfenheit in der Untersuchung erschwert wird. Diese Beobachtung und die sehr lebhafte Erinnerung an meine eigene Hilflosigkeit, als zuerst die Aufgabe, Geisteskranke zu untersuchen und zu beschreiben, an mich herantrat, haben zu den nachstehenden Zusammenstellungen geführt.

Diese sollen nun dem unmittelbaren Gebrauch bei der Untersuchung und Begutachtung Nerven- und Geisteskranker dienen und einen übersichtlichen Gedankengang, zweckmäßige Frageform und ausreichende Vollständigkeit auch dem weniger Geübten ermöglichen. Sie sollen ebenso angewandt werden und etwa die gleichen Dienste leisten wie auf anderen Gebieten eine Sektionstechnik, ein bakteriologisches oder chemisches Taschenbuch.

Die theoretische Kenntnis der Geisteskrankheiten und ihrer Erscheinungsformen genügt für diese Aufgaben erfahrungsgemäß ebensowenig wie pathologisch-anatomische Kenntnisse zur Erlernung der Sektionstechnik. Die psychiatrische Untersuchung erfordert vielmehr ebenso wie die anderen technischen Methoden einen bestimmten Gedankengang zur Vermeidung von Lücken, eine gewisse Vollständigkeit, wenn sie zu gutachtlichen Schlüssen berechtigen soll, und korrekte Ausführung der Einzeluntersuchung zur Vermeidung irreführender Ergebnisse. Diese Forderung einer **planmäßigen lückenlosen Untersuchung** vor der Begutachtung, die auf allen anderen Gebieten den Gutachtern selbstverständlich geworden ist, wird bei Geisteskranken keineswegs allgemein anerkannt, ja sie wird sogar von seiten mancher Fachkollegen als unnötig oder gar als unwissenschaftlich verworfen. Man erhebt gegen sie den Einwand, daß eine methodische Untersuchung nicht imstande sei, den vielgestaltigen, scheinbar regellosen Erkrankungsformen des geistigen Lebens zu folgen. Zweifellos fordert diese Vielseitigkeit, daß der Gang der Untersuchung dem Bedürfnis jedes einzelnen Falles angepaßt werde. Die Vollständigkeit darf jedoch durch diese Anpassung nicht gestört werden.

Für die Ausgestaltung der Einzeluntersuchungen wurde zum Teil die fertige Frageform gewählt, wie sie im Krankenexamen unmittelbar angewandt werden kann. Abgesehen von außerordentlicher Zeitersparnis ermöglicht sie es dem Untersucher, größere Aufmerksamkeit auf die Beobachtung und Schilderung zu verwenden, indem sie ihn vom Überlegen der Fragestellung befreit. Ferner ist der Wortlaut der Frage keineswegs gleichgültig für die Verwertbarkeit der Antwort. Er muß sich dem krankhaften Gedankengang anpassen, um das Vertrauen des Kranken nicht zu stören, muß dem geschwächten Auffassungsvermögen verständlich sein und darf schließlich die Antwort keinesfalls durch suggestive Ausdrücke in unkontrollierbarer Weise beeinflussen. Diese Forderungen kann ohne festgelegte Frageform nur der sehr Geübte erfüllen, dessen Überlegenheit eben darin besteht, daß ihm eine Menge erprobter Fragen ohne weiteres bereit liegen.

Wie verhält man sich Geisteskranken gegenüber?

Bei psychiatrischen Untersuchungen sind noch mehr als bei den körperlichen gewisse Rücksichten im Verkehr mit den Kranken unerläßlich. Zunächst kommt der psychisch Kranke meist nicht vertrauensvoll wie der körperlich Kranke zum Arzt, um Heilung für sein Leiden zu finden, sondern sucht ihm sein Leiden zu verbergen. Der Arzt hat also, ehe er in die Untersuchung eintritt, durch sein Verhalten das Vertrauen des Kranken zu gewinnen.

Die Form, in der er das am besten vermag, wird jedem Arzte aus der Praxis und aus dem Leben geläufig sein. Sie ist individuell verschieden, und jeder wird die Form wählen, die ihm am besten liegt. Gerade erfahrene praktische Ärzte erreichen oft besser, daß der Kranke sich ihnen ausspricht, als der dem Kranken fremde Psychiater oder Gerichtsarzt.

Trotzdem seien hier nachstehend einige Vorschläge für das zweckmäßige Verhalten angeführt. Man lasse sich stets als Arzt bei dem Kranken einführen. Sage ihm etwa, man sei beauftragt, sich nach seinem Befinden zu erkundigen, oder benutze zum Anlaß der Untersuchung irgend eine seiner körperlichen Beschwerden, die man aus seinem Benehmen ersieht oder von den Angehörigen erfahren hat, und die der Untersuchte selbst oft als das einzige Krankhafte anerkennt. Unter dem gleichen Gesichtspunkte ist es gewöhnlich praktisch, mit der körperlichen Untersuchung oder der somatischen Anamnese zu beginnen, da diese Art der Untersuchung stets als ärztlich empfunden wird und man die weiteren Fragen oft zwanglos an die somatischen Befunde anknüpfen kann. Man lasse die Kranken, solange sie überhaupt im gleichen Zimmer sind, nicht aus den Augen und berechne jedes Wort und jede Geste, um Mißdeutungen zu vermeiden. Im Benehmen und Tonfall, der stets ruhig und freundlich sein müssen, richte man sich im übrigen nach der Stimmung des Kranken, die man aus seinem Ausdruck ersieht oder von der Umgebung erfährt. Man trete also einem Melancholischen etwa so gegenüber wie einem Freunde, der einen schweren Verlust erlitten hat, einem erregten Manischen oder Paralytiker wie einem Trunkenen, den man zu beruhigen hat, und einem Paranoiker wie einem mißtrauischen Prozeßgegner.

Die für Romane, nicht aber für die Wirklichkeit geeignete Einführung unter irgendeiner Maske als Geschäftsfreund oder dergleichen hat den doppelten Nachteil, daß man in dieser Stellung doch nicht ernsthaft untersuchen kann, und daß bei Entdeckung des Schwindels das Vertrauen des Kranken meist für immer verloren ist.

Vielfach gilt es als Regel, dem Kranken nicht, oder wenigstens so lange als möglich nicht zu zeigen, daß man ihn auf seinen Geisteszustand untersucht, da angenommen wird, daß im anderen Falle der Kranke bald verstummen werde. Man gibt dafür gewöhnlich die Anweisung, ohne festen Plan wie in einem gewöhnlichen gesellschaftlichen Gespräch mit dem Kranken zu plaudern, nur soweit dies eben in einer Plauderei unauffällig möglich ist, die Richtung des Gespräches auf die krankhaften Störungen zu lenken und durch Anteilnahme, Eingehen auf die Ideen des Kranken seine krankhaften Vorstellungen hervorzulocken. Auch hiergegen erhebt sich der Einwand, daß man in dieser Form nicht planmäßig untersuchen kann, dann aber hat diese Methode die Situation des Anstaltsarztes zur Voraussetzung, der eine günstige Laune seines Patienten abwarten und lange Stunden daran wenden kann, im eleganten Rededuell seinen Gegner zu überlisten. Der Gerichtsarzt, der nur wenige Stunden, der Praktiker, der nur wenige Minuten Zeit hat, um ein ganzes Krankheitsbild klar zu stellen, muß gerade auf sein Ziel losgehen. Für beide ist es viel praktischer, solange die Geduld des Kranken reicht, sie zu einer kurzen planmäßigen Untersuchung auszunützen, als sich in lange Unterhaltungen einzulassen.

Ängstliche und schwermütige Kranke gewinnen oft Vertrauen, wenn man ihnen die Hand gibt und festhält. Bei mißtrauischen, stuporösen und erregten Kranken achte man bei der Annäherung auf jede Bewegung, um sich vor Angriffen zu schützen. Ebenso wenn man verwirrte oder apathische Kranke berühren oder rütteln muß, um ihre Aufmerksamkeit wach zu halten. Besonders gefährlich ist die Stellung am Fußende des Bettes.

Der Eindruck der ärztlich freundschaftlichen Unterredung muß durch den Ton hervorgerufen werden, in dem der Untersuchende mit dem Kranken spricht. Auch im planmäßigen Frage- und Antwortspiel, selbst wenn man, was oft besser vermieden wird, die Anweisung mit dem Fragebogen neben sich aufgeschlagen liegen hat und daraus die Fragen entnimmt, kann und muß man die Frage selbst in freundschaftlichem und teilnehmendem Tone stellen und dem Kranken nach Möglichkeit das Gefühl ersparen, „zu Protokoll vernommen zu werden".

Einleitung, Aufbau und Ziel der Untersuchung psychisch Kranker.

Im allgemeinen wird der Untersuchungsplan, sowie das beste Verhalten dem Kranken gegenüber sich leicht aus dem ergeben, was man schon vor Beginn der Untersuchung von der Umgebung des Kranken über die Krankheit erfahren hat. Sind ausreichende Anhaltspunkte nicht zu erreichen, ist der Kranke selbst nicht zum Erzählen der Vorgänge zu bewegen, antwortet er auf die Fragen gar nicht oder in ausweichender Weise, so beginnt man mit der körperlichen Untersuchung. Das hat viele Vorteile. Zunächst besiegt der Arzt dadurch am leichtesten das Mißtrauen gegen die folgenden notwendigen psychischen Untersuchungen, da von Laien nur die körperliche Untersuchung als ärztliche gewertet wird. Dann gibt ein genauer somatischer Status oft die wichtigsten Aufschlüsse zur Diagnose auch der seelischen Störungen. Drittens geben die Fragen der körperlichen Untersuchung eventuell einen ausgezeichneten, unverfänglichen Ausgangspunkt auch für die psychiatrischen Fragen. Man versuche deshalb auch dann die körperliche Untersuchung, wenn man voraussetzt, daß körperliche Befunde nicht zu erheben sind. Sie erfolgt nach den gewohnten Regeln, sei aber nicht eingehender, als der Zweck es fordert. Vaginale Untersuchungen und Entblößungen bei weiblichen Kranken sollen möglichst vermieden werden, auch ziehe man bei der körperlichen Untersuchung wenigstens weiblicher Kranker prinzipiell eine dritte Person hinzu, während für die eigentliche psychiatrische Untersuchung die Anwesenheit jedes Dritten meist außerordentlich hinderlich ist.

Zur planmäßigen Aufsuchung der psychischen Störungen dienen die abgekürzten Untersuchungsschemata, die mit den notwendigsten tastenden Fragen nacheinander alle psychischen Erkrankungsmöglichkeiten berühren.

Diese Fragenfolgen und ihre Erweiterung durch die eingehenden Untersuchungen auf den krankhaft befundenen Gebieten entspricht etwa der Durchforschung eines mikroskopischen Präparates mit der schwachen Vergrößerung zur Gewinnung eines Übersichtsbildes und mit der starken Vergrößerung zur genauen Auflösung der pathologisch gefundenen Gesichtsfelder.

Oder ins Psychiatrische übersetzt:

Lassen die tastenden Fragen der Voruntersuchung krankhafte Störungen irgendeines Gebietes vermuten, sei es, daß die Fragen nach Sinnestäuschungen oder nach Wahnideen positiv oder auffallend zurückhaltend beantwortet werden, sei es, daß sich in der zeitlichen oder personellen Orientierung Unsicherheit kundgibt, oder daß die Fragen der Intelligenzprüfung Schwierigkeiten machen, so sind diese Gebiete krankheitsverdächtig. Man nimmt dann entweder sofort oder nach Beendigung der Voruntersuchung die gewonnenen, möglichst wörtlich protokollierten verdächtigen Antworten als Ausgangspunkt und forscht in der in den eingehenden Fragegruppen geschilderten oder in freier individualisierender Weise weiter, um Entstehung, Ort und Ausdehnung der Störung zu erfahren.

Die Reihenfolge der Fragen innerhalb der ,,Voruntersuchung" und der eingehenden Untersuchungsgruppen ist lediglich von Rücksichten der praktischen Anwendbarkeit, keineswegs von irgendwelchen psychologischen Gesichtspunkten geleitet und möge deshalb nicht von solchen aus beurteilt werden. Körperliche Untersuchung, Abfragung der Personalien, Orientierung und Aufforderung zu freier Aussprache sind an die Spitze gestellt, weil sie erfahrungsgemäß am wenigsten den Widerstand der Kranken herausfordern.

Die Abfragung der Personalien und die spontanen Äußerungen des Kranken geben Gelegenheit, seine Ausdrucksweise, die Art seines Sprechens, den Zusammenhang der Rede und die Übereinstimmung des Ausdrucks mit dem Inhalt der Rede zu beobachten und zu protokollieren. Diese Beobachtung und Schilderung des allgemeinen Eindrucks soll mit der möglichsten Geduld und Sorgfalt geschehen, wenn möglich, protokoliert man einzelne Sätze wörtlich (stenographisch). An die Personalien läßt sich leicht die körperliche Autoanamnese, an diese leicht die psychische Autoanamnese anschließen. Man versucht auch hier zunächst, den Kranken zum freien Erzählen zu bringen, indem man ihn nach den Daten seiner Entwicklung, nach seiner sozialen Stellung, überstandenen Krankheiten und nach der Entwicklung der jetzigen Erkrankung fragt. Gelingt diese Frageform nicht, so spricht man mit dem Untersuchten das durch, was man an Anhaltspunkten für krankhafte Vorgänge aus der objektiven Anamnese gewonnen hat. Das hat den Zweck, die Stellungnahme des Kranken zu den Vorgängen kennen zu lernen, etwaige Erinnerungslücken, die ja sehr häufig mit den krankhaften Vorgängen verbunden sind, aufzusuchen, und ist schließlich das beste Mittel, den Kranken über Sinnestäuschungen, Wahnideen, Affektschwankungen auszufragen. Dieses Durchsprechen der Anamnese erfordert aber viel Takt und Vorsicht, weil der Untersuchte oft nichts davon wissen darf, was seine Familie über ihn ausgesagt hat. Es wird also auch hier nötig sein, indirekt zu fragen und das schon Erfahrene nicht als bekannt erkennen zu lassen.

Die Untersuchung eines Geisteskranken darf sich gewöhnlich nicht wie die eines körperlich Kranken mit Diagnose, Prognose und Therapie begnügen, sie hat fast stets noch für irgendeine **praktische Entscheidung** die besonderen Grundlagen zu liefern. Am häufigsten ist eine der nachstehenden Fragen zu beantworten:

Besteht zur Zeit der Untersuchung Geisteskrankheit oder Geistesschwäche?

Ist diese Geisteskrankheit oder Geistesschwäche derartig, daß sie zur Anstaltseinweisung berechtigt (auf Wunsch der Angehörigen)?

Oder sie erforderlich macht? (Einweisung oder Festhaltung in der Anstalt aus sicherheitspolizeilichen Gründen.)

Beschränkt diese Geisteskrankheit oder Geistesschwäche auf längere Dauer die Geschäftsfähigkeit? (§ 6, 1 BGB.)

Und zwar so, daß die Geschäftsfähigkeit auf die Dauer geringer ist wie die eines 7jährigen Kindes? (Entmündigung wegen Geisteskrankheit.)

Oder bis zu dem Grade eines Minderjährigen, der das 7. Lebensjahr vollendet hat? (Entmündigung wegen Geistesschwäche.)

Ist durch die Geistesstörung zur Zeit einer kriminellen (§ 51 StGB.) oder zivilrechtlichen (§ 104 BGB.) Handlung die freie Willensbestimmung ausgeschlossen gewesen?

Ist durch die Krankheit die geistige Gemeinschaft ausgeschlossen?

Welche Aussichten auf Genesung bietet die vorliegende Erkrankung?

Die meisten Entscheidungen erfordern den Nachweis bestimmter geistiger Störungen neben der Diagnosenstellung. Ebensowenig wie es nun die Aufgabe des Arztes ist, dem Kranken durch freundschaftliche Plaudereien das Gefühl einer ärztlichen Untersuchung ganz zu ersparen, ebensowenig ist es seine Aufgabe, ihn zu unvernünftigen oder als unvernünftig auslegbaren Äußerungen zu verführen und dann zur Anstaltseinweisung oder zur Entmündigung zu verurteilen.

Dagegen wird der Arzt z. B. vor einer Anstaltseinweisung die Angehörigen nach allem fragen, was die Einweisung notwendig macht oder für die Behandlung in der Anstalt wichtig ist, also nach Angriffen auf die Umgebung, Nahrungsverweigerung, körperlichem Rückgang. Er wird bei der Untersuchung hauptsächlich nach den primären Störungen suchen, die für die Bedeutung, die Prognose und das Anstaltsbedürfnis der akuten Geisteskrankheiten ausschlaggebend sind. Er hat also durch Prüfung der Orientierung zu entscheiden, ob der Kranke klar oder verwirrt ist, hat aus dem Benehmen des Kranken seit Beginn der Krankheit, aus seinem Verhalten bei der Untersuchung und durch geeignete Fragen zu erforschen, ob Sinnestäuschungen bestehen, die den Zustand unter allen Umständen zu einem gefährlichen machen und Anstaltsfürsorge erfordern. Er hat weiter auf Affektstörungen und Wahnideen zu fahnden, von denen Verfolgungsideen und melancholische Stimmung für seine Entscheidung die wichtigsten sind. Die Intelligenzprüfungen sind dagegen für ihn von geringem Wert. Umgekehrt werden alle vorstehend genannten Fragegruppen bei der Untersuchung eines schwachsinnigen Kindes auf seine Lernfähigkeit, eines Gewohnheitsverbrechers auf seine Zurechnungsfähigkeit oder eines zu Entmündigenden in der Regel in den Hintergrund treten, um den Intelligenzprüfungen Platz zu machen.

Auch in der Anwendung der Intelligenzprüfungen bestehen wesentliche Unterschiede. Die Lernfähigkeit hängt in der Hauptsache von den Fähigkeiten der Auffassung und Festhaltung neuer Vorstellungen und der selbsttätigen Verknüpfung der erworbenen untereinander ab. Man wird also dem Kinde neben der Prüfung des schon Erworbenen, Lernmaterial in der Untersuchung selbst bieten müssen, um zu sehen, wie es verarbeitet wird. Im Entmündigungsverfahren hat man den Erfolg der selbständigen Denkarbeit, nicht das Schulwissen, sondern das Erfahrungswissen, ferner den Gebrauch, den der Untersuchte von seinem geistigen Besitzstand zu machen versteht, durch praktische Aufgaben festzustellen.

Wieder ganz andere Grundlagen fordert die Frage der Zurechnungsfähigkeit. Zunächst wird hier nach akuten Geistesstörungen gesucht werden müssen, sei es, daß sich aus der Anamnese Anhaltspunkte dafür gewinnen lassen, daß eine akute, vielleicht rasch vorübergegangene Geistesstörung zur Zeit der Tat bestanden hat, sei es, daß eine noch zur Untersuchungszeit bestehende Erkrankung bis zur Zeit der Tat zurückverfolgt werden kann. Bei angeborenem verbrecherischem Charakter ist zu prüfen, ob das Kombinationsvermögen des Kranken nicht zu gering ist, als daß ihm das Verständnis für die Strafbarkeit seiner Handlung zugemutet werden könnte.

Bei den Unfallspsychoneurosen ist nach den Störungen, die auf die Erwerbsfähigkeit Einfluß haben — Ermüdbarkeit, Apathie, Hemmung, Interessenlosigkeit — zu forschen.

So lassen sich, nach den Anlässen zur Untersuchung, die Aufgaben des Arztes in zwei Gruppen zusammenfassen. In der einen handelt es sich um auffällige Reden, um störende oder gefährliche Handlungen, die zu der Vermutung geführt haben, daß eine akute Geisteskrankheit vorliege, in der zweiten um ein Versagen gegenüber den Anforderungen des bürgerlichen Lebens, sei es, daß dies Versagen in ungenügenden Leistungen oder in mangelndem moralischem Widerstand gegen lockende Verführungen bestand. Im ersten Falle hat der Untersuchende die Aufgabe, nach psychopathologischen Grundlagen für die ihm geschilderten oder in die Augen fallenden krankhaften Äußerungen zu suchen, im zweiten Falle hat er die geistige Leistungsfähigkeit mit den dafür gefundenen Methoden zu messen. Er wird sich in beiden Fällen klar sein müssen, daß krankhafte Störungen bestehen können, ohne daß auch der beste Untersucher imstande ist, sie objektiv nachzuweisen, und wird in dringenden Fällen, z. B. bei dissimulierenden Paranoikern, seine Maßnahmen auch dann treffen, wenn in der Untersuchung selbst sichere krankhafte Äußerungen nicht zutage treten. Die Grundlage des ärztlichen Urteils bietet dann die sorgfältig auf ihre Zuverlässigkeit durch Aussagen Unbeteiligter zu prüfende Anamnese.

Die psychiatrische Untersuchungstechnik setzt sich somit aus zahlreichen, unter sich ziemlich selbständigen Einzelgebieten zusammen, aus denen („wie bei einem Mosaikbild", Leppmann) der Untersucher nach den Bedürfnissen seines Falles die Aufgabe zusammenzusetzen hat.

Das Grundschema eines psychiatrischen Protokolls, gleichgültig für welchen Zweck es angefertigt wird, wäre nun etwa folgendes:

1. Vorgeschichte.
    a) Objektive Anamnese von der Umgebung des Kranken (Heredität, Entwicklung und je nach der Lage des Falles einige der übrigen Gruppen der Anamnese).
    b) Autoanamnese (vom Kranken abgefragt oder selbständig geschrieben).
2. Voruntersuchung mit möglichst wörtlicher Protokollierung mindestens aller pathologischen Antworten und aller krankheitsverdächtigen Befunde.

} Sobald als möglich, am besten bei der ersten Untersuchung aufzunehmen.

3. Eingehende, zeitlich voneinander unabhängige Detailuntersuchungen auf den durch 1 und 2 krankheitsverdächtig gewordenen oder vom Untersuchungszweck geforderten Gebieten.
4. Die vom Arzt, vom Wartepersonal resp. der Umgebung des Kranken während der Beobachtungszeit gelieferten Beiträge.

Die psychische Anamnese.

Die Anamnese im psychiatrischen Sinne umfaßt lediglich die Erkundung der Krankheitsgeschichte von der Umgebung des Kranken und das Studium der Akten von Behörden, mit denen er in Berührung gekommen ist (Schulzeugnisse, Militärpapiere, Gerichtsakten, die ärztlichen Notizen aus früheren Krankenhaus- oder Anstaltsaufenthalten). Die eigenen Erzählungen über die Vorgänge sind bei Geisteskranken gewöhnlich so stark krankhaft verändert, daß sie im allgemeinen nicht als glaubhafte Vorgeschichte benutzt werden können; sie sind deshalb nicht als Anamnese, sondern als Befund zu werten und von der „objektiven Vorgeschichte" als „Autoanamnese" abzutrennen.

Die Erhebung und Wertung der **objektiven Anamnese** ist bei psychisch Kranken ebenso wichtig wie die ganze übrige Untersuchung, stützt sich doch bei vielen Fällen die Anstaltseinweisung und Festhaltung des Kranken, die Entmündigung oder die Freisprechung lediglich auf Beobachtungen von Laien, denen die spärlichen Ergebnisse der Untersuchung nur als Stützpunkte zur Glaubhaftmachung dienen können. Für große Gruppen von Krankheiten, und zwar gerade für die gefährlichsten und forensisch schwierigsten, die vorübergehenden Bewußtseinseinschränkungen und Verstimmungen läßt sich bei der Untersuchung selbst weder aus den Intelligenzprüfungen noch aus den Erinnerungen des Kranken irgendwelcher zuverlässiger Anhaltspunkt gewinnen. Die ganze Sorgfalt und Kritik des Untersuchers hat sich auf die Sammlung und Wertung jener laienhaften Beobachtungen zu konzentrieren, die jede für sich unzuverlässig, in ihrer Gesamtheit und kontrolliert durch die **Erfahrung** des Arztes jedoch wohl eine verwertbare Grundlage zur Beurteilung geben können.

Als **Referenten** bei der Erhebung der Anamnese über Heredität und Lebenslauf eignen sich: Nähere Verwandte in bürgerlich geordneter Stellung, auch wenn sie nicht im regen Verkehr mit der Familie stehen, Freunde des Kranken, Arbeitsgenossen und in ländlichen Verhältnissen der Lehrer, Ortsvorsteher und Pastor. Möglichst immer einzuholen ist das Urteil des Lehrers über die Punkte, die als Zeichen des Schwachsinns in der Schulzeit angeführt sind, ferner wenn möglich, die Akten der Armenbehörde und der Polizeibehörde. Jede anamnestische Erhebung hat nur dann Wert, wenn sie vom Nachuntersucher oder Richter kontrollierbar ist, d. h. wenn ganz genau Vor- und Zuname, Stand und Wohnung des Referenten und der Tag der Vernehmung neben den Aussagen eingetragen ist.

Ferner sind nur Tatsachen von Wert. Eindrücke und unbewiesene Urteile des Untersuchers oder der von ihm Vernommenen sind bequem, aber wertlos, und gehören in eine sachliche Vorgeschichte ebensowenig wie in eine sachliche Untersuchung.

Die Richtung der anamnestischen Erforschung des Krankheitsbildes ist fast ebenso verschiedenartig wie die der Untersuchung. Die Fragegruppe „Anamnese" enthält deshalb eine große Zahl von Untergruppen, aus denen von Fall zu Fall das Erforderliche zusammenzustellen ist. In allen Fällen zu erheben, wenn auch von recht geringem praktischen Wert, sind die Angaben über die **Heredität**, die, wenn sie nicht mit äußerster Vorsicht gewertet werden, oft irre führen.

Schwere psychische Abnormitäten werden aus Familienstolz geleugnet oder andererseits, um einen Beschuldigten zu retten, hinzugedichtet. Beides pflegt unkontrollierbar zu sein.

Die Fragen nach der körperlichen, geistigen und wirtschaftlichen Entwicklung sind vor allem bei den Defektzuständen zu verwenden; äußert sich doch der angeborene Schwachsinn gewöhnlich schon in frühester Kindheit in einwandfreien Zeichen, die jeder verständigen Mutter auffallen und im Gedächtnis bleiben. Diese Gruppen liefern weiterhin oft die sicherste Grundlage zu der klinisch wichtigen Unterscheidung der angeborenen Entwicklungshemmungen einerseits und der durch Gehirnerkrankungen oder das Jugendirresein veranlaßten Defektzustände andererseits.

Die akuten Geisteskrankheiten fordern zu ihrer Diagnose nicht nur die Kenntnis der Entwicklung des derzeitigen Krankheitsbildes, sondern auch aller früheren nervösen Erkrankungen, die Vorläufer der jetzigen Erkrankung gewesen sein können. Derartige Vorläufer hat fast jede akute Geisteskrankheit. Besonderen Wert aber haben sie für die Diagnose der periodischen und zirkulären Psychosen, da bei diesen außerordentlich häufig die späteren Anfälle den früheren in Eigenart, Verlauf und Dauer durchaus gleichen. Bei Defektzuständen ist es nicht nur klinisch von Wichtigkeit, alle früher überstandenen psychisch abnormen Zustände zu erforschen, da wir gewohnt sind, Zustände mit äußerlich ähnlichen Befunden unter den Schutz der Unzurechnungsfähigkeit oder der Entmündigung fallen zu lassen, falls sie nach einem akuten Jugendirresein zurückgeblieben sind, sie aber als moralische Minderwertigkeit nicht unter diesen Schutz zu stellen, falls sie das Ergebnis ungünstiger Anlage und schlechter Erziehung sind.

Die Fragen nach überstandenen Schädlichkeiten sind vor allem für die toxischen, organischen und traumatischen Psychosen erforderlich. Die Fragen nach dem psychischen Zustande bei verbrecherischen Handlungen sind forensisch für die Beurteilung der Zurechnungsfähigkeit unerläßlich, da die Behauptung von Bewußtseinstrübungen aller Art bei den Gewohnheitsverbrechern immer beliebter wird.

Für die Krampfleiden ist eine besonders ausführliche Anamnese zusammengestellt. Einmal wird hier das Krankheitsbild oft ausschließlich von Laien beobachtet, so daß die Anamnese den wesentlichsten Teil der Krankengeschichte zu bestreiten pflegt. Dann sollte dieser Abschnitt den Bedürfnissen der Epileptikeranstalten gerecht werden, die oft weit vom Heimatsorte der Kranken entfernt sind, keine Gelegenheit haben, selbst die Angehörigen zu befragen, und deshalb eine besonders sorgfältige Spezialanamnese von den Einweisungsgutachten verlangen müssen.

Die Verwendung des Fragebogens „Autoanamnese" ist so gedacht, daß er mechanisch in Fragebogenform vervielfältigt und den zu Untersuchenden zur schriftlichen Beantwortung in die Hand gegeben, bei Unfähigkeit zu schriftlicher Beantwortung von einer Hilfsperson abgefragt wird. Er hat vor allem den Zweck, dem vielbeschäftigten Untersuchungsrichter, Gerichtsarzt, Gefängnisarzt vor Beginn der eigentlichen Untersuchung schon die wichtigsten anamnestischen Daten in die Hand zu geben und so, eventuell ergänzt von einem frei geschriebenen Lebenslauf, schon ein ganz brauchbares, ohne allen Zeitverlust gewonnenes Material liefern. Schließlich können die Fragen der Autoanamnese als anamnestischer Teil der abgekürzten Voruntersuchung verwandt werden.

Die Anweisung zu „Krankenberichten des Wartpersonals" entstammt den gleichen rein praktischen Erwägungen wie die Autoanamnese. Selbstverständlich hält sich ja der Arzt auch in einer Beobachtungsstation oder in einer Anstalt für Geisteskranke nur einen kleinen Bruchteil des Tages in der Umgebung des einzelnen Kranken auf und gewöhnlich unterdrückt die Anstaltsdisziplin gerade dann die feineren, für die Beurteilung wichtigsten spontanen Krankheitsäußerungen. Die ärztliche Beobachtung muß also ergänzt werden durch die Beobachtungen des Wartpersonals, das bei einfachen, leicht verständlichen Vorschriften und bei einiger Schulung zu ganz brauchbaren Gehilfen erzogen werden kann.

Beobachtung und Schilderung des Verhaltens.

Die weitere psychische Untersuchung, die auf Wahnideen, Sinnestäuschungen, Affektstörungen, ist nur zum kleinen Teil durch Frageschemata erschöpfbar, im wesentlichen ist sie abhängig von der wichtigsten Fähigkeit des Arztes und speziell des Nervenarztes, dem Verständnis für die mimischen und gestatorischen Ausdrucksbewegungen. Für diese Fähigkeit, die den wichtigsten Teil der Menschenkenntnis im volkstümlichen Sinne bildet, gibt es natürlich kein Frageschema. Die Versuche unserer besten Forscher, das ihnen auf diesem Gebiete Geläufige zu schildern und in Sätze zu fassen, haben nur zu recht bescheidenen Ergebnissen geführt. Wenn hier trotzdem versucht worden ist, ein Schema zur Schilderung der Ausdrucksbewegungen zu geben, so hat das selbstverständlich nicht den Zweck, die durch Instinkt und Erfahrung erworbenen Kenntnisse zu ersetzen, sondern diese Fähigkeiten werden bei der Benutzung dieser Anleitung als Grundlage vorausgesetzt.

Der erfahrene Arzt fühlt, in welcher Stimmung der Kranke sich befindet, er hat ein sicheres Empfinden dafür, ob es ihm gelingt, sich mit dem Kranken in Verbindung zu setzen, oder ob das Mißtrauen sich wie eine trennende Wand vor jedes seiner Worte aufbaut. Er kennt genau den Ausdruck der geistigen Zerfahrenheit wie den des Abgelenktseins durch starke innere Vorgänge. Die Schwierigkeit besteht für ihn nur in der Schilderung dieser Zustände für Krankenblatt, Klinik oder Gutachten, und an diesem Punkte soll ihm eben das Schema zu Hilfe kommen. Es genügt bei Geisteskranken durchaus nicht, allgemeine Eindrücke wiederzugeben, wie: der Kranke ist unvernünftig, mißtrauisch, traurig oder macht einen blödsinnigen Eindruck. Es ist sowohl für die Vertiefung des Krankheitsverständnisses wie für die Verständlichkeit des Geschriebenen für andere unumgänglich nötig, daß die der allgemeinen Erfahrung entnommenen Eindrücke aufs sorgfältigste in Einzelbeobachtungen zerlegt und durch sie begründet werden.

Gerade an diesem Punkte unterscheidet sich die wissenschaftliche Beurteilung von der laienhaften. Daß der Kranke einen schwachsinnigen, ängstlichen oder verwirrten Eindruck macht, haben ja gewöhnlich schon die Laien gesehen. Die Aufgabe des Arztes ist es nicht, diesen Eindruck zu bestätigen, sondern zu begründen.

Das Verhältnis der beiden Wege zur Erforschung der krankhaften Vorgänge, der Beobachtung und der Ausfragung, ist bei den verschiedenen Psychosen ein sehr verschiedenes. Es gibt Zustände, bei denen das Verhalten des Kranken auf allen Gebieten eine Fülle charakteristischer Veränderungen aufweist, wie es, daß ein sinnloser Bewegungs- oder Beschäftigungsdrang oder eigentümliche bizarre und zwangsmäßig festgehaltene Stellungen auch dem Auge des Ungeschulten als zweifellos krankhaft ersichtlich sind, und die andererseits auch bei der genauesten Ausfragung und Intelligenzprüfung keine oder nur ganz geringfügige Fehlantworten ergeben. Andere Geistesstörungen, vor allen Dingen die paranoischen und halluzinatorischen, bieten dem Auge nur geringe oder gar keine Abweichungen; auf geeignete Fragen dagegen entwickelt sich eine Veränderung der Gedankenwelt, die leicht und zwanglos zum Verständnis der krankhaften Handlungen führt. Auch innerhalb ganz verwandter Zustände kann der gleiche Unterschied walten. Es gibt Depressionszustände, die lediglich zu der Empfindung einer unüberwindlichen Schwere und einer unerklärlichen Angst führen, die sich lediglich im Ausdruck und Verhalten äußern, während der Kranke volle Krankheitseinsicht bewahrt, und andere, bei denen ein verhältnismäßig oberflächlicher Affekt zu einer Fülle von Selbstbeschuldigungen und hypochondrischen Vorstellungen führt. Der untersuchende Arzt muß deshalb aufs sorgfältigste beide Wege verfolgen, wenn er sich die für Prognose, Behandlung und Gutachten unerläßliche Kenntnis aller Krankheitsäußerungen verschaffen will. Für die schwierige Aufgabe, dem Untersucher bei der Schilderung des Verhaltens zu Hilfe zu kommen, sind auf Seite 70 Tabellen ausgearbeitet, die brauchbare Bezeichnungen für die normalen und pathologischen Funktionen nach einheitlichen Gesichtspunkten geordnet enthalten. Die rein äußerliche Einteilung derselben in Akinese, Hyperkinese und Parakinese ist lediglich in Ermangelung eines besseren Gesichtspunktes zur Erleichterung des Suchens angewandt, hat aber ihre praktische Berechtigung dadurch, daß diese Grundstörungen sich gewöhnlich auf alle oder die meisten Funktionen erstrecken, so daß man also beim Suchen nach dem treffendsten Ausdruck gewöhnlich in ein und derselben Längskolonne verbleiben kann. Ja, die Beobachtung des entgegengesetzten Verhaltens — daß z. B. das gesamte allgemeine Verhalten hyperkinetisch ist, nur die mimischen und sprachlichen Funktionen parakinetisch sind — hat sogar einen ganz besonderen Wert für die Diagnose und wird bei der Anwendung der Tabelle am leichtesten entdeckt werden.

Die Anwendung ist nun so gedacht, daß der Untersucher, der nach der Tabelle schildern will, sich in der Reihenfolge der Querkolonnen aus der für den Einzelfall passenden Längskolonne die passendsten Ausdrücke heraussucht und das Ganze zu einer zusammenhängenden Schilderung verbindet.

Die sorgfältige Beobachtung beider Erscheinungsformen eines krankhaften Affektes z. B., also sowohl der Ausdrucksbewegungen wie der krankhaft veränderten Gedankenwelt, berechtigt diagnostisch zu viel weiteren Schlüssen als lediglich eine von beiden. Es sei nur angeführt, daß ein Paranoiker zwar seine Sinnestäuschungen und Wahnideen dissimulieren, ein Untersuchungsgefangener krankhafte Ideen oder Sinnestäuschungen simulieren kann, daß aber der dazugehörige Gesichtsausdruck und das entsprechende Verhalten völlig dem menschlichen Willen und damit auch der Vortäuschung entrückt sind.

Fragestellung bei akuten Psychosen.

Nach den ersten krankhaften Befunden und der Aufklärung der Vorgeschichte stehen dem Untersucher zwei Möglichkeiten frei, weiter zu forschen und das Krankenblatt zu vertiefen. Der Geübte hat ja vom ersten Augenblick, jedenfalls aber nach den ersten positiven Befunden eine gewisse engere Wahl von Krankheitsbildern schon getroffen, zwischen denen er differentialdiagnostisch die nosologische Stellung zu bestimmen sucht. Diese Form der differentialdiagnostischen Arbeit geschieht tastend wie mit der Sonde, mehr mit dem Gefühl als nach logischen Gesetzen. Ein solcher Weg kann einer Untersuchungstechnik nicht zugrunde gelegt werden. Die methodische Ausarbeitung eines Krankenblattes wird immer davon ausgehen müssen, daß gewisse Störungen in gesetzmäßiger Weise miteinander verknüpft sind. So sind starke depressive oder ängstliche Affekte in der Regel mit Kleinheitsideen, starke euphorische Affekte oft mit Größenideen und Verfolgungsideen gewöhnlich mit mißtrauischer Grundstimmung verbunden, so daß man aus dem Nachweis der einen Gruppe von Störungen einfach dadurch zu der anderen gelangen kann, daß man nach ihrer Begründung fragt. Diese gesetzmäßigen Verknüpfungen sind zwar die häufigsten, jedoch keineswegs die allein möglichen. Größenideen können sich ebensogut mit ängstlicher oder mißtrauischer Verstimmung verbinden, und schwere, zum Teil schreckliche hypochondrische oder Verfolgungsideen können auf dem Grunde einer gleichmütigen oder heiteren Stimmung ruhen; ja diese der normalen Erfahrung zuwiderlaufenden Verbindungen haben sogar ihre besondere diagnostische und prognostische Bedeutung. Es ist deshalb unbedingt notwendig, mindestens dann, wenn die klinische Diagnose nicht ganz einfach und dem Untersucher von vornherein klar ist, alle Gruppen der psychotischen Phänomene als möglich vorauszusetzen und wenigstens durch die einleitenden Fragen zu prüfen, selbst wenn ihr Vorhandensein durch andere Befunde unwahrscheinlich gemacht wird.

Das schematische Fragen hat dabei zweifellos den Nachteil, daß es dem Kranken die Antwort bis zu einem gewissen Grade in den Mund legt, daß es dem Simulanten seine Arbeit außerordentlich erleichtert und auch bei suggestiblen, echt krankhaften Zuständen zur Annahme gar nicht vorhandener Symptome verführt. Cramer und andere verpönen es deshalb wie alle Suggestivfragen vollständig und wollen an ihre Stelle die sorgfältigste monatelang fortgesetzte Beobachtung gesetzt wissen. Da diese Möglichkeit für den Gerichtsarzt und Examenskandidaten wegfällt, sind für deren Zwecke direkte Fragen eben unerläßlich. Die oben geforderte Vorsicht zur Vermeidung von suggerierten Antworten ist dann dadurch zu ersetzen, daß die positive Antwort des Kranken durch vorsichtig vertiefte, nicht mehr suggerierende Fragen nach den näheren Umständen, nach der Begründung der Wahnideen, nach der Häufigkeit, Klangfarbe, dem Inhalt der Sinnestäuschungen auf ihre Echtheit geprüft wird, wie es auch in den entsprechenden Fragebogen versucht ist. Es ist durchaus möglich, auf diesem Wege die Fälschung von der krankhaften Empfindung zu unterscheiden; denn es kann als völlig unmöglich angesehen werden, alle Einzelheiten eines psychiatrischen Krankheitsbildes einheitlich vorzutäuschen wenn nur die Fragestellung eine genügend ausführliche ist. Andererseits verrät sich der Dissimulierende am leichtesten, wenn er von möglichst verschiedenen Seiten, sei es auch durch Suggestivfragen, befragt wird. Schließlich gibt es eine ganze Anzahl guter Methoden, unehrliche Antworten zu kontrollieren, nicht zuletzt die Vergleichung der Ausdrucksbewegungen und der Mimik mit den Angaben des Kranken. Wichtiger als alle anderen Rücksichten ist immer die Absicht, **möglichst viel und vielseitiges** von der Gedankenwelt des Kranken zu erfahren.

Intelligenzprüfungen und deren Bedeutung.

Die Intelligenzprüfungen sind — hauptsächlich in der Gutachtentätigkeit — anzuwenden, sobald der Anlaß zur Untersuchung mittelbar oder unmittelbar aus einem Versagen der geistigen Fähigkeiten, also aus geistigen Schwächezuständen zu entspringen scheint. Der Zusammenhang ist ein mittelbarer, wenn die Geistesschwäche zunächst zu einem allgemeinen bürgerlichen Versagen und erst dieses zur rechtlichen Entgleisung geführt hat, ein unmittelbarer, wenn Verständnislosigkeit für das Gesetz, Unfähigkeit, die Folgen zu übersehen, das antisoziale Verhalten veranlaßt haben. Die Zustände, die zu dem Versagen führen, sowohl die angeborenen wie die erworbenen, entsprechen nun keineswegs einfach niederen Stufen der normalen geistigen Fähigkeiten, sondern sie sind untereinander mindestens ebenso verschiedenartig wie die akuten Geisteskrankheiten.

Ihre Zusammenfassung als „geistige Schwächezustände" im Gegensatz zu den akuten Geisteskrankheiten hat nur insofern eine Berechtigung, als bei jenen unter anderem auch eine meßbare dauernde Verminderung der intellektuellen Fähigkeiten vorliegt und akute geistige Störungen zur Zeit der Untersuchung fehlen. Im übrigen sind in dem angeborenen und erworbenen Schwachsinn krankhafte Störungen auf allen psychischen Gebieten enthalten. Die praktisch wichtigsten davon sind Affektschwankungen, deshalb Unfähigkeit zu stetiger Arbeit, mangelnde moralische Widerstandskraft bei starken sinnlichen Trieben, Intoleranz gegen Alkohol oder gegen Strapazen und schließlich die Verminderung der geistigen Leistungsfähigkeit, die den Kranken zur Arbeit und zur Übersicht über seine Handlungen unfähig macht. Alle diese Störungen können jede für sich oder willkürlich miteinander gemischt zum sozialen Versagen oder zu antisozialen Handlungen führen. Alle können in jeder erdenklichen Mischung sowohl in einem angeborenen wie in einem erworbenen Schwachsinn vorkommen, sowohl in der Idiotie wie in der Imbezillität, sowohl in den Restzuständen nach einem Jugendirresein wie als Folge einer zerebralen metasyphilitischen Gefäßveränderung, einer traumatischen oder alkolistisch veränderten Konstitution. Der Prüfung zugänglich sind die Störungen gewisser intellektueller Fähigkeiten. Der direkten Prüfung durch den Gutachter entzogen sind einstweilen die sogenannten moralischen Fähigkeiten, obgleich gerade sie bei allen Schwachsinnsstufen nicht nur die Ursache der meisten Verbrechen, sondern auch der meisten Fälle von bürgerlicher Entgleisung überhaupt sind.

Die Kenntnis dieser Tatsache ist außerhalb der psychiatrischen Wissenschaft fast verloren gegangen, was in unserem ganzen öffentlichen Leben zu einer Überschätzung der Intelligenz auf den verschiedensten Gebieten, nicht zuletzt auch den der Erziehung, geführt hat. Fast alle bürgerlichen Berufe fordern aber in weit höherem Grade die moralischen Fähigkeiten, die Zuverlässigkeit in Wort und Tat, die stetige Arbeitslust und die Freiheit von überstarken Leidenschaften als die verhältnismäßig viel leichter zu erwerbenden und weit allgemeiner vorhandenen intellektuellen Fähigkeiten. Man findet leicht Leute, die in ausgezeichneter Weise hochgradig verantwortliche Stellungen einnehmen, obgleich sie bei der Prüfung ihre geistigen Fähigkeiten an der unteren Grenze dessen stehen, was von ihrem Stande gefordert werden muß. Und andererseits gibt es bei verhältnismäßig glänzenden Prüfungsergebnissen eine nach gewissen akuten Geisteskrankheiten typisch zurückbleibende Unfähigkeit zu stetiger Arbeit, zu klarem Denken und zum Widerstand gegen antisoziale Triebe, welche die Erkrankten von da an für jede bürgerliche Stellung unmöglich machen.

Der den Intelligenzproben zugängliche Teil der geistigen Fähigkeiten hat in zweierlei Richtungen Bedeutung für die bürgerliche Leistungsfähigkeit und für die Entstehung von Vergehen. Einmal kann, wie oben schon ausgeführt wurde, die einfache Verständnislosigkeit für das Gesetz zu strafbaren Handlungen führen, oder es kann die Leistungsfähigkeit so gering sein, daß trotz seines Fleißes die Arbeit des Schwachsinnigen völlig unbrauchbar ist. Diese Fälle, zu denen die Insassen unserer Idiotenanstalten gehören, führen nur äußerst selten zur Begutachtung und wohl niemals zu Schwierigkeiten bei der Begutachtung. Hier pflegt auch dem Laien das krankhafte Versagen unverkennbar zu sein, und der Arzt hat gewöhnlich nur das klar zutage Liegende zu bestätigen. Andererseits dient die Prüfung der intellektuellen Leistung gewissermaßen als Indikator der nicht prüfbaren moralischen Qualitäten in der Annahme, daß bei krankhaften Störungen alle Fähigkeiten gleichmäßig vermindert seien. Selbstverständlich erklärt die Verminderung des Rechenvermögens, der geringe Rest der Schulkenntnisse, die Unfähigkeit, einen Lebenslauf zu schreiben oder sich Berufskenntnisse zu erwerben, in keiner Weise, warum der Schwachsinnige ein Kind mißbraucht, im Zorn jemanden niederschlägt oder das ererbte Vermögen verschleudert. Wenn die gefundenen Defekte trotzdem die Unterlagen seiner Freisprechung, seiner Anstaltseinweisung oder Entmündigung bilden, so geschieht das eben in der stillen Voraussetzung, daß die bewiesenen moralischen Entgleisungen aus den gleichen krankhaften Ursachen entstanden seien wie die geprüften intellektuellen Schwächen.

Die Anwendung der Intelligenzprüfungen ist in den letzten Jahren auf ein völlig neues Gebiet geführt worden. Man hat einsehen müssen, daß das mechanische Fragen nach dem Schulwissen bei den verschiedenartigsten Zuständen und Aufgaben eine ziemlich zwecklose Zeitvergeudung ist, zwecklos deshalb, weil das Ergebnis keinerlei Rückschlüsse, nicht mal solche auf die Größe des Wissensschatzes gestattet. Es ist heute allgemein anerkannt, daß das Schulwissen, die beliebten Fragen über politische oder geographische Kenntnisse usw. bei erwachsenen, völlig Vollsinnigen in einem verblüffenden Grade fehlen können und bei zweifellos auch intellektuell Schwachsinnigen relativ häufig in hohem Grade erhalten bleiben. Es ist ferner zweifellos, daß es einen zur Prüfung geeigneten, bei jedem Gebildeten oder etwa gar bei jedem Vollsinnigen vorauszusetzenden Wissensschatz nicht gibt. Wenn man also selbst akuten Geisteskranken auch heute noch bestimmte Fragen aus dem Schulwissen vorlegt, so kann das nur im Sinne Sommers mit der Absicht geschehen, bei einer immer gleichbleibenden Fragestellung in den verschiedenen Phasen eines Krankheitsprozesses, z. B. Erregung, Hemmung, Stupor usw., verschiedene nun unter sich vergleichbare Reaktionen zu erzielen. Dann ist dies Verfahren, wenn auch keine Intelligenzprüfung, so doch ein brauchbares Schilderungsmittel, da die wörtlich protokollierten verschiedenartigen Antworten ein recht anschauliches Bild des Krankheitsverlaufs geben können, nur muß man in den verschiedenen Zeitabschnitten genau die gleichen Fragen vorlegen. Zur Fragestellung für solche Zwecke eignen sich die Fragebogen über Orientierung in Verbindung mit irgendeinem bestimmten Gebiet der Intelligenzprüfungen, die kurze Voruntersuchung oder der Sommersche Fragebogen selbst.

Die beiden großen **Aufgaben** bei der **Intelligenzprüfung** sind demnach:

Die Prüfung des geistigen Inventars und der geistigen Fähigkeiten zur Entscheidung der Frage, ob ein so erheblicher Mangel der psychischen Funktionen besteht, daß die Leistungen erheblich unter dem Mittel der Intelligenz normaler Individuen von demselben Bildungsgrade und Stande stehen (Cramer).

Die Entscheidung darüber, ob dieser Mangel krankhaft als Rest einer akuten Geistesstörung zurückgeblieben oder durch eine angeborene krankhafte Unfähigkeit veranlaßt ist, das in der Erziehung dargebotene Lehrmaterial in sich aufzunehmen.

Die Verminderung der Geistestätigkeit ist also sowohl nach ihrem Grade als auch nach der Art ihrer Entstehung, sowohl quantitativ wie qualitativ zu prüfen und jedes für sich von besonderer Bedeutung für Gutachten und Diagnose. Den Grad der quantitativen Verminderung drückt man zweckmäßig durch Bezeichnung der Lebensjahre aus, denen der praktisch brauchbare Teil der geistigen Leistungsfähigkeit etwa entspricht. Dabei bezeichnet die dem 7. Lebensjahre entsprechende Intelligenzstufe, mit der rechtlich die beschränkte Geschäftsfähigkeit beginnt, die obere Grenze des tiefsten Schwachsinns, der Idiotie, und die des 18. Lebensjahres den Beginn der vollen strafrechtlichen Verantwortung. Jedoch ist dieser Vergleich mit den Entwicklungsjahren eines Gesunden nur mit großer Vorsicht möglich, da der erworbene wie der angeborene Schwachsinn nicht zu einem einfachen gleichmäßigen Stehenbleiben auf einer festen Altersstufe, sondern vielmehr zu einer ungleichmäßigen, unharmonischen Entwicklung resp. Verarmung führt.

Die qualitative Art der geistigen Verminderung geht oft weit besser aus der sorgfältigen Anamnese hervor als aus der unmittelbaren Prüfung. Die Anamnese erstreckt sich auf die soziale und körperliche Entwicklung, die „Zeichen des Schwachsinns" und nach Lage des Falles auf andere Gebiete. Selbstverständlich bietet auch hier die Anamnese den Ausgangspunkt für die Wahl der Untersuchungsmethoden.

Die Prüfung des geistigen Inventars, des Wissensschatzes, sucht den Umfang der fertigen Vorstellungen, die der Untersuchte zur Zeit der Prüfung gebrauchsbereit hat, festzustellen. Hier ist es besonders schwer, sich einen Überblick über das tatsächlich Vorhandene zu verschaffen und Trugschlüsse zu vermeiden. Es mag kurz vorausgeschickt werden, welche Erwägungen für die Auswahl der Methoden im einzelnen Falle maßgebend sind. Als sicher bei jedem Vollsinnigen vorhanden kann man im allgemeinen nur das voraussetzen, was dem Gedächtnis des Untersuchten im Laufe der letzten Jahre nachdrücklich eingeprägt worden ist, und was durch Verknüpfung mit ähnlichen Eindrücken oder durch Übung aufgefrischt worden ist, falls die Erlernung weiter zurückliegt.

Die Erlernung und Auffrischung ist nun bei den verschiedenen Wissensgebieten und je nach der Lebensstellung des Untersuchten eine durchaus verschiedene. Als neu erlernt in den letzten Jahren resp. als dauernd geübt können die Berufskenntnisse vorausgesetzt werden. Wenn es gestattet sein mag, Schule und Militärzeit als Berufe der Jugend anzusehen, so wird man die Schulkenntnisse der erreichten Stufe (resp. militärische Kenntnisse) nur etwa in der Zeit bis zu einigen Jahren nach Beendigung des Unterrichts (oder der Militärzeit) voraussetzen dürfen. Weiterhin aber ist das Behalten des einmal Besessenen abhängig von der Häufigkeit der Übung und von der Verknüpfung mit anderen neueren Vorstellungen. Als geübt wird man z. B. allgemein Lesen und Schreiben voraussetzen dürfen. Beim Kaufmann und bei selbständiger Haushaltung auch noch das praktische Rechnen. Die Verknüpfung mit neuen Vorstellungen geschieht in unseren Verhältnissen durch die Zeitungen, durch Geselligkeit und durch die Kanzel. Wo diese neuen Anknüpfungen oder die Gelegenheit zur Übung fehlen, geht das in der Schule Erworbene verblüffend rasch verloren, ohne daß irgendwelche krankhaften Ursachen dafür vorliegen.

Ebenso wie die Bedingungen für die Bewahrung des einmal Erworbenen müssen die Bedingungen des Erwerbens selbst berücksichtigt werden, ehe Schlüsse aus dem Besitzstand gerechtfertigt sind, die Frage also, ob der Schulunterricht selbst ein genügender gewesen sei.

Neben den Gruppen des Berufswissens einschließlich der Militärzeit und Schulkenntnisse besitzt der Vollsinnige gewisse Kenntnisse, die ihm ohne direktes Erlernen einfach durch die Erfahrung des täglichen Lebens zu eigen werden und die deshalb, weil ihr Erwerb in weit höherem Grade ein freiwilliger ist als bei den von ihm geforderten Berufskenntnissen, ein weit besseres Maß seiner Regsamkeit geben als diese.

Natürlich ist auch hier vorausgesetzt, daß Gelegenheit zu solchem Erwerb vorhanden ist. Die Magd auf ödem Heidehof wird, auch wenn sie vollsinnig ist, schließlich über einen spärlicheren Vorstellungsschatz gebieten als ein Großstadtkind mit zehn Jahren.

Von den Schulkenntnissen beschränke man sich deshalb bei Erwachsenen auf das Vorlesen eines Satzes oder einer Erzählung, auf Wiederholung des Inhalts und Schreiben nach Diktat. Beim Rechnen mag stets außer dem Zahlenrechnen das praktische Rechnen und das Zahlenverständnis geprüft werden. Die zu den Schulkenntnissen gehörigen Gebiete der politischen, geographischen, religiösen Kenntnisse sind in schematischer Form aufgenommen, obgleich ihre Prüfung wenig Wert hat.

An ihre Stelle setze man die Prüfung der Kenntnisse, die im praktischen Leben und im Berufe des Einzelnen erworben werden. Für einzelne Berufe sind geeignete Fragen zusammengestellt, nach deren Beispiel sich der Praktiker für seine besonderen Bedürfnisse leicht Untersuchungsgruppen wird zusammenstellen können. So geringe Anforderungen man bei Ungebildeten an das Allgemeinwissen stellen kann, so überrascht wird man sein, mit welcher Sicherheit der Vollsinnige selbst schwierige Fragen auf seinem Arbeitsgebiete löst.

Das praktische Erfahrungswissen ist in Kenntnisse über die eigenen wirtschaftlichen Verhältnisse, in praktische Aufgaben und allgemeine Kenntnisse zerlegt. Die erste Gruppe hat sich mir besonders im Entmündigungsverfahren als wertvoll bewährt. Die beiden andern haben den oben geschilderten Vorteil, daß sie aus eigenem Antrieb erworben werden müssen. So viele Einwände gegen die gutachtliche Verwertung des Wissensschatzes gemacht werden können, so ist er schließlich doch das für Nichtpsychiater überzeugendste Prüfungsmittel und mag deshalb, wo es sich um Begutachtung handelt, unter den nötigen Vorsichtsmaßregeln und neben der anamnestischen Erkundung des Lebenslaufes im Vordergrund der Beweisführung stehen.

Die Untersuchung der geistigen Fähigkeiten ist zweifellos klinisch von wesentlich größerer Bedeutung als die Feststellung des geistigen Besitzstandes. Sie geschieht im Gegensatz zu dieser durch Aufgaben, die von den Untersuchten weder geübt noch erlernt sein dürfen, und erfordert deshalb, wenn sie Geltung haben soll, von seiten des Untersuchten die Anspannung aller im Augenblick verfügbaren geistigen Kräfte.

Den Willen zu solcher Arbeitsspannung hervorzurufen ist die erste und wichtigste Aufgabe des Untersuchers. Die besten Mittel dafür sind die gleichen, wie bei jedem suggestiven Einfluß, nämlich die Erweckung des Ehrgeizes, die Hoffnung auf Erfüllung irgendeines Wunsches und die Beschämung durch das Beispiel besserer Leistung.

Die zweite, kaum weniger wichtige Aufgabe ist die dauernde Kontrolle über das tatsächlich erreichte Maß von Arbeitswillen und Konzentration. Abgesehen von der einfachen Beobachtung verwendet man dafür spezielle Methoden zur Prüfung der Aufmerksamkeit und des Arbeitsvermögens, die im wesentlichen darin bestehen, daß zweifellos noch in die Leistungsfähigkeit fallende, aber gespannte Aufmerksamkeit erfordernde Aufgaben wiederholt für längere Zeit und unter erschwerenden Umständen gefordert und in ihrer Durchführung gemessen werden. Man wird diese Methoden jedenfalls im Beginn jeder Untersuchung, unter gewissen Umständen aber im Verlauf der ganzen Untersuchung, mehrfach anwenden müssen. Die wichtigsten Störungen der Arbeitskonzentration, die sich einer Untersuchungsreihe entgegenstellen können, sind die Hemmung der Depressionszustände, die für gewisse geistigen Schwächezuständen kennzeichnende Gleichgültigkeit und Interesselosigkeit, deren Überwindung durch die Anregung kaum oder immer nur vorübergehend möglich ist, die Ablenkbarkeit, die im Wesen zahlreicher psychopathischer und fast aller Erregungszustände liegt und die krankhafte Ermüdbarkeit, die das Hauptsymptom der echten Neurasthenie und der auf Erschöpfung beruhenden Psychosen darstellt. Die Unterscheidung dieser verschiedenen Störungen ist durch eine geeignete Versuchsanordnung unschwer möglich. Während die Hemmung, die schon und oft am stärksten im Beginn der Versuchsreihe auftritt, vom Kranken selbst als störend empfunden wird, tritt die Ermüdung stets erst im Verlauf der Arbeit auf. Beide unterscheiden sich von den übrigen Störungen durch die objektiven Zeichen des Angestrengtseins, Rötung des Kopfes, oft Tränen, Beschleunigung von Puls und Atmung und eine Körperhaltung, die innere Spannung und Unruhe verrät.

Die beiden, einander sonst sehr ähnlichen Störungen der Ablenkbarkeit und der auf Schwachsinn beruhenden Unfähigkeit, aufzumerken, sind sehr leicht dadurch zu unterscheiden, daß durch immer neue Anregung und Kontrolle auch der Ablenkbare leicht zur vollen Leistung zu bringen ist. Dann aber durch die Nachprüfung mit den schwierigeren Intelligenzmethoden, die gerade von den Maniakalischen meist glänzend gelöst werden und bei denen der

Schwachsinnige versagt. Wie aus dem Vorstehenden schon hervorgeht, haben diese Prüfungen der Aufmerksamkeit und des geistigen Arbeitsvermögens nicht nur die mittelbare Bedeutung der Kontrolle der Intelligenzprüfungen, sondern sie sind auch selbständig verwertbar und wichtig für die Aufklärung der psychopathisch-neurasthenischen Zustände, bei denen sie häufig den einzigen objektiven Befund darstellen.

Die Prüfungen des **Auffassungsvermögens** schließen sich methodisch unmittelbar an die vorgenannten an und leiten über zu den Prüfungsmethoden der übrigen geistigen Fähigkeiten. Die Messung der **Auffassungsgeschwindigkeit** besteht etwa darin, daß eine kleine unterhalb der Merkfähigkeitsgrenze des Untersuchten stehende Zahl von Gegenständen in kürzester Zeit erkannt werden muß. Davon unterscheidet sich die **Auffassungsbreite**, bei der die Prüfung sich darauf erstreckt, wieviel Gegenstände in einem Raum entweder in einer abgemessenen Zeitspanne oder aber unvorbereitet spontan aufgefaßt worden sind. Auch die Auffassungsbreite ist durch die Merkfähigkeit begrenzt, andererseits aber eine der wichtigsten Funktionen des praktischen Lebens und eine von denen, die selbst bei feineren Affektstörungen früh und unverkennbar gestört werden.

Die schon mehrfach erwähnte **Merkfähigkeit** ist das Vermögen, eine Anzahl wahrgenommener, assoziativ nicht miteinander verknüpfter Eindrücke rein gedächtnismäßig festzuhalten. Diese Fähigkeit ist für die verschiedenen Sinnesgebiete äußerst verschieden stark ausgeprägt. Das bei Tieren in dem Vordergrund stehende Geruchs- und Geschmacksgedächtnis ist beim Menschen fast verkümmert und bleibt deshalb gewöhnlich ungeprüft. Da in unseren Schulen auch Farben- und Formensinn nur wenig gepflegt werden, sind auch diese beiden Fähigkeiten bei der Mehrzahl der Untersuchten auf Mindestleistungen beschränkt. Immerhin hat es sich mir als wünschenswert erwiesen, stets auch Prüfungen der visuellen Merkfähigkeit anzustellen, da die sprachliche Merkfähigkeit je nach der Berufsart des Untersuchten und nach der angewandten Methode sehr verschieden ist. Die Störungen der Merkfähigkeit treten besonders deutlich bei den organischen und toxischen Gehirnkrankheiten zutage. Sie sind aber in feinerem Maße fast stets auch bei den verschiedenen Formen der geistigen Erschöpfung, also bei neurasthenischen, traumatischen und arteriosklerotischen Erkrankungen, nachweisbar.

Die physiologische Breite für nicht sinngemäß verknüpfte Einzelwerte beträgt im allgemeinen 5—8, Leistungen unter 3 Einzelwerten erwecken den Verdacht auf mangelnden

Arbeitswillen. Die Methodik der Untersuchung ist für pädagogische und psychologische Versuche sehr ausgebaut, zu klinischen Untersuchungen eignen sich jedoch nur die einfachsten und eindeutigsten Methoden.

Die Intelligenzprüfungen im engeren Sinne sind hauptsächlich deshalb in bezug auf ihre Deutung und Verwertung noch umstritten, weil dieselben von den sehr verschiedenen theoretischen Anschauungen über den Sinn und die Umgrenzung der verschiedenen Begriffe der Intelligenz abhängig gemacht werden. Von einem Teil der Autoren wird selbst das Sondergedächtnis der verschiedenen Sinnesorgane, also die Fähigkeit Farben zu unterscheiden und zu benennen, in das Urteilsvermögen einbezogen, während andere dieses rein auf sprachliche Urteils- und Kombinationsfähigkeit beschränken wollen.

Da die wissenschaftliche Umgrenzung somit nicht festgelegt ist, soll in nachstehenden Ausführungen entsprechend dem volkstümlichen Sprachgebrauch der Begriff Intelligenz auf alle Funktionen ausgedehnt werden, die eine Verknüpfung von Vorstellungen und Urteilen erfordern.

Die Untergruppen der Verstandesfähigkeiten und des Denkvermögens sollen ebenfalls rein praktisch nach der äußeren Ähnlichkeit der Aufgaben zusammengestellt werden. Man wird also 2 große Versuchsreihen unterscheiden können:

Zunächst die Fähigkeit zum Verständnis *visuell* aufgefaßter Bilder oder Bildteile. Zweifellos ist das Denken in Bildern, wie die wachsende Beliebtheit der Kinematographentheater beweist, die geistige Tätigkeit, die dem Ungebildeten am leichtesten fällt, so daß die visuellen Methoden bei geistig tiefer stehenden Individuen schon darum den Vorzug verdienen. Die Ausdeutung von Bildern, von denen jeder Untersucher sich eine größere Sammlung für die verschiedenen Intelligenzstufen bereit halten sollte, gibt zudem, wie kaum eine sprachliche Methode, sowohl den einfältigsten wie auch den höchsten Geistesanlagen Spielraum zu ausreichender Betätigung, so daß sie am besten immer in den Beginn der Intelligenzprüfung im engeren Sinne zu stellen ist. Dies bezieht sich jedoch nur auf das Vermögen zur Auffassung, Ausdeutung und Beurteilung von Bildern. Die Methoden, welche dem Untersuchten den Teil eines Bildes zur Ergänzung vorlegen, also entweder einen Abschnitt (Legespielmethoden) oder eine noch unvollkommene Zeichnung (Heilbronnersche Figuren), entsprechen zwar theoretisch ungefähr den sprachlichen Kombinationsaufgaben von Ebbinghaus und von Masselon, bei denen gleichfalls aus Wort- und Satzbruchstücken Ergänzungen oder ein Ganzes geschaffen werden sollen. Es ist aber unverkennbar, daß die praktischen Ergebnisse der genannten visuellen Ergänzungsversuche bei psychisch Kranken äußerst vieldeutig sind, während die sprachlichen Kombinationsversuche immerhin zu dem wichtigsten Besitzstand der psychiatrischen Untersuchungstechnik gehören. Die Unterscheidung zwischen *sprachlichem* Kombinationsvermögen und Urteilsvermögen beruht klinisch im allgemeinen darauf, daß beim freien Kombinieren in weit höherem Grade die geistige Regsamkeit des Untersuchten verlangt wird, während bei den einfachen Urteilen lediglich ein richtiges Denken in eng umschriebener Bahn erforderlich ist. Die Kombinationsversuche verbinden also Urteile und freies Assoziieren und sind damit sicherlich am besten den praktischen Denkaufgaben des täglichen Lebens angepaßt.

Assoziationsversuche werden von manchen Schulen sehr hoch eingeschätzt, von der Mehrzahl der Untersucher einstweilen abgelehnt. Von großem wissenschaftlichen Interesse sind zweifellos die auf dem Assoziationsversuch aufgebauten Theorien der Tatbestandsdiagnostik und der Freud-Jungschen Komplexforschung, zu gutachtlicher Verwertung dürften sie jedoch noch nicht gereift sein.

Selbstverständlich wird man aus der großen Zahl der dasselbe Ziel verfolgenden Methoden einer Untersuchungsgruppe für den eigenen Gebrauch sich immer nur einige herauswählen, am besten am Gesunden einüben und immer wieder die gleichen verwenden. Die Intelligenzprüfungen müssen nun im Gegensatz zu der Untersuchung auf die akuten psychischen Störungen möglichst gleichförmig angewandt werden, da sie ja nicht zur Entdeckung versteckter Ideenverbindungen, sondern zu vergleichender Messung bestimmter Fähigkeiten angestellt werden und eben nur bei gleichmäßiger Anwendung einen Vergleich mit dem Gesunden erlauben. Ausschlaggebend ist für die Diagnose verminderter Leistungsfähigkeit lediglich der Vergleich mit den Leistungen solcher Personen, die bei gleicher Ausbildung bewiesen haben, daß sie sich im bürgerlichen Leben zu halten vermögen.

Wenn also auch die Beispiele im Text so gewählt sind, daß die leichtesten etwa der unteren Grenze des Normalen entsprechen, so muß doch der einzelne Untersucher sich von dem, was der tiefstehende „Normale" leistet, für die Proben, die er verwenden will, selbst überzeugen.

Weiterhin muß darauf aufmerksam gemacht werden, daß fast keine Prüfung irgendeiner andern gleichwertig ist. Man kann sich leicht überzeugen, daß derselbe Untersuchte z. B. die Kräpelinschen Additionsversuche glänzend, die Bildererklärung nach Henneberg auffallend schlecht, die Ergänzung ausgelassener Silben nach Ebbinghaus gut leistet und bei der Deutung von Anekdoten und Witzen ganz versagt. Die Merkfähigkeit ist noch unabhängiger von den früher genannten Funktionen als diese voneinander. Außerdem sind selbst innerhalb der Merkfähigkeit z. B. die Prüfungen nach Bernstein, nach Ebbinghaus und nach Ziehen von so durchaus verschiedener psychologischer Bedeutung, daß die Ergebnisse der einen keinesfalls mit andern identifiziert werden können.

Daraus ergibt sich: Zunächst, daß die einzelnen psychologischen Prüfungen, so unendlich wertvoll sie dem Psychiater für das Verständnis seiner Kranken sind, bei der Begutachtung nur einen beschränkten Wert haben können. Es würde z. B. eine durchaus unberechtigte Überschätzung sein, wenn man auf den Ausfall einer oder selbst einiger Prüfungen des „Kombinationsvermögens" behaupten wollte, daß der Untersuchte schwachsinnig und entmündigungsreif resp. unzurechnungsfähig sei, da ja das mangelnde „Kombinationsvermögen" das wesentlichste Kriterium des Schwachsinns darstelle. Will man Schlüsse auf Grund solcher Methoden ziehen, so muß man sich schon die Mühe machen, mindestens alle größeren methodischen Gruppen durchzuprüfen, und muß außerdem ehrlich genug sein, dem Richter den Weg der Untersuchung und die Grenzen der psychologischen Beurteilung neben dem Ergebnis mitzuteilen. Wenn man allerdings diese selbstverständlichen Forderungen wissenschaftlicher Ehrlichkeit erfüllt, so wird man sehr bald merken, daß diese psychologischen Methoden den Ungeschulten nicht überzeugen, und daß die Durchprüfung des Erfahrungswissens, der Berufskenntnisse und die sorgfältige wissenschaftliche Anamnese vor allem über die wirtschaftliche Brauchbarkeit eine dankbarere Grundage des Gutachtens bildet.

Abgesehen aber von diesen rein praktischen Erwägungen, bieten die psychologischen Untersuchungsmethoden eine solche Fülle von Aufschlüssen über die wesentlichen Bestandteile der Geisteskrankheiten, daß ihre Anwendung jedem, der sich der Psychiatrie widmet und in dieses schwerste aller Wissensgebiete eindringen will, lieb und wert werden muß.

Aus dem oben über die Selbständigkeit jeder Einzeluntersuchung Gesagten geht weiter hervor, daß jede Gruppierung der Methoden willkürlich sein müßte. Es gibt fast keine Methode, die ganz rein eine einheitliche psychologische Funktion prüft. Bei jedem Ergebnis sind zahlreiche psychologische Fähigkeiten nebeneinander tätig, wie es ja auch sonst im gesunden und kranken Geistesleben der Fall ist. Die Prüfung mit recht zahlreichen Methoden gibt dem Untersucher den großen Vorteil, daß bei wirklich krankhaften Prozessen die Ergebnisse aller oder der meisten Methoden sich gegenseitig bestätigen, ergänzen und schließlich ein so einheitliches Bild ergeben, daß die Folgerungen daraus auf der Hand liegen. Ihren wichtigsten Vorteil sehe ich schließlich darin, daß sie vor der Überschätzung geringer Abweichungen schützt. Es kann nicht genug davor gewarnt werden, aus geringen oder vereinzelten Minderleistungen gutachtliche Schlüsse zu ziehen. Gerade der geübte Untersucher weiß, daß wirklich krankhafte Prozesse sehr erhebliche Veränderungen machen, die freilich nur zutage treten, wenn man sie zu prüfen versteht. Dieses Verständnis zu vermitteln aber ist eben die Aufgabe, die das Taschenbuch erfüllen soll.

Die neurologische Untersuchungstechnik.

Auf besondere anamnestische Fragebögen für die somatischen Störungen des Nervensystems konnte verzichtet werden, da hier nicht wie bei den psychisch Kranken der Wortlaut von ausschlaggebender Bedeutung für die Verwertbarkeit der Antwort ist. Daraus geht jedoch nicht hervor, daß die Anamnese bei den nicht psychotischen Störungen des Zentralnervensystems von irgendwie geringerer Bedeutung ist als bei diesen. Fast alle Neurosen, aber auch die meisten nicht infektiösen organischen Krankheiten des Nervensystems beruhen auf der Entwicklung krankhafter konstitutioneller Keime und sind nur durch die genaue Kenntnis dieser Grundlage zu erkennen und zu heilen. Es sind deshalb an Stelle der anamnestischen Fragebögen Kennzeichen der krankhaften Konstitutionen neu aufgenommen worden, aus denen man auf die verschiedenen Konstitutionsschwächen des Nervensystems schließen kann.

Bei der Untersuchung Nervenkranker sind zwei völlig verschiedene Richtungen zu unterscheiden, die ihre Hauptbedeutung ebenfalls wieder auf die beiden Hauptgruppen der funktionellen und der organischen Nervenkrankheiten erstrecken. Während bei den organischen Erkrankungen des Gehirns und Rückenmarks und der peripheren Nerven hauptsächlich Ausfallserscheinungen diagnostisch verwendet werden, also isolierte Schwächezustände einzelner Muskeln, Reflexausfälle, Empfindungslähmungen, handelt es sich bei den Psychoneurosen und Neurosen um Funktionsprüfungen, also um Messungen an sich normal ablaufender Leistungen, und um die Deutung und indirekte Bewertung von Reizerscheinungen. Dieses Gebiet, das im klinischen Unterricht meist kaum berührt wird, ist in der neurologischen Praxis und Gutachtentechnik das eigentlich Ausschlaggebende und deshalb in den nachstehenden Ausführungen und Anweisungen in möglichster Breite aufgenommen. Auch die letzten Forschungen über das vegetative Nervensystem, das für die genannten Krankheiten mindestens die gleiche Bedeutung hat, wie das cerebrospinale, sind nach dem Referat von Hans H. Meyer-Wien und L. R. Müller-Augsburg auf dem Kongreß deutscher Nervenärzte in Hamburg (September 1912) dargestellt. Bei den vegetativen Neurosen muß jedoch beachtet werden, daß die vagotonen und sympathikotonen Störungen fast niemals rein auftreten, sondern daß im Vordergrunde der Erkrankung eine Störung des Gleichgewichts im antagonistischen Spiel der beiden Systeme steht, bei welchem bald das eine, bald das andere Zweiggebiet aus einem der beiden Systeme überwiegt. Zur Verwertung der Untersuchungsergebnisse fehlen bisher sowohl bei den vasomotorischen wie bei den Psychoneurosen feste Krankheitsgruppierungen gänzlich. Um so mehr ist es notwendig, das einzelne Krankheitsbild nach allen seinen Einzelheiten untersuchungstechnisch aufzuklären. Wesentlich klarer sind unsere Kenntnisse in der Krankheitslehre und der Deutung der organischen Krankheiten des Nervensystems. Hier begnügt sich deshalb das Taschenbuch damit, einerseits die genaue Ausführung der einzelnen Untersuchungsmethoden zu schildern, andererseits an einer Reihe von Tabellen das neben der Krankheitslehre notwendige, rein mechanische Gedächtnismaterial zur Verwertung des Befundes zu geben. Die diagnostische Verknüpfung des Untersuchungsbefundes muß im klinischen Unterricht erlernt sein.

Die Untersuchung Unfallnervenkranker.

Die Grundlage der ärztlichen Begutachtung in der Unfallversicherung ist der § 8 des Gewerbeunfallversicherungsgesetzes vom 30. Juni 1900: ,,Gegenstand der Versicherung ist der . . . . . Ersatz des Schadens, welcher durch Körperverletzung oder durch Tötung entsteht." Nach Reichsversicherungsamtsentscheidung ist zu einer Körperverletzung in vorstehendem Sinne nicht eine wahrnehmbare Veränderung der Körpergewebe erforderlich, sondern es genügt zu ihrer Annahme, daß der Betroffene ,,in ein körperliches Mißbehagen oder Übelbefinden versetzt" worden ist. Eine vom Unfall unabhängige, vor der Verletzung entstandene Krankheit, also etwa eine Neurasthenie, die durch den Unfall wesentlich verschlimmert war, wird nach der Praxis nur dann wie durch den Unfall selbst entstanden gewertet, wenn die Verschlimmerung eine so erhebliche war, daß erst durch sie die Arbeitsunfähigkeit oder Fähigkeitsbeschränkung eingetreten ist.

Bei der Begutachtung streng auseinander zu halten sind demnach:

1. die unmittelbaren organisch nachweisbaren Folgen der Verletzung, also z. B. bei Schädelverletzungen Narben, Knochendellen und etwaige durch direkte Verletzungen des Gehirns entstandene Lähmungen;
2. die Allgemeinstörungen des Zentralnervensystems, bei denen die subjektiven Beschwerden, welche die eigentliche Ursache der Erwerbsbeschränkung bilden, durch objektive, nach klinischer Erfahrung entsprechende Befunde glaubhaft gemacht werden;
3. die Zeichen der Erkrankungen, die neben den Unfallsfolgen bestehen und deren Erscheinungen eventuell durch den Unfall ausgelöst sind, oder aber selbständig und völlig unabhängig von ihm die Erwerbsfähigkeit beeinflussen.

Für die erste und die letzte Gruppe kommen die Regeln der allgemeinen ärztlichen oder der neurologischen Untersuchungstechnik in Frage. Bei der in der Praxis allerdings sehr überwiegenden zweiten Gruppe, bei der in der Mehrzahl der Fälle sich eine vielgestaltige Neurose auf dem Boden konstitutioneller Veranlagung entwickelt, ist die sachliche Prüfung nur mit Hilfe der Untersuchungsmethoden möglich, welche es gestatten, die Leistungen des Nervensystems, speziell der Sinnesorgane in objektiv vergleichbarer Weise zu messen. Hier ist es also besonders der Nachweis einer seit dem Unfall eingetretenen nachweisbaren Verschlechterung des Kräftezustandes mit dem in der Mehrzahl Störungen des vegetativen Nervensystems einhergehen, welcher das Vorliegen einer nervösen Erkrankung wahrscheinlich macht.

Der Nachweis des Zusammenhangs mit dem Unfall muß weiter da als erbracht gelten, wo eine Gehirnerschütterung stattgefunden hat und die Störungen sich auf sie zurückführen lassen.

Abgesehen von den in den Fragen des abgekürzten Untersuchungsschemas angeführten Zeichen der akuten Gehirnerschütterung, ist es besonders die ein- oder doppelseitige Erschütterung des Labyrinths, des Gleichgewichtsorganes, welche als Beweis dafür herbeigezogen werden kann. Die Annahme eines schweren Schreckes als Unfallsursache wird nur bei sehr erheblicher, sofortiger körperlicher Reaktion berechtigt sein.

Im übrigen wird jeder, der häufig gezwungen ist, Unfallnervenkranke zu begutachten, sich bewußt bleiben müssen, daß maßgebende Entscheidungen auf allen Gebieten der traumatischen Nervenkrankheiten noch nicht ausreichend zusammengestellt sind, so daß eine einheitliche Behandlung der wichtigsten Fragen noch nicht erzielt ist, daß aber im allgemeinen die Neigung der Schiedsgerichte und des Reichsversicherungsamts dahin geht, in allen irgendwie strittigen Fällen für den wirtschaftlich Schwächeren, hier also immer den Verletzten, zu entscheiden.

Über Kontroll- (Simulations-) Prüfungen.

Wenngleich die Frage noch strittig ist, inwieweit der Untersucher bei Versicherten, Kassenpatienten, Rentenempfängern, bei Beamten, die Urlaub wünschen, und bei der Untersuchung der Zurechnungsfähigkeit mit der bewußten Vortäuschung von Klagen und der bewußten Nachahmung von objektiven Störungen zu rechnen hat, so ist doch zweifellos, daß nicht nur in den genannten Fällen, sondern selbst in der allgemeinen nervenärztlichen Praxis die genaue Nachprüfung subjektiver Angaben besonders häufig erforderlich wird. Einmal liegt im Charakter des Psychopathen die Neigung zur Übertreibung, nicht nur in dem Sinne, daß vorhandene Beschwerden mit übertrieben pathetischen Worten geschildert werden, sondern noch mehr so, daß die gesamte Aufmerksamkeit des Kranken in weit größerem Maße wie beim Gesunden oder beim körperlich Kranken von den gewöhnlichen Zielgedanken des sozialen Lebens auf die Krankheit hingelenkt werden. Diese Erscheinung wird besonders bei den Versicherten in unserer Zeit dadurch gesteigert, daß durch die neuen vom Volksgewissen noch nicht verarbeiteten sozialen Gesetze die Krankheit in der populären Vorstellung mit dem Recht auf öffentliche Versorgung verbunden wird; ein Vorstellungskreis, der wenigstens in den Großstädten von manchen Zeitschriften, Konsulenten und Arbeitersekretariaten einstweilen noch mit Rat und Tat unterstützt wird. Die dritte Tatsache, die besonders bei Nervenkrankheiten zur Notwendigkeit einer objektiven Kontrolle führt, ist die relativ leichte Vortäuschbarkeit der meisten nervösen Symptome. Daß Pulsbeschleunigung und Zittern durch Tabakkauen und -rauchen zu erzielen ist, daß man beim Stehen mit geschlossenen Augen schwanken und hinfallen soll, und daß Höhenschwindel und Kopfschmerz am schwersten zu widerlegen sind, ist ziemlich Allgemeingut der beteiligten Kreise geworden. Es ist deshalb einfache Berufspflicht jedes Gutachters, überall wo die Ergebnisse seiner Untersuchungen widersprechend sind, Kontrollprüfungen heranzuziehen, bei denen die willkürliche Beeinflussung durch den Patienten ausgeschlossen ist. Fallen freilich diese Kontrollprüfungen zu ungunsten des Untersuchten aus, so darf noch unter keinen Umständen gutachtlich der Schluß ausgesprochen werden, daß es sich um bewußte Vortäuschung handelt.

Das Geständnis der Simulation ist nicht immer beweisend. Es kommt gerade bei Geisteskranken oft vor und kann weiterhin den Zweck haben, aus der Anstalt zu entkommen oder vor Mitkranken zu renommieren. Im allgemeinen überlege man, daß man in sehr vielen Fällen die Frage der Simulation unerledigt lassen kann, da ja die meisten der beliebten Vortäuschungsformen, die auch bei Hysterie vorkommen (die Amnesie und das „Wildemannspiel" in der Untersuchungshaft), doch ohne Einfluß auf die Beurteilung des Zustandes zur Zeit der Strafhandlung sind.

Für bewußte Vortäuschung ist (nach Leppmann) der einzige Beweis die Feststellung, daß der angeblich Kranke fortdauernd Leistungen vollbringt, welche mit den von ihm geklagten Beschwerden unvereinbar sind.

Die Aufdeckung der Vortäuschung von psychischen Krankheiten geschieht am besten durch genaue Detailuntersuchung aller Gebiete des Seelenlebens. Fast jede Geisteskrankheit macht außer den volkstümlichen, vortäuschbaren Symptomen Störungen des Affekts, des mimischen Ausdrucks der Assoziationen, die für sie charakteristisch sind und ein einheitliches, dem Psychiater wohlbekanntes Ganze ergeben. Ein Simulant wird bei eingehenden Untersuchungen, wenn er sich auf sie überhaupt einläßt, niemals ein einigermaßen ähnliches Bild der Krankheit zustande bringen können. Beim Simulanten fehlen vor allem der Affektausdruck des Gesichtes, das eher etwas ängstlich Gespanntes oder Abweisendes hat, die dem Affekt entsprechende Haltung, die Schlafstörungen, die für gewisse, besonders die akuten und traumatischen Psychosen charakteristisch sind, und die den Erregungszuständen der Geisteskranken eigentümliche Unermüdbarkeit. Vorgetäuscht werden besonders gern Amnesie (Erinnerungsausfall), einfacher Blödsinn, isolierte Beeinträchtigungs- oder Größenideen. Nicht auf die Dauer vortäuschbar sind: Melancholie, tobsüchtige Erregungszustände, Delirien, Ideenflucht. Jedem Untersucher bekannt sein muß das Zustandsbild der Ganserschen hysterischen Dämmerzustände (Archiv f. Psych. 98, Heft 2), bei denen die Kranken durch scheinbar absichtlich falsche Antwort (Vorbeireden) den zwingenden Schein der Simulation hervorrufen. Der Kranke antwortet bei sonst geordnetem Verhalten z. B. 2 + 2 = 12. Er habe 10 Augen. Das Pferd habe 9 Beine. Die Bettdecke sei schwarz. Maßgebend für Psychose (Hysterie, Epilepsie, Katatonie) ist auch hier der Nachweis der Grundkrankheit aus anderen unverdächtigen Symptomen (Siemerling).

Epileptische Krampfanfälle sind bei geschickter Ausführung sehr schwer zu entlarven. Die Prüfung der Pupillen kann unmöglich sein, wenn diese wie gewöhnlich unter die oberen Lider gerollt werden. Analgesie, Pulsveränderungen, Schaum vor dem Munde können teils vorgetäuscht werden, teils entstehen sie von selbst durch die Anstrengungen der Zuckungen. Sowohl beim epileptischen wie beim großen hysterischen Anfall ist der mimische Ausdruck maßgebend, der beim Kranken immer ein gequälter oder tief benommener, bei dem Simulanten mehr der eines in höchster Anspannung befindlichen Preisringers ist.

Von den subjektiven Beschwerden sind die schwerst nachweisbaren: Geräuschüberempfindlichkeit, Schmerzen „im ganzen Körper", dumpfe, nicht lokalisierte Kopfschmerzen und Schwindelanfälle.

Schwindel ist glaubhaft, auch wenn er sich in keinem objektiv nachweisbaren Symptom äußert, als Höhenschwindel und als anfallsweiser (epileptiformer) Schwindel. Die isolierte Unfähigkeit, Leitern und Gerüste zu besteigen, bleibt nach Kopfverletzungen oder Sturz aus der Höhe außerordentlich häufig zurück. Beide genannte Formen können gewöhnlich durch Zeugenvernehmung kontrolliert werden. Objektiv kann der Schwindel durch das Bückphänomen und durch das Rombergsche Phänomen hervortreten. Verdächtig sind hier gerade die allergrößten Störungen, bei denen der Untersuchte schon beim Schließen der Füße wie ein Betrunkener schwankt und bei Augenschluß umfällt.

Der wichtigste Gedankengang bei der Nachprüfung aller nicht ohne weiteres wahrscheinlichen subjektiven Beschwerden entspringt der ärztlichen Erfahrung, daß sie bei längerer Dauer in sehr erheblichem Maße das Allgemeinbefinden schädigen. Selbst mäßige Kopfschmerzen setzen den Appetit und damit die Ernährung meßbar und sichtbar herab und führen schon nach kurzer Dauer zu den charakteristischen Ausdrucksbewegungen in Haltung und Gesicht. Angebliche Schlafstörungen, die bei der Beobachtung in Wachabteilungen von vornherein fehlen, können ohne weiteres als unglaubhaft angesehen werden, da nach allgemeiner Erfahrung der Schlaf in den halb erhellten, immer etwas unruhigen Räumen nie verbessert, im Gegenteil zunächst um mehrere Stunden verkürzt, wenn nicht ganz unterbrochen wird. Bei Versuchen, künstlich wach zu bleiben, pflegt nach einigen Tagen, wenn nur die Ruhe tagsüber verhindert wird, das Schlafbedürfnis beim Gesunden sich unwiderstehlich einzustellen; dann noch, eventuell unter Schlafmitteln, fortdauernde Schlafstörungen können als krankhaft bewertet werden. Weiter sollte die klinische Beobachtung in allen Fällen eingreifen, wo nervöse Störungen des vegetativen Systems, insbesondere Pulsveränderungen den wichtigsten Befund bilden. Stündlich wiederholte Untersuchung in Bettruhe und im Herumgehen, bei Arbeit und bei Erregung ermöglicht stets die Feststellung, ob es sich um Vorgänge handelt, die vom Willen abhängig sind. Die Kontrollprüfungen des Bewegungs- und Empfindungsvermögens und der Sinnesorgane sind eingehend bei den einschlägigen Abschnitten dargestellt, auch sie werden stets dann einzutreten haben, wenn die einfacheren Methoden Widersprüche ergeben.

Der Bestrafung einer von ihm nachgewiesenen Simulation soll der Arzt sich immer widersetzen. Er soll immer überlegen, daß es fast unmöglich ist, krankhafte Motive dabei auszuschließen. Die Folgerungen, die er aus dem Nachweis einer Vortäuschung zieht, formuliert er am besten so: „der Ausfall der und der Prüfungen beweist, daß das Symptom organisch nicht begründet ist, sondern (aus vielleicht krankhaften Vorstellungen) vom Untersuchten absichtlich hervorgebracht wird. Man kann deshalb aus ihm auf Störungen, die über die Untersuchung fortdauern und zur Erwerbsbeschränkung oder Unzurechnungsfähigkeit führen, nicht schließen."

Anwendung des Taschenbuchs durch Juristen.

Die Kenntnis wenigstens der wichtigsten psychiatrischen Untersuchungsmöglichkeiten kann dem Richter in vielfacher Hinsicht von Nutzen sein. Einmal kommt dem Einzelrichter die weitaus größte Zahl der kriminell werdenden Geisteskranken meist viele Jahre früher vor die Augen, als dem ärztlichen Sachverständigen. Gerade die schwachsinnigen Alkoholisten, die imbezillen Landstreicher und Dirnen sind durch ihr soziales Versagen oft jahrelang ein ewiger Ärger der Polizeibehörden und der Gerichte, bis irgendein Zufall sie der Begutachtung und damit einer einfacheren Behandlung zuführt. Auch bei den schwereren Antisozialen ist es der Untersuchungsrichter oder der Verteidiger, der den Verdacht einer geistigen Störung zuerst äußern muß, wenn eine Untersuchung überhaupt stattfinden soll. Sie alle müssen deshalb in den Stand gesetzt sein, den allgemeinen Eindruck des Abnormen, den sie nach ihrer oft großen Menschenkenntnis und Erfahrung meist völlig richtig gewonnen haben, in sachlicher Weise durch einfache Methoden zu stützen. Den wichtigsten Nutzen einschlägiger Kenntnisse für den Richter sehe ich in dem Verständnis für die Grundlagen des Sachverständigen-Urteils. Es ist leider unleugbar, daß die Behandlung mancher Verbrechergruppen nach dem geltenden Recht den Anschauungen und Erfahrungen des psychiatrisch geschulten Arztes zuwiderläuft. Der Psychiater hat diesem Konflikt gegenüber drei Möglichkeiten der Stellungnahme. Er kann entweder seine wissenschaftliche Überzeugung, daß der durch Veranlagung, Erziehung und soziale Lage auf die Bahn des Verbrechens Gedrängte für den eingeschlagenen Weg nun nicht strafbar gemacht werden kann, auch wenn er die Strafbarkeit seiner Handlungen einsieht, entgegen dem geltenden Recht durchzusetzen suchen; oder er kann sich streng dem gesetzlichen Standpunkte unter Verzicht auf die zurzeit geltenden anthropologischen Anschauungen anschließen; oder drittens: er wird völlig darauf verzichten, das Urteil beeinflussen zu wollen. Er wird im letzten Falle seine Aufgabe lediglich darin sehen, die Untersuchungsmethoden seiner Wissenschaft anzuwenden und aus dem gewonnenen Material nach klinischen Erfahrungen ein psychologisches Bild für den Richter zu konstruieren. Er wird diesem dann aber die Entscheidung und Verantwortung überlassen, ob er das geschilderte psychologische Individuum dem Schutze des § 51 unterstellen will oder nicht. Selbstverständlich gelten diese Schwierigkeiten nur für die Grenzfälle. Wo die Tat die unmittelbare Folge einer einwandfreien Geisteskrankheit ist, oder wo ein geistig ganz gesunder Simulant einwandfrei überführt werden kann, wird auch der vorsichtigste Sachverständige sich nicht scheuen, dies auszusprechen.

Kenntnisse in der psychiatrischen Krankheitslehre sind m. E. nur durch unmittelbares Lernen am Geisteskranken, womöglich am nicht kriminellen Geisteskranken, zu erwerben, wozu jede Gelegenheit zu Kursen und Vorträgen benutzt werden sollte. Ein rein theoretisches Studium der Krankheitsformen halte ich gerade in der Psychiatrie für gefährlich, da die psychiatrischen Systeme der Vielgestaltigkeit der Geisteskrankheiten keine Rechnung tragen können und durch die Vieldeutigkeit ihrer Symptomatologie den Ungeübten gewöhnlich zu einem geradezu gefährlichen Leichtsinn in der Diagnose verführen.

Die vorliegende Anleitung vermeidet deshalb aufs sorgfältigste jeden Hinweis auf psychiatrische Diagnosen und will den nicht Sachverständigen nur in die Lage bringen, das psychisch Abnorme ganz allgemein zu erkennen und diesen Eindruck mit sachlichen Unterlagen zu begründen. Sie darf vor allen Dingen den Richter nicht zu selbständigem Urteil auf Grund seiner eigenen Befunde verführen. Ihm fehlt und muß fehlen die ein ganz andersartiges Denken voraussetzende klinische Verknüpfung der Einzelsymptome, die naturwissenschaftliche Denkrichtung, die dem ärztlichen Beruf ebenso eigentümlich ist wie das juristische Denken dem Richter. Sie will aber den Richter in den Stand setzen, ein sorgfältig ausgearbeitetes, nur in den Schlüssen vorsichtiges Urteil zu werten und zu verstehen. Gerade das Verständnis für den Weg der Untersuchung wird den Richter befähigen, bei den ärztlichen Gutachten nicht nur die unsicheren von der subjektiven Stellungnahme des einzelnen Sachverständigen zum Gesetz abhängigen Endsätze, sondern auch die Grundlagen der Gutachten zu übersehen und selbständig am Endurteil mitzuarbeiten.

Insoweit das Taschenbuch dem Richter eine allgemeine Übersicht zum Verständnis des Sachverständigen-Gutachtens vermitteln soll, wird es notwendig sein, daß er sich über alle Teile wenigstens oberflächlich informiert. Es sollen für diesen Zweck keine besonderen Anweisungen gegeben werden, sondern nur hervorgehoben werden, daß für das Verständnis strittiger Fälle die wichtigsten Methoden die Teile der Vorgeschichte sind, die von der körperlichen und der wirtschaftlichen Entwicklung, den Vorläufern und der Entwicklung der Krankheit handeln. Von den Intelligenzprüfungen in Frageform pflegen die über die praktischen Erfahrungen, von denen in Aufgabeform die des Kombinationsvermögens für die Begutachtung besonders wichtig zu sein.

Der Untersuchungsrichter und m. E. auch der Einzelrichter soll die Sachverständigenuntersuchung dann beantragen, wenn eine der folgenden Beobachtungen vorliegt:

1. Erbliche Veranlagung.
2. Schädlichkeiten, die das Gehirn betroffen haben können (Verletzungen, Hitzschlag, Lähmungen).
3. Neurosen (Hysterie, Epilepsie, Neurasthenie).
4. Alkoholismus.
5. Gewisse körperliche Erkrankungen (Diabetes, Arterienerkrankungen, Tuberkulose).
6. Sinnestäuschung, Wahnvorstellungen.
7. Beginn der Kriminalität im Greisenalter nach geordneter Lebensführung.
8. Sonderbare Sprech- oder Schreibweise.

9. Auffallendes Benehmen und auffallende Haltungen.
10. Periodische gleichmäßige Wiederkehr gewisser Handlungen, z. B. Brandstiftungen, Fortlaufen, sexuelle Delikte.
11. Auffallend geringe Intelligenz.

Die Vorschläge, die ich zur Prüfung dieser Gesichtspunkte für den Richter machen möchte, sind beeinflußt von dem Gedanken, daß bei der großen Überlastung besonders unserer Untersuchungsrichter die neue Leistung möglichst wenig Zeitaufwand erfordern darf. Das Taschenbuch enthält deshalb unter der Bezeichnung „Autoanamnese" einen allgemeinen anamnestischen Fragebogen, der sich dazu eignet, hektographiert und jedem irgendwie Verdächtigen zur Ausfüllung vorgelegt zu werden. Aus der Beantwortung dieses Bogens ist die große Mehrzahl der in Frage kommenden Störungen schon zu ersehen.

Über das Verhalten des Gefangenen in der Haft, das am häufigsten den Anlaß zum Verdacht auf Geistesstörung gibt, werden brauchbare Meldungen vom Personal des Gefängnisses zu erzielen sein, wenn man die Beantwortung gewisser Fragen fordert, die in der Anleitung unter dem Titel „Meldevorschriften für das Wartpersonal" zusammengestellt sind. Diese beiden Grundlagen seines Urteils fordern von dem Richter noch gar keine besondere Arbeit. Seine eigene Tätigkeit beginnt mit der mündlichen Untersuchung. Wenn die dafür nötige Zeit von einer halben Stunde zur Verfügung steht, rate ich, die abgekürzte Voruntersuchung durchzufragen und durch das für den Fall passende Gebiet der Vorgeschichte zu ergänzen. Dabei werden vorhandene psychische Störungen fast immer zutage treten, und der Richter wird wenigstens so viel Material gewinnen, daß er seinen Antrag auf psychiatrische Untersuchung sachlich begründen kann.

Die vierte, völlig von der früheren abweichende Berührung des Richters mit psychisch Kranken ist im Entmündigungstermin. Der Entmündigungsrichter soll sich ja selbständig ein Urteil über den Geisteszustand des zu Entmündigenden bilden, und es ist fast selbstverständlich, daß er zu dem Zwecke die Wege, die zu diesem Urteil führen, kennen muß. Es ist deshalb eine eigene Disposition für den Entmündigungstermin zusammengestellt, die den besonderen Gesichtspunkten des vorwiegend vermögensrechtlichen Examens Rechnung trägt. Speziell für die Intelligenzprüfungen durch Laien möchte ich auf einige dem Arzt geläufige Erfahrungen aufmerksam machen. Ausweichende Antworten, auch wenn sie noch so plausibel erscheinen, bedeuten gewöhn-

Anwendung des Taschenbuchs durch Juristen. 37

lich Nichtwissen, man lasse sich also nicht mit einem ,,das besorgt mein Rechtsanwalt für mich" oder ,,ich bin doch kein Schulkind" abspeisen. Der durch die Intelligenzprüfungen gekränkte Stolz beweist nur ein mangelndes Verständnis für die Situation und nicht etwa geistige Überlegenheit.

Andererseits glaube der Richter nicht etwa, aus dem Ausfall seiner Intelligenzprüfungen schon sichere selbständige Schlüsse ziehen zu dürfen. Durch umfangreiche Untersuchungen ist es außer allem Zweifel gestellt, daß völlig gesunde Rekruten in einem großen Prozentsatz einen verblüffend niedrigen Wissensschatz, vor allem in dem hier absichtlich ausgelassenen Schulwissen, aufwiesen, ein Wissensschatz, der weit geringer als der der meisten Paralytiker und erworbenen Schwachsinnszustände ist. Es wird also neben dem einfachen Nachweis auffallend geringer Leistungen immer noch der Nachweis geführt werden müssen, daß die Verminderung krankhaft bedingt ist. Diese Aufgabe aber muß dem psychiatrisch Ausgebildeten vorbehalten bleiben; der untersuchende Richter kann nur den Verdacht, nicht auch den Nachweis der Geistesschwäche begründen.

Kurze für bestimmte Zwecke zusammengestellte Untersuchungsschemata.

Für psychisch Kranke.
Autoanamnese.

Wie heißen Sie? (Vollständiger Vor- und Zuname.)
Wie alt sind Sie?
Wann sind Sie geboren?
Was sind Sie von Beruf?
Wo haben Sie in den letzten 2 Jahren gewohnt?
Wo sind Sie geboren? Ehelich oder unehelich?
Sind Sie ledig, verheiratet, leben Sie getrennt, oder sind Sie gerichtlich geschieden? Wenn getrennt oder geschieden, weshalb?
Sind Ihre Eltern und deren Geschwister immer gesund gewesen?
Sind Nervenkrankheiten, Trunksucht des Vaters oder der Mutter, Gefängnisstrafen, Selbstmorde in der Familie vorgekommen?
Wie haben die Eltern miteinander gelebt?
In welchen Verhältnissen haben die Eltern gelebt? Beruf des Vaters?
Wieviel Geschwister haben Sie?
Sind davon welche nervenkrank gewesen, bestraft worden, gestorben? Woran?
In welchen Stellungen sind die Geschwister?
Haben Sie als Kind an Bettnässen, Krämpfen oder Schreckhaftigkeit gelitten?
Was haben Sie sonst für Kinderkrankheiten durchgemacht?
Wo erzogen? Bei den Eltern oder Fremden, in einer Erziehungsanstalt oder in Fürsorgeerziehung?
Aus welcher Schulklasse sind Sie entlassen worden?
Sind Sie in der Schule viel bestraft oder geneckt worden?

In welchen Fächern haben Sie gut gelernt und in welchen schlecht?
In welchem Beruf sind Sie ursprünglich ausgebildet?
In welchen Stellungen haben Sie gearbeitet?
Was haben Sie in den angegebenen Stellungen verdient?
Warum sind Sie in den angegebenen Fällen entlassen worden?
(Für Männer: Sind Sie Soldat gewesen, befördert, bestraft worden?)
Was verdienten Sie zuletzt?
Haben Sie Vermögen?
Wieviel Kinder haben Sie?
Sind die gesund?
Wie viele sind gestorben?
An welchen Krankheiten?
Haben Sie einmal mit dem Gericht oder der Polizei zu tun gehabt?
Sind Sie entmündigt oder bestraft?
Auch schon freigesprochen worden? Weshalb?
Weshalb sind Sie hier?
Was haben Sie früher für Krankheiten durchgemacht? Unfälle, Kopfverletzungen, schwere Sorgen?
Sind Sie auch mal nervenkrank gewesen?
Haben Sie einmal zu irgendeiner Zeit unter grundlosen, schwermütigen oder ängstlichen Stimmungen gelitten?
Haben Sie einmal lange Zeit nicht schlafen können?
Haben Sie einmal phantasiert, Gestalten gesehen oder Stimmen gehört?
Wann? Wo? Bei welcher Gelegenheit? Welcher Arzt hat Sie damals behandelt?
Haben Sie früher einmal auffällige Handlungen begangen, die Sie nicht gewollt hatten, und von denen Sie nachher nichts wußten?
Haben Sie einmal einen Selbstmordversuch gemacht?
Haben Sie einmal Ausschläge oder Geschlechtskrankheiten gehabt?
Trinken Sie täglich Bier, Wein, Grog oder Schnaps? Oder haben Sie es früher einmal regelmäßig getrunken? Von wann bis wann?
Haben Sie einmal Aufregungszustände durchgemacht?
Wie haben Sie sich in letzter Zeit befunden?
Wie waren Appetit, Schlaf, Allgemeinbefinden?
Haben Sie an Gewicht verloren?
Fühlen Sie sich jetzt krank, oder sind Sie krank gewesen?
Wie hat die Krankheit begonnen?
Haben Sie früher schon einmal ähnliche Zustände durchgemacht?

Besondere Fragen für Frauen:

Wann ist das erste Unwohlsein aufgetreten?
Haben Sie starke Beschwerden zur Zeit des Unwohlseins gehabt, Kopfschmerzen, Anfälle, traurige Verstimmungen?
Ist es späterhin regelmäßig gekommen?
Haben Sie schwere Wochenbetten, Frauenkrankheiten oder Fehlgeburten durchgemacht?
Sind in den Schwangerschaften oder Wochenbetten Erregungs- oder Verwirrtheitszustände oder schwermütige, ängstliche Verstimmungen aufgetreten?
Haben Sie die Kinder selbst genährt? Wie lange?
Wie leben Sie mit dem Mann?
Haben Sie neben Ihrer Hausarbeit noch Erwerbsarbeit leisten müssen?

Fragen in möglicht freiem, freundlichem Tone stellen. Patienten ausreden lassen; möglichst alles, was er sagt, wörtlich nachschreiben.

Körperlicher Befund.

Ernährungszustand, Kräfte, Gewicht, Temperaturmessung.

Puls, Perkussion, Auskultation, Blasenstand, Ausschläge, Drüsen.

Pupillen-Reaktion auf Licht und Nahesehen, Patellar- und Achillessehnenreflexe, Babinski.

Beiderseits Hand drücken lassen, aufrichten, aufstehen, gehen lassen, Zunge herausstrecken, Hände ausstrecken und spreizen lassen.

Empfindungsvermögen mit der Nadel prüfen, Kuppe und Spitze.

Beobachtung und Schilderung des Verhaltens.

Spricht der Kranke langsam, rasch, leise, laut, zusammenhängend, verständlich? Mischt er fremde, unverständliche Worte ein? Antwortet er überhaupt nicht oder erst auf mehrfaches Drängen und Fragen? Drücken Haltung und Gesichtsausdruck eine bestimmte Gemütslage aus? Welche? Schwankt die Stimmung leicht? Ist der Gesichtsausdruck vertrauend oder mißtrauisch abweisend? Sieht der Untersuchte gedankenlos im Zimmer herum oder den Frager fest an? Folgt der Kranke der Untersuchung? Liegt, sitzt der Kranke ruhig, oder rückt oder läuft er ruhelos herum? Kommt er Aufforderungen nach? Gibt er bei passiven Bewegungen nach oder widerstrebt er? Wie reagiert er auf schmerzhafte Reize? Wahrt er die seinem Bildungsgrade entsprechenden Verkehrsformen? Nachschreiben spontaner Äußerungen des Kranken.

Psychische Untersuchung.
Personalien:
Wie heißen Sie?
Wie alt sind Sie?
Wann sind Sie geboren?
Was sind Sie von Beruf?

Orientierung:
Kennen Sie mich? Wer bin ich?
Wer ist ... (anwesende Angehörige oder Pfleger)?
Wo sind wir hier?
In welcher Stadt?
Können Sie mir das heutige Datum sagen, Jahr, Monat, Tag,
    Wochentag, Tageszeit?
Seit wann sind Sie hier?
Sind Sie krank?
Weshalb sind Sie hier, ist irgendetwas mit Ihnen vorgefallen?

Krankhafte Wahrnehmungen, Stimmungen und Vorstellungen:
Haben Sie über Beschwerden oder unangenehme Empfin-
    dungen zu klagen?
Haben Sie irgendetwas bemerkt, was Sie sich nicht erklären
    konnten, was Sie beunruhigt hat?
Haben Sie Stimmen gehört?
Haben Sie schreckhafte Gestalten oder Bilder gesehen?
Machen Sie sich irgendwelche Sorgen?
Ist an Ihrem Körper alles in Ordnung?
Wie ist Ihnen zumute, heiter, traurig oder ängstlich?
Haben Sie in letzter Zeit unter Angst oder traurigen Stim-
    mungen gelitten?
Kommen Ihnen manchmal traurige oder ängstliche Gedanken,
    daß Ihnen etwas passieren müßte?
Haben Sie sich ein Unrecht vorzuwerfen?
Hat Ihnen irgendjemand etwas getan, Sie verleumdet oder
    verfolgt? Ist Ihnen vielleicht aufgefallen, daß man im
    Hause oder hier oder auf der Straße über Sie geprochen
    und Sie beobachtet hat?
Was wollen Sie dagegen tun?

Intelligenzprüfung.
Vorprüfungen:
Zählen Sie mir alles auf, was Sie hier im Zimmer gesehen
    haben (mit geschlossenen Augen.)

Vorzeigen, Benennen- und Gebrauchenlassen schwieriger Objekte. Oder:

Von 105 sollen Sie 3 (7) ab und dann immer wieder 3 (7) abzählen. 102, 99, 96 usw.

Wissensschatz:

Wie heißt der Deutsche Kaiser, der Reichskanzler?
Wer war Bismarck?
Welche politische Parteien gibt es in Deutschland?
Wie heißt Ihr Geburtsort, zu welchem Staate gehört er?
Wann ist Weihnachten, Pfingsten?
Weshalb feiert man diese Feste?
Was bedeutet die Feier am 2. September, am 27. Januar?
Woraus wird Brot gemacht, woraus Leinewand, woraus Margarine?
Was ist alles im Kopf, in der Brust drin?
Welche Farbe hat eine 10-Pf.-Marke?
Wie frankiert man einen Brief nach Österreich, England, Amerika?
Was bedeuten die Invalidenkarten?
Was für Gerichte haben wir? Welche Straftaten kommen vor das Schwurgericht, welche vor das Schöffengericht?

Kombinationsvermögen:

Wiedergabe folgender kleinen Erzählung:

Heute morgen um 6 Uhr wurde einem Bäckerburschen in der Bahnhofstraße der Wagen mit 400 Brötchen gestohlen. Schutzleute sahen, wie der Dieb damit losfuhr, glaubten jedoch, es sei der Bäckerbursche. Später fand man den Wagen im Güterbahnhof vor, jedoch seines Inhaltes beraubt.

Fragestellung bei nebenstehender Silhouette:

Abschnitt I (die übrigen bedeckt): Was stellt das Bild vor? Was für Vögel könnten das sein? Wie, in welcher Richtung fliegen sie? Warum fliegen wohl die beiden oberen Vögel wieder nach unten? Kann man irgend etwas Auffälliges an ihnen sehen? Was könnte wohl das übrige bedeckte Bild noch enthalten? (Die fehlerhafte Deutung, daß die Vögel um ihr Nest herum fliegen, muß in den beiden ersten Abschnitten als physiologisch gelten.)

2. Abschnitt: Was ist das für ein Tier? Was macht der Hund hier? Dann Wiederholung der Fragen des Abschnitts I.

3. Gesamtbild: Was stellt das Bild vor? Welche Jahreszeit ist dargestellt? Worauf wartet der zweite Hund? Hat der Jäger schon geschossen oder will er erst schießen? Wonach hat er geschossen? Was hat er getroffen? Welche Überschrift würde man für das Bild wählen können?

Für psychische Kranke.

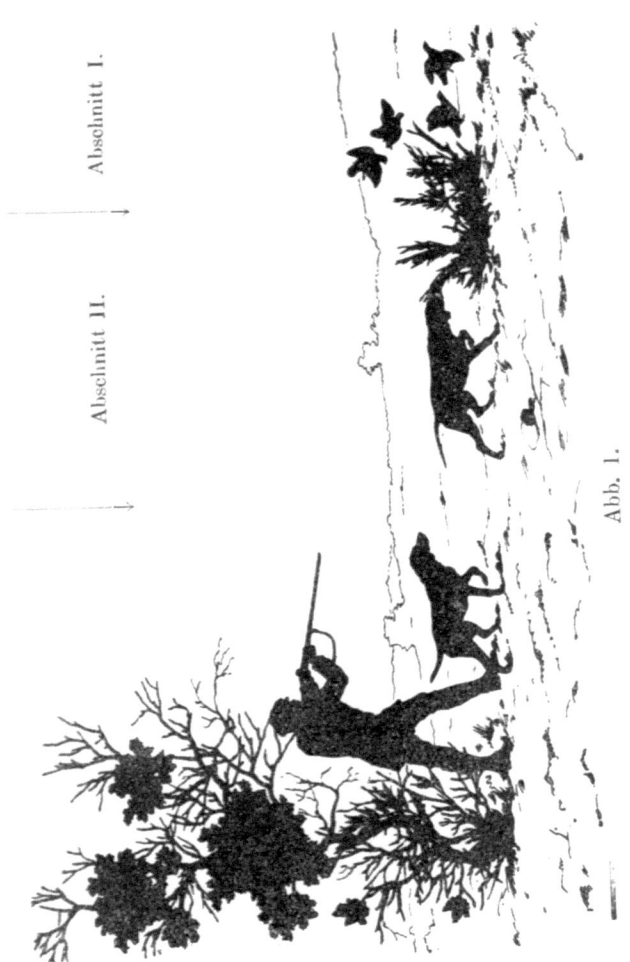

Abb. 1.

Aufgabe: in nachstehendem Texte jeden Strich durch eine sinnvoll sich einpassende Silbe zu ersetzen.

(Brief eines Patienten.) Lieber Bru —! — teile Dir mit, — ich seit 8 Tagen im Kranken — bin; ich bin jetzt — — gut zuwege und — — bald entlassen zu werden. Wenn Du — hast, mich einmal zu be — —, würde es mich sehr — —. Bruder Ernst ist in Hamburg — — — Segelschiff. Unserer Mutter — — augenblicklich schlecht, sie — — viel an Kopfschmerzen und — — schlecht sehen. Der Vater be — — sich im Winter mit Besenbinden, im — — arbeitet er am Hafen. Es grüßt Dich Dein treu — — — J. Petersen.

Einen sinnvollen Satz zu bilden, in dem folgende 3 Worte vorkommen: Soldat, Pferd, Gewehr (schwierig), oder Vogel, Nest, Baum (leicht).

Urteilsvermögen:

Welcher Unterschied ist zwischen Lüge und Irrtum: Baum und Strauch; Kind und Zwerg? Aus welchen Gründen kann eine Uhr stehen bleiben?

Merkfähigkeit und Rechnen:

Betrachten Sie die nebenstehende Abbildung (½ Minute).

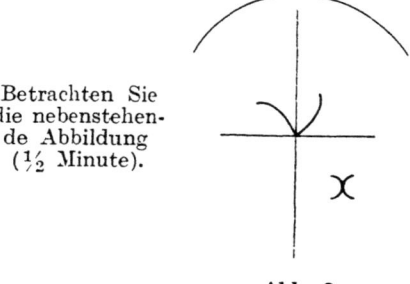

Abb. 2.

Sie sollen sich 6 Worte merken: Haus, vier, kurz, Baum, Hund, rot.
Wiederholen Sie diese Worte; dazwischen sollen Sie mir etwas rechnen, dann werde ich Sie wieder fragen.
Wieviel ist 56:8, 9×13, 101—14?
Was wissen Sie jetzt noch von den 6 Worten?

Zeichnen Sie die vorhin gezeigte Abbildung nach.

Wenn 3 Eier 20 Pf. kosten, was bezahlen Sie dann, wenn Sie eins kaufen wollen?

Wenn ich zu einer Zahl 5 hinzuzähle, kommen 32 heraus; wie heißt die Zahl?

Praktische Aufgaben:

Schreibenlassen eines Lebenslaufes, eines Berichtes über den bisherigen Verlauf der Krankheit. Öffnenlassen von schwierigen Fensterverschlüssen und dergleichen.

Fragen bei angeblicher Bewußtseinstrübung zur Zeit einer Straftat an Zeugen der Tat und an den Täter selbst.

Erzählen Sie bitte alles genau, was Sie von dem, was Sie getan haben sollen, wissen, auch mit allen Einzelheiten, die Sie durch die Untersuchung erfahren haben. Auf welche Punkte der Tat können Sie sich selbst besinnen? Wissen Sie das genau? Zu welcher Stunde hörte Ihr Erinnerung auf? Von wann ab wissen Sie wieder Bescheid? Wer hat Ihnen zuerst von dem, was vorgekommen ist, Mitteilung gemacht? Wissen Sie noch genau, was man Ihnen zuerst erzählt hat, wann das war, und was Sie darauf geantwortet haben? Von wem haben Sie die übrigen Kenntnisse über die Tat? Ist Ihnen früher schon einmal Ähnliches passiert? Haben Sie damals auch Ähnliches ausgeführt? Oder sind auch ähnliche Zustände ohne derartige Folgen aufgetreten? Sind derartige Zustände von anderen (vielleicht Ärzten) beobachtet worden? Was für eine Krankheit ist das, die zu Ihren Zuständen geführt hat? Haben Sie auch andere Zeichen dieser Krankheit gehabt? Welche? Sind derartige Krankheitszeichen auch von anderen mal beobachtet worden? Gibt es einen besonderen Anlaß, der immer zu Ihren Zuständen führt? (Vielleicht immer, wenn Sie sich aufregen, oder trinken, oder zur Zeit des Unwohlseins, wenn es besonders kalt oder warm ist, wenn Sie sich überanstrengt haben, oder kommen die Anfälle ganz ohne Anlaß?) Erzählen Sie doch alles, was Sie von dem Tage der Tat wissen! Mit wem sind Sie zusammen gewesen? Wie war Ihnen zumute, als Ihnen das Bewußtsein zurückkehrte?

Möglichst alle einzelnen Antworten sind durch Zeugenaussagen nachzuprüfen.

Die Erhebungen von den Zeugen erstrecken sich auf folgende Fragen:

Welchen Eindruck hat der Untersuchte zur Zeit resp. am Tage der Tat gemacht? War er klar oder verwirrt?

Hat er die Umgebung erkannt, mit dem richtigen Namen angesprochen, oder hat er vielleicht sinnloses Zeug gesprochen, sich im Raum nicht zurecht gefunden, die Personen verwechselt? In welcher Stimmung war der Kranke bei der Tat? Heiter, ängstlich, zerstreut, ratlos oder zornig? Hat er Gestalten gesehen oder Stimmen gehört, die nicht da waren? Ist Pat. in seinen Bewegungen besonders aufgefallen? War die Tat nach Lage der Dinge verständlich? (Bei Gewalttätigkeiten z. B. durch einen voraufgegangenen Streit.) Gehörte zur Ausführung der Tat eine gewisse Umsicht, oder war sie auch im halb verwirrten Zustand möglich? Wie verhielt sich der Untersuchte nach der Tat? Wurde er ruhiger, vielleicht bewußtlos, schlief er ein, zeigte er Reue, suchte er sich zu entfernen oder zu entschuldigen? Waren seine Züge stumpf, oder auffallend rot, oder gedunsen? Taumelte er beim Gehen? War er anders oder ebenso wie gewöhnlich — wie er jetzt ist?

Untersuchungsschema für Nervenkranke.

Konstitution:

Größe in Zentimetern, Nacktgewicht, Ernährung, Tonisierung der Haut und Muskeln, Hautfarbe, Schleimhäute, Ausschläge, Mißbildungen und Degenerationszeichen. Schilddrüse, Dermographie, vasomotorische Störungen.

Brust- und Bauchorgane:

Herz: Grenzen, Geräusche, Spitzenstoß.

Puls: Ziffer im Liegen, im Gehen, bei angehaltener Atmung, bei geistiger Arbeit (fortlaufendes Subtrahieren), bei Druck auf Schmerzpunkte, nach dem Dreh- und dem Rombergschen Versuch. Spannung, Charakter des Pulses.

Blutdruck: Systolischen Druck erst palpatorisch, dann systolischen und diastolischen Druck akustisch oder optisch bestimmen. Reaktion auf körperliche Arbeit (Dynamometerarbeit des anderen Armes), Schmerz, Affekt.

Lungen: Dämpfungen, Atemgeräusch, Atmungsgeschwindigkeit, Atemtypus.

Unterleib: Tumoren, Lebergrenzen, Füllung von Darm und Blase.

Urin: Eiweiß, Zucker, Aceton, Phosphate.

Nervenstatus:
Schädel:
Maße: Größter Umfang, größte Länge, größte Breite, Ohrbogen. Narben: Länge, Breite, Tiefe, Resonnanz des Schädels über der Narbe, Prüfung, ob Schädelimpressionen, ob Verwachsungen. Sensibilität: Schmerz beim Drücken und Beklopfen (erst weiche Faust, dann Perkussionsfinger), Druckempfindlichkeit der Nervenaustrittspunkte, Schmerzreaktion bei Drehung des Kopfes.

Augen:
Pupillen: Weite bei vollem Licht und im Dunkeln, (nach dem Haabschen Pupillenmesser;) gleich, rund, Lichtreflex, direkter, konsensueller Reflex: träg, ausgiebig? Augenbewegungen: Jedes Auges für sich, Konvergenzbewegung, Seitenbewegungen, nystagmische Zuckungen in den Endstellungen. Konvergenz- und Akkommodationsreflex. Sehschärfe: Snellensche Tafeln, Farbprüfung, Cornealreflex und Konjunktivalreflex.

Gehör: Flüstersprache, Schwabachscher und Weberscher Versuch.

Gesichtsmuskulatur: Zähnefletschen, Stirnrunzeln, Augenschließen, Zungevorstrecken, Gaumen bei Intonation, Gaumenreflex.

Obere Extremitäten: Grobe Kraft prüfen durch Händedruck, Armbeugen und Strecken gegen manuellen Widerstand oder mit Dynamometer, Finger-Fingerversuch, Fingernasenversuch, Zittern der gespreizten Finger. Trizepsreflex, Handperiostreflexe.

Rumpf: Zittern des Rumpfes, Bauchdeckenreflex, Analreflex.

Untere Extremitäten: Grobe Kraft durch Erheben der Beine in Rückenlage gegen Widerstand, Halten in erhobener Stellung mit Augenschluß, Kniehackenversuch, Kreisbeschreiben mit der freien Fußspitze, Zittern der Beine in erhobener Stellung. Kremasterreflex, Patellarsehnenreflex, Achillessehnenreflex, Reflexe der Babinskireihe.

Sensibilität:
Feine Berührungen: Pinsel, spitz und stumpf. Wärme-Kälte: Metall, Holz (des Perkussionshammers), Lageempfindung (passive Bewegungen eines Gliedes bei geschlossenen Augen, Nachahmung der Bewegung oder Stellung durch das andere Glied). Schmerz: Kneifen einer Hautfalte, oder Eindrücken einer die Haut nicht durchbohrenden

stumpfen Spitze. Aufsuchen von Headschen Zonen, Valleyschen Druckpunkten, schmerzhaften Nervenaustrittspunkten. Stauchen und breites Beklopfen der Wirbelsäule.

Gleichgewicht: Sitzen mit angezogenen Beinen, Vorwärts- und Rückwärtsgehen, erst mit offenen, dann mit geschlossenen Augen. Dreh-, Rombergscher- und Bückversuch.

Sprache: Spontanes Sprechen, Zählen von 90 bis 110, Probeworte (Elektrizität, Flanellappen).

Schrift: Namen, heutiges Datum, kurzes Diktat.

Untersuchungsschema für Kinder und Jugendliche (Fürsorgeerziehung und Jugendgericht)*).

Fragebögen über Belastung, Entwicklung und soziales Milieu (für Jugendgerichtshelfer).

(Auskunftsbogen des Vereins: Kinderschutz und Jugendwohlfahrt Altona, E. V.)

Personalien:

des Minderjährigen:

Familien- und Vornamen? Tag, Jahr, Ort der Geburt? Ehelich oder unehelich? Jetziger und früherer Aufenthalt? Erwerbs- und Vermögensverhältnisse? Glaubensbekenntnis?

der Eltern:

Namen (auch Mädchenname)? Stand? Geburtsort? Wohnung? Erwerbsverhältnisse? Vermögenslage? Glaubensbekenntnis?

Rechtliche Verhältnisse:

Steht der Minderjährige unter Vormundschaft? Wer ist der Vormund? Sind die Eltern geschieden? Leben sie getrennt? Ist den Eltern das Erziehungsrecht gerichtlich entzogen? Besteht eine Pflegschaft oder Beistandschaft? Wer ist Pfleger bzw. Beistand?

Allgemeine Familienverhältnisse:

Welchen Eindruck macht die Wohnung? Welchen Eindruck macht das Familienleben? Gelten die Eltern als ordentliche Leute? Ist irgendetwas über sittliche Vergehen oder Straftaten der Eltern bekannt? (Trunksucht, Arbeitsscheu, Unzucht, Kuppelei?) Was ist über andere Familien-

---

*) Mit Vergleichsdaten zur Verwertung des Befundes.

mitglieder zu berichten? (Geschwister, Pflege- oder Stiefeltern, Verwandte?) Hat die Familie Einlogierer? Wo schlafen diese? Wird dem Minderjährigen die erforderliche Wohnung, Kost, Kleidung und Körperpflege gewährt? Wird der Minderjährige von seinen Eltern mißhandelt, übermäßig zur Arbeit ausgenutzt, oder zu unredlichen oder unsittlichen Handlungen angehalten? Hat sich der Minderjährige in schlechter Gesellschaft bewegt oder unrechte Handlungen begangen? Gegen den Willen der Eltern? Was haben diese getan, um es zu hindern? Welchen Verkehr pflegt der Minderjährige, beteiligt er sich an irgendwelchem Vereinsleben? Mit wem schläft der Minderjährige zusammen?

Körperliche und geistige Entwicklung des Minderjährigen:

Sind Nerven- oder Gemütskrankheiten, Selbstmord oder Versuche dazu oder Trunksucht in der Familie des Minderjährigen vorgekommen?

Hat er Auffälliges bei der Geburt oder in der ersten Kindheit geboten? Wann hat er gehen, sprechen, sich mit Urin und Stuhl reinhalten gelernt?

Welche Krankheiten hat er durchgemacht? (Insbesondere: Englische Krankheit, Nachtwandeln, Schwindelanfälle, Kopfschmerzen?) Schreckhaftigkeit, Krämpfe, Ohnmachten? Hat der Minderjährige einmal einen Fall oder Schlag auf den Kopf erlitten? Mit nachfolgendem Erbrechen, Bewußtlosigkeit?

Wie hat er in der Schule gelernt? Welche Schulen hat er besucht? Aus welcher Klasse ist er entlassen worden?

Welche Berufsausbildung hat er nach der Schulzeit genossen? Hat er den Lehrherrn oder das Lehrfach mehrfach gewechselt? Ausgelernt? Warum nicht?

Was ist über den Charakter des Minderjährigen bekannt? Ist er leicht gereizt? launisch? widerspenstig? phantastisch? arbeitswillig? gutmütig? Lügt er? Besteht Neigung zu unanständigen Reden? Zu Putzsucht? Zur Naschhaftigkeit? Besucht er gern Theater oder lebende Bilder? Liest er gern Kriminalromane? Was ist über Geschlechtsverkehr bekannt? Welche guten Eigenschaften und Anlagen besitzt er? Hat er besondere Fähigkeiten, Handfertigkeiten oder dergleichen?

Wie werden in der Familie seine geistigen Fähigkeiten beurteilt?

Wie stellen sich die Eltern zur Fürsorgeerziehung? Bemerkungen zu den Angaben des Straf- oder Fürsorgeantrages. Was kann insbesondere zur Erklärung oder Entschuldigung der Straftaten angeführt werden?

Fragebögen über moralische und geistige Befähigung und Leistung (für Schulen).
(Verein Kinderschutz und Jugendwohlfahrt, Altona, E. V.)

Lebensalter des Minderjährigen? In welcher Schulklasse befindet er sich jetzt? Bei Schulentlassenen: bis zu welcher Klasse ist er gelangt? Was ist über seine Leistungen in der Schule bekannt? Insbesondere im: Lesen, Schreiben, Rechnen, Religion. In welchen Fächern konnte er besonders schlecht lernen? Wann und in welcher Klasse erwies er sich zuerst als unfähig? Galt er in der Schule als zerfahren oder lügenhaft oder böswillig? Zeigte sich Neigung zum Stehlen? Zur Tierquälerei? Zu zotigen Redensarten oder zu zotigem Benehmen? Zur Lektüre von Kriminalgeschichten? Veitstanzähnliche Unruhe? Ohnmachten oder dergleichen? War sein Schulbesuch unregelmäßig? Aus welchem Grunde? Was ist über sein Elternhaus bekannt? Kam er wiederholt in unordentlicher oder schmutziger Kleidung zur Schule? War er körperlich schlecht gepflegt? Ungenügend ernährt? Sind der Schule Geschwister des untersuchten Minderjährigen bekannt? Inwiefern treffen für diese die gleichen oder ähnlichen Bemerkungen zu? Welche guten Eigenschaften und Anlagen besitzt er? Besondere Bemerkungen und Vorschläge der Schule. Was kann insbesondere zur Erklärung oder Entschuldigung der Straftaten angeführt werden?

Körperlicher Befund:

Größe, Entwicklung, Scham-, Achsel-, Lippen-Behaarung Reinlichkeit, genaue Schädelmaße. Äußere Zeichen von Rachitis, Skrofulose, Lues: Zähne, Rippenknorpel, Epiphysen-Verdickungen, Fontanellen, Regenbogenhaut, Handflächen, Rand der Tibia, Drüsen, Narben. Zunge, auch ob Bißnarben, Wangen-Schleimhaut, Rachen, Lunge, Herz, Bauch, Bruchpforten. Gang, Händedruck beiderseits. Stand der Schulterblätter bei herabhängenden Armen und beim Hochheben. Haltung des Körpers. Niederlegen und Aufstehenlassen. Leichte Nadelstiche, Korneal- und Rachensensibilität, ev. Gesichtsfeld, Snellen, Augenhintergrund. Pupillen-Reaktion, Patellar-Sehnen-Reflexe, Bauchreflexe, Facialisreflexe.

Psychischer Befund:

a) Personalien:

Geburtstag des Kindes? Name, Beruf, Wohnung der Eltern? Geburtstag der Mutter? Zahl der Geschwister? Geburtstage der Geschwister? Name des Lehrers, des

Rektors? Mit wem ist das Kind befreundet? Name, Stand und Adresse der Eltern seiner Spielkameraden?

b) Wissen:

(Man geht von der tatsächlichen Altersstufe aus und so lange tiefer, bis das Verlangte geleistet wird.)

Mit 8 Jahren:

$5 + 4 = ?$ $7 + 8 = ?$ Geldstücke bezeichnen. Einfache Sätze lesen und wiederholen.

Mit 10 Jahren:

$56 : 8 = ?$ $2 \times \sfrac{3}{4}$? Wohin fließt die Elbe? Wo mündet sie? In welchem Staat wohnen wir? Woraus wird Brot gemacht? Straßen in der Nähe der elterlichen Wohnung. Fragen über Einkäufe.

[*Mit 12 Jahren* (Strafgrenze):

$\sfrac{3}{4}$ als Dezimalzahl, $\sfrac{3}{4} + \sfrac{4}{5}$ (schriftlich). Von 100 fortlaufend 7 abziehen. Beschreibenlassen eines Bildes, Spazierganges, Wohnzimmers der Eltern. Wie entsteht ein Fluß? Was weißt Du von Josef, Luther, Wilhelm I., Zeppelin?

Mit 14 Jahren:

Wieviel bringen M. 1000,— zu 3% in einem halben Jahre? Schlachten des deutsch-französischen Krieges oder der Befreiungskriege. Womit atmen wir? Was ist im Kopf, der Brust alles drin? Wozu dient das Herz? Berechnen der Größe eines Zimmers.

c) Merkfähigkeit.

Bis 12 Jahre:

6 Zahlen (im rhythmischen Ausdruck) nennen und abfragen: 1 — 5 — 15 Minuten.

Von 12—14 Jahren:]

5 Finger bekommen je einen Namen. Namen beim Weisen des Fingers.

d) Kombinationsvermögen.

Bis 10 Jahre:

Kleine Fabeln (Biene und Taube) lesen, Inhalt wiedergeben lassen. Einfaches Legespiel mit Vorlage. Einfache Tierbilder bezeichnen.

Mit 12 Jahren:
Einfaches Legespiel ohne Vorlage. Sätze bilden aus 3 Worten. Assoziations-Versuche. Einfache Bilder-Serien oder Situationsbilder deuten.

Mit 14 Jahren:
Ebbinghaus, Silbenergänzungen. Fortlaufende Additionen. Doppeltes bis 3faches Legespiel, gemischt, ohne Vorlage.

e) Forensische Kenntnisse.

Darf man ein Portemonnaie, das man gefunden hat, behalten? Wird man bestraft, wenn man es nicht abgibt? Mit wieviel Jahren kann man vor das Gericht kommen? Wie und von wem wird ein Kind unter 12 Jahren bestraft, wenn es Unrechtes begangen hat? Zähl' mal alles auf, wofür man vom Gericht, von der Polizei, vom Lehrer, von den Eltern bestraft wird. Unterschied zwischen Unterschlagung, Diebstahl, Einbruchsdiebstahl. Verständnis der vorliegenden Straftat nach sozialem und moralischem Schaden (warum wird das bestraft?).

Untersuchung stummer Kinder

nach H. Gutzmann, in Mohr-Staehelin, Handbuch der Inneren Medizin. Bd. V. Berlin 1912, J. Springer.

Anamnestische Erhebungen:

Taubstumme Kinder lallen wenig oder gar nicht, machen auch nie Versuche, die Laute Erwachsener nachzuahmen.

Angeboren hörstumme (aphatische) Kinder lallen im Akzent und Tonfall der Umgebung, aber in sinnloser Aneinanderreihung von Lauten.

Schwachsinnige Kinder schreien in der Lallperiode unartikuliert. Psychogener Mutismus entsteht nach anfänglich guter Sprachentwicklung im Anschluß an Schreck oder starke Affekte; eine der Leitungsaphasie ähnliche Hörstummheit begleitet oft den akuten und chronischen Hydrocephalus (hereditäre Lues).

Prüfungsmethoden:

Einfachste Prüfung auf Taubheit, starke plötzliche Geräusche hinter dem Kinde. Falls keine Ausdruckbewegungen erfolgen, Kontrollprüfung ob auf leichte Berührungen, resp. Seheindrücke Reaktionen zu erzielen sind.

Besser: Überraschungsmethoden: Einführen einer Ohrolive des auf S. 138 geschilderten Lärmapparats. Schlauch zunächst zudrücken, dann plötzlich ungesehen öffnen. Bei Hörenden, also auch bei Idioten, Hörstummen und mutistischen Kindern erfolgt dann Schreck- oder Überraschungsreaktion.

Vergleichsdaten über die körperliche Entwicklung in der Kindheit.

Zum Vergleich für den Entwicklungsgrad bei imbezillen, psychopathisch-asthenischen*), myxödematösen, kretinistischen und idiotischen Jugendlichen

Lebensjahr	Körperlänge		Körpergewicht	
	Knaben	Mädchen	Knaben	Mädchen
Geburt	50	49,5	3,4	3,2
1	70	70	9,9	9,2
2	80	80	12,8	11,2
3	88	88	14,9	13,2
4	95	95	16,7	15,0
5	101	101	18,0	16,0
6	107	107	19,7	17,5
7	113	113	21,4	18,2
8	119	117	23,5	18,9
9	125	123	25,3	22,3
10	131	127	28,3	25,0
11	136	132	30,3	27,9
12	141	137	32,2	30,5
13	146	143	34,5	34,9
14	150	148	37,6	38,6
15	153	153	42,3	44,8
16	157	157	46,8	48,9
17	160	159	52,3	51,6
18	161	160	57,6	54,6
19	163	160	61,3	56,3
20	166	160	63,3	57,4
21	167	160	65,2	58,6

Normale geistige Entwicklung bis zum Schuleintritt.

Besonderheiten des kindlichen Denkens und Empfindens (nach Baginsky).

Die regere Verquickung und der stärkere Einfluß der körperlichen Vorgänge auf das Seelenleben und umgekehrt rufen auch beim gesunden Kinde psychogene Schmerzäußerungen, körperliche Erscheinungen und selbst Schmerz-

---

*) cf. das Verzeichnis der krankhaften Konstitution auf S. 113.

lähmungen hervor, wie sie in erwachsenen Jahren nur bei Hysterikern in Erscheinung treten. Die mangelnde Abgrenzung zwischen Vorstellung und Wirklichkeit ist die Quelle der Phantasien, der unbeherrschbaren Angst, der Trugwahrnehmungen und der phantastischen Lügereien des Kindesalters. Die einzelnen Vorstellungen und Assoziationen sind lockerer und werden erst besonders spät gefestigt. Der Einfluß von Trieben, insbesondere des Nachahmungstriebes, des Begehrungstriebes und der Angst vor Unlustempfindungen ist wesentlich mächtiger als beim Erwachsenen und schwindet von den genannten Besonderheiten am spätesten.

Intelligenz.

Im ersten Monat: Fähigkeit zum Trinken, Saugreflex. Eventuell Blinzelreflex bei scharfen Lichtreizen. Bis zum ersten halben Jahr: Greifen nach Gegenständen, Wenden des Kopfes nach dem Licht. Bis zum 1. Jahre: Aufrechte Körperhaltung, speziell des Kopfes. Bis zum 2. Jahre: Gehen, Stehen. Erkennen der Eltern und Geschwister. Bis zum 3. Jahre: Bezeichnen einzelner Körperteile, selbständiges Essen und Trinken. Angabe des Familiennamens, Bezeichnen einfacher Bilder. Bis zum 4. Jahre: Benennen täglicher Gebrauchsgegenstände, Ausführen kleiner Aufträge, Namen, Wohnung und Alter angeben. Bis zum 6. Jahre: Kenntnis von rechts und links, der Körperteile und der Tageszeit. Die Fähigkeit, 2—3 gleichzeitig gegebene Aufträge hintereinander auszuführen; einfache, in mehrere Teile zerschnittene Bilder zusammenzufügen.

Wissensschatz der einzelnen Schulstufen [*]).

Mit 7 Jahren: Zahlenkreis von 1—10. Kleine Additionen. Deutsche Schreib- und Druckschrift silbenmäßig. Beschreibung des Wohnhauses.

Mit 8 Jahren: Zahlenkreis von 1—100. Kenntnis von Mark und Pfennig, Meter und Zentimeter. Das kleine Einmaleins. Silbenlesen: Wiedergabe des Gelesenen. Beschreibung des Schulzimmers.

Mit 9 Jahren: Zahlenkreis von 1—1000. Kenntnis von Münzen, Meter, Kilogramm, Liter. Dividieren. Sicheres Lesen. Diktat kleiner Erzählungen. Pflanzen und Tiere in Feld und Flur. In der Heimatkunde: Der Fluß. Naturerzeugnisse. Anfänge des Kartenzeichnens.

---

*) Aus: Offizieller Bericht d. 2. Landes-Vers. d. Bayr. Med.-Beamten-Vereins. 3. Juni 1905. „Die geistige Minderwertigkeit im schulpflichtigen Alter" v. Dr. Weygandt.

Mit 10 Jahren: Zahlenkreis von 1—1 000000. Die vier Spezies. Die gemeinen Brüche. Fließendes Lesen; zusammenhängende Inhaltsangabe; schriftliche Wiedergabe kleiner Erzählungen. Trennung einfacher und zusammengesetzter Wörter. Einfache grammatische Übungen. In der Heimatkunde: Gebirge, Heimatland, Einwohnerzahl, Grenzen, Höhenunterschiede.

Mit 11 Jahren: Dezimalrechnung; Rechnen mit leichteren ungleichnamigen Brüchen; Zeitrechnung. Einiges Weltgeschichtliche z. B. über Karl den Großen usw. Briefe, grammatische Übungen usf.

Mit 12 Jahren: Brüche, Umwandlung in Dezimalzahlen; Flächenmaße; Lohnrechnungen; einfache Prozent- und Zinsrechnungen. Nacherzählungen. Aufsatz- und Briefschreiben. Grammatische Übungen, indirekte Rede. Rittertum, Kreuzzüge, 30jähriger Krieg usw. Europa. Baumaterialien, Luft, Atmung, Schall, Barometer. Beleuchtung, Auge, Naturvorgänge wie Gewitter, Regenbogen usw.

Mit 13 Jahren: Prozent- und Kapitalrechnung, Berücksichtigung des Versicherungs- und Submissionswesens, Verkauf, Verpachtung. Flächenberechnung. Aufsätze. Deutsch-französischer Krieg usw. Fremde Erdteile, Bewegung der Erde. Wasserversorgung, Dampf, Bekleidung, Ernährung. Das Wichtigste über Bau und Pflege des menschlichen Körpers.

Anzeichen des angeborenen Schwachsinns.

In der ersten Kindheit.

Der Säugling ist schwer zum Trinken zu bringen, jede veränderte Darreichung der Nahrung ist ihm schwer anzugewöhnen. Auf akustische oder optische Reize reagiert das schwachsinnige Kind in den ersten Monaten wenig oder gar nicht, so daß oft der Verdacht von Gehör- oder Sehstörungen auftaucht. Die aufrechte Körperhaltung, speziell des Kopfes, wird erst nach dem ersten Jahre erlernt. Die Erziehung zur Sauberkeit ist oft erweist sich mit dem dritten Jahr noch nicht durchführbar, die Kinder empfinden auch das Liegen im Kot nicht als unangenehm. Die schwachsinnigen Kinder lernen schwerer, unvollkommen und später laufen, spielen, sprechen; als Maßstab dient der Zeitpunkt, wann die Kinder gehen oder sprechen gelernt haben. Sie sind Zärtlichkeiten gegenüber gleichgültig und selbst nicht zärtlich gegen die gewohnte Umgebung. Als Maßstab dient die Zeit, von wann an das Kind sich gegen Fremde anders verhält wie gegen die gewohnte Umgebung. Frühzeitiges Masturbieren. Auffällige oder stereotype Bewegungen und Haltungen, besonders rhythmisches Wiegen des ganzen Körpers.

Während der Schulzeit.

Unfähigkeit, bei dem Unterricht aufzumerken, und zwar schon im Beginn des Unterrichts. Unfähigkeit, zu lernen, vorwiegend in den Fächern, wo eigene Mitarbeit verlangt wird (Wortrechnung, freie Wiedergabe des Gelesenen oder Gehörten, Aufsätze, Briefe, Naturgeschichte). Versagen in den vorwiegend Denkarbeit fordernden Oberklassen gegenüber den Gedächtnisarbeit fordernden niedrigen Klassen (besonders in höheren Schulen bemerkbar). Unscharfes Denken, Neigung zu phantastischen Erzählungen, zur Lüge, Verleumdung, Zote. Moralische Minderwertigkeit, Neigung zum Stehlen, zur Grausamkeit, Tierquälerei, zur Unzucht. Haltlose, maßlose, eventuell periodisch schwankende Stimmungen, Selbstmordversuche bei geringen Anlässen.

In der Militärzeit.

Unfähigkeit, sich in die Disziplin zu finden; daher sind die Schwachsinnigen die Opfer der Soldatenmißhandlungen, werden häufig disziplinarisch bestraft und machen schließlich Selbstmordversuche. In der Haft oft psychogene Ausnahmezustände, die eventuell als Simulation gedeutet werden. Neigung zu geringen Eigentumsvergehen (Putzmittel) und Fahnenflucht (Heimweh).

Untersuchungsschema für Unfallnervenkranke.

Lebensgeschichte der Verletzten vor dem Unfall.

Sind in Ihrer Familie Nervenkrankheiten, seelische Erkrankungen, Unfälle, Trunksucht vorgekommen? An was für Krankheiten haben Sie als Kind gelitten? Wie haben Sie in der Schule gelernt und bis in welche Klasse sind Sie gelangt? In welchen Berufen sind Sie ausgebildet und in welchen bis jetzt tätig gewesen? Was haben Sie in den letzten Jahren vor Ihrem Unfall verdient? Sind Sie verheiratet, wieviel Kinder haben Sie und wie leben Sie mit Ihrer Familie, wovon lebt Ihre Familie außer Ihrem eigenen Verdienst? Was für Krankheiten haben Sie bis zu Ihrem Unfall überstanden? Sind Sie einmal in einem Kranken-

haus verpflegt worden, wann, wo und in welcher Krankheit?
Haben Sie einmal längere Zeit regelmäßig Bier, Wein, Grog
oder Schnaps, wenn auch in kleineren Mengen getrunken?
Haben Sie einmal einen Schanker (Syphilis) überstanden
oder eine Schmierkur durchgemacht?

Geschichte des Unfalls, seiner Folgen und ihrer Behandlung.

Wann und wie hat der Unfall sich zugetragen? Was
wissen Sie davon aus eigener Erinnerung, was von ihren
Kameraden oder aus den Akten? Wie ist Ihnen unmittelbar
nach dem Unfall zumute gewesen?

Genaue Schilderung niederschreiben, speziell:

die Zeichen der Gehirnerschütterung (Erbrechen,
Bewußtseinstrübung bis zur Ohnmacht, Pulsverlangsamung,
Gleichgewichtsstörungen bis zum Drehschwindel, Unfähigkeit
zum Gehen, Zittern der Beine, Harndrang und unwillkürliche
Harnentleerung, später ängstliche Unruhe, Schlaflosigkeit,
Schwindel und dauernder Kopfdruck, nach etwa 2—3 Wochen
Beginn der seelischen Störungen);

und die Zeichen des Schädelbasisbruches (Blutungen aus Ohr, Mund und Nase, einseitige Akustikustaubheit, Störungen von seiten der basalen Hirnnerven).

Detaillierte Fragen nach den einzelnen Symptomen der
Hirnerschütterung, nur falls eine spontane Schilderung nicht
zu erreichen ist, etwa in folgender Form: (Suggestivfragen
vermeiden!) Haben Sie irgendwelche Magen- oder Darmstörungen nach dem Unfall gehabt? Sind Sie zum Verbinden selbständig gegangen oder wer ist mit Ihnen gegangen?
Haben die Leute Sie untergefaßt, geführt, getragen? Haben
Sie Schmerzen gehabt oder sind Sie vorübergehend gleich
beim Verbinden ohnmächtig geworden? Haben die Wunden
geblutet? Oder haben Sie sonst irgendwie Blut verloren?
Wie haben Sie in der Nacht nach dem Unfall geschlafen?
Mit was für Heilmitteln und von wem sind Sie zuerst behandelt worden? Wie lange haben Sie Bettruhe gehalten?
Wann haben Sie zum erstenmal ausgehen, zum erstenmal
an die Arbeit gehen können? Wann haben die einzelnen
Beschwerden, über die Sie jetzt klagen, begonnen? Was ist
bisher gegen die einzelnen Beschwerden geschehen? Wie war
die Wirkung der einzelnen Heilversuche? Welche Versuche
haben Sie gemacht, wieder Erwerbsarbeit zu leisten? Wie
sind die ausgefallen, eventuell warum sind diese mißglückt?
Haben Sie bei diesen Arbeitsversuchen die Arbeit selbst
niedergelegt oder hat man Sie als unbrauchbar, unverwendbar
entlassen? Mit welcher genaueren Begründung? Nicht
vielleicht auch wegen Arbeitsmangel? Was haben Sie in den

verschiedenen Stellungen, die Sie nach dem Unfall hatten, pro Woche, pro Jahr, pro Stunde verdient? Wie viele Tage, Wochen, Monate im letzten Jahre haben Sie aussetzen müssen? Aus welchen Gründen, wer hat Sie dabei behandelt?

Jetziger Zustand.

Was haben Sie jetzt für Beschwerden, Klagen oder sonstige Unfallsfolgen, die Sie in Ihrer Erwerbsfähigkeit stören? Inwiefern glauben Sie sich in Ihrem Beruf gehindert? Für welche Arbeit in Ihrem früheren Beruf glauben Sie jetzt noch fähig zu sein? Welche besonderen Erfordernisse Ihres Berufs glauben Sie nicht mehr leisten zu können? Warum? Welche sonstige Erwerbsarbeit glauben Sie sich verschaffen zu können?

Befund.

Körperkräfte und Ernährungszustand.

Körpergewicht in Kilogrammen ohne Kleidung, Verhältnis des Körpergewichts zur normalen Gewichtsbreite des gleichen Alters und der gleichen Größe. Ernährungszustand der Haut, besonders des Gesichts, am Brustbein, über dem Unterleib und den Hüften. Körperbau (kräftig, schwächlich), Muskulatur (derb, schlaff, dünn), Haltung (aufrecht, zusammengesunken, gebeugt, straff, schlaff), Gang (unbehindert, steif, schleppend, lahmend), Haut und Gesichtsfarbe (gesund, blaurot, mit Äderchen durchzogen (wo?), faltig, fahl, gelblich, trocken, abschilfernd).

Bei Beobachtung in einer geeigneten Anstalt: Schlaf (Dauer, unterbrochen, unruhig, mit ängstlichen Träumen). Anschluß an andere Patienten, verändertes Benehmen in Gegenwart der Ärzte und des Wartpersonals, Verhalten bei Arbeitsversuchen, werden dieselben ohne Arbeitswillen von vornherein abgelehnt, oder nach kurzer Zeit liegen gelassen, oder ist rasche Ermüdbarkeit deutlich an Benehmen und Haltung zu erkennen gewesen? Durchzählung der Pulsziffer besonders bei den Arbeitsversuchen in der Abteilung. Deutet die Haltung Beschwerden an: Kopfstützen bei Schmerz, Neigung zur Bettruhe bei Schwindelanfällen, Neigung zur Absonderung bei Reizbarkeit und Geräuschempfindlichkeit, Ohnmachts- und Schwächeanfälle.

Funktionsprüfung des vegetativen Systems und der Sinnesorgane.

Gesichtsfeldprüfung in mindestens zwei, an getrennten Tagen anzustellenden Versuchen, mindestens für weiß, bei widersprechenden Angaben auch „Kontrollprüfung". Prüfung auf Nystagmus in Mittel- und Endstellungen mittelst schwarzer Brille. Gehörsfeldprüfung mittelst Galtonpfeife, Hörschärfe mit Flüster-Reststimme und mit Taschenuhr, Weberscher, Schwabachscher, Stinnescher Versuch.

Gleichgewichtssinn: Prüfungen und Kontrollversuche der Rombergreihe, Bückversuch, Drehversuch. Nur in klinischer Beobachtung und in zweifelhaften Fällen sollten die galvanische und die Wärme-Kältereizung nach Baranny versucht werden, da beide mehrtägige Reizerscheinungen zur Folge haben können.

Messung der Pulsziffer in Bettruhe, beim Aufrichten, nach dreimaligem Bücken, nach dem Rombergschen Versuch, bei schmerzhaften Reizungen und im Verlauf körperlicher resp. geistiger Arbeit. Die Messungen werden somit über den Verlauf der ganzen Untersuchung ausgedehnt, gutachtlich aber zusammengestellt.

Zählung und Beschreibung der Atmung, ob stürmisch, sichtbar, unregelmäßig, gepreßt, bei Ruhe, Anstrengung, Aufregung.

Blutdruck, akustisch gemessen und palpatorisch. Diastolischen und systolischen Druck bestimmen, Gleichbleiben oder Wechsel der beiden Druckziffern bei geistiger und körperlicher Anstrengung, bei affektiver Erregung und Schmerz.

Narben nach Länge, Breite beschreiben, ob verwachsen mit der Unterlage. Bei Schädelnarben außerdem Veränderung der Schädelresonnanz in der Umgebung der Narbe. Schmerzhaftigkeit der Narbe selbst auf Druck und Verschiebung, ihrer Umgebung auf Nadelstiche, der zugehörigen Nervenstämme und Nervenaustrittspunkte auf Druck.

Bewegungsvermögen: Umfang, mechanische und elektrische Reizbarkeit, grobe Kraft, gelähmte Muskeln. Zittern der betroffenen Extremitäten, ob dauernd oder nur bei Beachtung, bei Ablenkung schwindend, groß oder kleinschlägig, regelmäßig oder unregelmäßig schlagend. Zittern des gesamten Körpers, ob fühlbar oder auch sichtbar, dauernd, auch in Bettruhe oder erst im Laufe der Untersuchung auftretend. Bei Zitteranfällen während der Untersuchung Dauer des Anfalles und Pulsziffer feststellen.

Sensibilität: Prüfung der Schmerzempfindlichkeit in der Nähe der betroffenen Extremitäten im Vergleich zu der des Gesamtkörpers. Bei Erschütterungen des Rückenmarks feinste Sensibilitätsprüfungen, besonders Vibrationsgefühle unterhalb der Läsionsstelle.

Reflexe: Besonders zu beachten: Korneal-, Konjunktivalreflex, Pupillarreflexe der betroffenen und der gesunden

Seite zu vergleichen. Differenz der Pupillenweite bei verschiedenen Belichtungsstufen messen (nicht nur bei Kopfverletzungen), Bauchdeckenreflexe, Kniescheiben und Achillessehnenreflexe, Reflexe der Babinskireihe.

Außer den genannten Befunden, die insbesondere auch für Verletzungen ohne gröbere Ausfallserscheinungen am Zentralnervensystem gelten, sind naturgemäß solche Ausfallserscheinungen nach den Regeln der allgemeinen neurologischen Untersuchung zu messen. Genaue Untersuchung der inneren Organe, insbesondere auf chronische erschöpfende Krankheiten (Tuberkulose, Alkoholismus, chronische Magen-Darmaffektion, Herzerkrankungen, Diabetes und Syphilis), die unabhängig vom Unfall zu den gleichen nervösen Störungen führen können, wie die schweren Erschütterungen des Zentralnervensystems, sollte niemals versäumt werden.

Das Seelenleben ist bei Verdacht auf Geistesschwäche mit den Intelligenzprüfungen S. 89, bei Verdacht auf Hemmungszustände mit den Arbeitsversuchen S. 90 zu prüfen.

Eingehende psychiatrische Anamnese.

Lebensgeschichte.

Personalien.

Vor- und Familienname des Kranken.
Wo ist Pat. geboren? Ort, Kreis.
Wo hat er sich in den letzten 2 (5) Jahren vor der Aufnahme in die Anstalt aufgehalten? Wo hat er zuletzt gewohnt?
Wann ist Pat. geboren? Jahr, Tag.
Ist er ledig, verheiratet, getrennt, wenn getrennt oder geschieden, weshalb? Ist er verlobt, hat er ein Verhältnis? Verwitwet? Name und Adresse der Ehefrau, Adresse der Eltern. Wieviel Kinder hat Pat.? Adresse der Kinder?
In welchen Vermögensverhältnissen lebt Pat. jetzt?
Ist er ehelich geboren? Welcher Konfession gehört er an?
War er schon mal in Krankenhauspflege? Wann? Wo? Wegen welcher Krankheit?
In einer Anstalt für Nerven- oder Gemütskranke (Sanatorium)? Wann, wo, wie lange, wie oft?
Ist Pat. schon einmal vor Gericht gewesen, bestraft oder entmündigt worden? Ist die Strafe verbüßt?

Erbliche Belastung.

Sind unter den Eltern, Großeltern, unter deren Geschwistern oder unter den Geschwistern des Kranken vorgekommen: Geisteskrankheiten, Nervenkrankheiten, Selbstmord oder Selbstmordversuch, auffallende Talente, ungewöhnliche geistige Leistungen, sonderbare Charaktere, auffallende oder verbrecherische Neigungen, Ehen unter Blutsverwandten, uneheliche Geburten?
Haben die Eltern oder die Großeltern an Syphilis, Tuberkulose, Zuckerruhr oder Malaria gelitten?

Leben die Eltern noch? Sind sie gesund? Wie alt waren sie bei der Geburt des Untersuchten?

Hat der Vater regelmäßig oder zeitweise getrunken? Vielleicht zur Zeit der Konzeption?

Wie leben die Eltern miteinander? In welchen sozialen und materiellen Verhältnissen leben die Eltern, die Geschwister? Sind Geschwister gestorben? Woran?

Geburt und Kindheit.

Wie viel Schwangerschaften resp. Aborte der Mutter sind der Geburt des Untersuchten vorausgegangen? Erfolgte die Geburt rechtzeitig? Hatte die Mutter in der Schwangerschaft erschöpfende Krankheiten, auffallend starkes Erbrechen, Blutungen, Gemütsleiden oder Aufregungen zu bestehen?

Wie lange dauerte die Geburt? Waren künstliche Eingriffe erforderlich?

Wurde das Kind mit der Flasche, von der Mutter oder von einer Amme genährt? War es bei der Geburt gut entwickelt?

Wie war die weitere Entwicklung? Hat es auffallend lange gespeichelt, den Kopf nicht halten können, sich mit Stuhlgang schmutzig gemacht? Mit wie vielen Jahren hat es gehen, spielen, sprechen gelernt? War es als Baby auffallend teilnahmslos? Wann hat es zuerst gezeigt, daß es die Mutter erkannte?

War die Sprache lange fehlerhaft, stammelnd, lispelnd, oder ersetzte Pat. einzelne Buchstaben durch andere?

Hat es in den ersten Jahren schon oder später auffallend viel masturbiert?

Traten in der Kindheit Krämpfe, Gehirnentzündung, Ohnmachten, Schreckhaftigkeit, Nachtwandeln, Bettnässen, Sprechen im Schlaf auf? Wie lange hat das Bettnässen angehalten?

Hat das Kind an englischer Krankheit, an Drüsen, Skrofeln, akuten oder chronischen Hautausschlägen, Seh- oder Hörstörungen oder ansteckenden Kinderkrankheiten gelitten?

Ist das Kind einmal stark auf den Kopf gefallen, mit folgender Bewußtlosigkeit?

Wie war der Charakter in der Kindheit?

Schulzeit.

Welche Schulbildung hat der Pat. genossen?

Galt er in der Schule als zerfahren, lügenhaft, unverträglich, jähzornig, böswillig, auffallend unsauber oder unpünktlich beim Schulbesuch?

Zeigte er Neigung zum Stehlen, zur Tierquälerei, zu zotigen Redensarten oder zu zotigem Benehmen?
In welchen Fächern konnte er besonders schlecht lernen? Wann und in welcher Klasse erwies er sich zuerst als unfähig? War der Schulbesuch unregelmäßig? Warum?

Pubertätsalter.

Bei Jünglingen:

Wann fand der Stimmbruch statt? Wann die erste Bartentwicklung? Ist etwas über häufige Pollutionen, Masturbation, wechselseitige Masturbation bekannt geworden? Wie lange haben diese Gewohnheiten gedauert?

Bei Mädchen:

Wann war das erste Unwohlsein? War das Unwohlsein später regelmäßig, selten, aussetzend, schwach, stark, wie lange dauerte es? War es mit starken Schmerzen verbunden, mit Krämpfen, mit heftigen Kopfschmerzen, Ohnmachten? War das Mädchen bleichsüchtig? Worin äußerste sich die Bleichsucht?

Gemeinsam:

War der Charakter in den Entwicklungsjahren auffällig gereizt, schwärmerisch? Hat sich Pat. in den Entwicklungsjahren auffallend verändert? Sind phantastische Ideen, auffallend schwärmerische Freundschaftsverhältnisse, geschlechtliche Beziehungen zum eigenen Geschlecht oder zu Blutsverwandten bekannt geworden?
Hat die Ernährung während der Pubertätszeit gelitten? Sind Ohnmachten, Krämpfe, Schlaflosigkeit, Schwindelanfälle, Verstimmungen, Kopfschmerzen aufgetreten?

Soziale Entwicklung.

Welche Berufsausbildung hat der Kranke nach der Schulzeit genossen? Hat er den Lehrbrief bekommen? Ausgelernt? In welchen Berufen ist er im Laufe seines Lebens tätig gewesen? Hat er seinen Beruf auffallend oft gewechselt? Ist er allmählich zu einer besseren Stellung oder zu geringeren Stellungen gelangt? Können Zeugnisse oder Ausweispapiere vorgewiesen werden? War Pat. Soldat? Ist er befördert worden? Vorzeitig entlassen worden? Ist er beim Militär bestraft worden? Hat er sich in auffälliger Weise über schlechte Behandlung beim Militär beklagt? Gilt der Kranke als brauchbar in seinem Beruf? War er zu selbständigen Arbeiten oder nur dann brauchbar, wenn ihm die Aufgaben gestellt wurden?

Aus welchen Gründen ist er gewöhnlich entlassen worden?
Wegen moralischer Vergehen, Trunksucht, Unzuverlässigkeit, ungleichmäßiger Arbeit, Unverträglichkeit? Oder weil er zu den erforderlichen Arbeiten nicht brauchbar war?
Bei der Behauptung, daß die Entlassung wegen Arbeitsmangels erfolgt sei: Sind gleichzeitig mit ihm eine größere Anzahl entlassen worden?
Ist die Brauchbarkeit des Kranken oder sein Verdienst von irgendeinem erkennbaren Zeitpunkt an auffällig schlechter geworden? Wann? Womit begründet er sie?

Charakter.

Ist der Kranke sparsam, strebsam, fleißig?
Hat er sich etwas zurückgelegt?
Oder in anderer Weise für ungünstige Zeiten gesorgt?
Zeigt er Sinn für die Familie?
Sorgt er für seine Familie, Eltern oder Kinder?
Gilt der Kranke bei seiner Umgebung als gutmütig, beschränkt, albern oder besonders harmlos, so daß man ihm leicht etwas weiß machen kann, oder daß er gleich alles tut, was man von ihm verlangt?
Mit wem verkehrte er am liebsten? Ist er menschenscheu?
Ist er rachsüchtig, grausam, undankbar, sehr reizbar oder hochmütig?
Ist er sehr eitel, lügt, schwatzt, übertreibt, renommiert er gern?
Neigt er zum Putz, zu übertriebenem Kleideraufwand?
Wie verhält er sich, wenn er etwas getrunken hat?
Liegen ähnliche Neigungen wie das, was zu seiner Untersuchung führt, in seinem Charakter? Traut man ihm das zu?

Krankheitsgeschichte.

Überstandene Schädigungen.

Lagen in dem Berufe des Pat. besondere Schädlichkeiten (große Verantwortung, Nässe, Tabak, Blei)?
Hat er regelmäßig ein Medikament genommen (Morphium, Kokain, Veronal, Aspirin, Salizyl)?
War Pat. gewohnt, regelmäßig Grog oder Schnaps zu genießen?
Bei der Arbeit oder abends? Eventuell wieviel?
Hat Pat. überstanden: Lungenkatarrhe, Typhus, **Malaria**, Lues, Blutverluste, Puerperalfieber, schwere Geburten,

Sorgen, erschütternde Ereignisse, Unfälle, Kopfverletzungen? Wann?
Hat Pat. Fehlgeburten gehabt?
Wieviel Kinder leben? Sind gestorben?
Ging dem Beginn der jetzigen Krankheit irgendeine der oben genannten Schädlichkeiten unmittelbar voraus?

Psychische Vorläufer der Erkrankung.

Allgemeiner Charakter bis zur Erkrankung (cf. S. 64)?
Hat Pat. sich darin seit einem bestimmten Zeitpunkte geändert?
Inwiefern? Seit wann?
Litt Pat. früher oder in der letzten Zeit einmal an Schwindelanfällen, Ohnmachten, Herzklopfen, Krämpfen, Bettnässen, Schlaflosigkeit, Lähmungen?
Hat er einmal unverständliche Handlungen ausgeführt, von denen er nachher nichts wußte?
Hatte er einmal früher an auffallender Reizbarkeit oder gedrückter Stimmung gelitten?
Hat der Kranke Zeiten gehabt, in denen er ohne besonderen Grund auffallend müde und still war, oder andere Zeiten, in denen er besonders unternehmungslustig war?
Sind diese Verstimmungen mit periodischer Gleichmäßigkeit wiedergekehrt, oder haben sie sich in bestimmter Reihenfolge abgelöst, wie z. B. erst Heiterkeit, dann Schwermut?
Ist der Pat. in dem Zwischenraume zwischen den Anfällen völlig gesund und leistungsfähig gewesen, oder sind Reizbarkeit, Gleichgültigkeit, Interesselosigkeit, Mißtrauen oder Wahnvorstellungen zurückgeblieben?

Bisheriger Verlauf der Krankheit.

Bei akuten Krankheiten.

Wie lange ist Pat. schon krank? Wie oder wann sind die ersten Zeichen der Krankheit bemerkt worden? Wie brach die Krankheit aus, plötzlich oder allmählich?
Sind vorher keinerlei Charakterveränderungen oder nervöse Störungen bemerkt worden?
Hat Pat. stark an Gewicht verloren? Wieviel? Hat Pat. einige Zeit die Nahrung verweigert? Nicht geschlafen?
Hat Pat. Wahnideen geäußert? Von Stimmen erzählt? Hat er verkehrt gesprochen, so daß das, was er sagte, ganz unverständlich war, oder so, daß er unvernünftige Ideen vorbrachte? War er zuerst heiter, traurig, ängstlich, verwirrt? Sind Selbstmordideen geäußert? Ist ein Selbstmordversuch unternommen worden oder zu erwarten?

War der weitere Verlauf stetig, steigend oder nachlassend, schwankend? In welcher Reihenfolge traten die einzelnen Störungen auf? Z. B. erst Sinnestäuschungen, dann Erregung, oder umgekehrt?

Ist Pat. schon ärztlich behandelt? Von wem? Welche Medikamente oder Maßnahmen wurden angewandt?

War Pat. wegen der gleichen oder ähnlicher Krankheit schon in Krankenhaus- oder Anstaltspflege oder in einem Sanatorium, wann, wie lange?

Aus welchem Anlaß erfolgte die Aufnahme? Polizeilich? Im Anschluß an ein Gerichtsverfahren?

Bei Krampfleiden.

In welchem Lebensjahre sind die ersten Krampfanfälle aufgetreten? Von Anfang an in ausgebildeter Form, oder welche Vorzeichen sind beobachtet worden? Ist irgendein Anlaß bekannt, an den sich der erste Anfall angeschlossen hat?

Ließ sich ein regelmäßiger Einfluß von Unwohlsein oder von Ärger, von Überanstrengung, von Alkoholmißbrauch, von bestimmten Arbeiten, von starker Hitze, Unfällen und Kopfverletzungen auf den Ausbruch der Anfälle nachweisen?

Treten die Anfälle gruppenweise auf, vorwiegend Tag oder Nacht? In regelmäßigen Pausen? Wie oft?

Geht dem Anfalle irgendeine bestimmte Empfindung regelmäßig voraus? Wie lange voraus? Hat der Kranke Zeit, sich hinzulegen?

Wie beginnt der Anfall? In bestimmten Gliedern? Schreit der Kranke? Stürzt er zu Boden?

Schilderung des Anfalls. Schlägt er um sich oder liegt er starr? Ist er dunkelrot oder blaß? Beißt er sich auf die Zunge? Hat er blutigen Schaum vor dem Munde? Läßt er Kot oder Urin unter sich? Liegt der Kranke während des Anfalls in tiefer Bewußtlosigkeit, oder wirft er sich wütend herum (etwa wie ein ungezogenes Kind?) Ist der Kranke aus den Anfällen aufzuwecken?

Wie benimmt er sich nach Beendigung des Anfalls? Schläft er? Wie lange?

Treten Verwirrtheitszustände oder Erregungszustände im Zusammenhang mit den Anfällen auf? Vor oder nach dem Anfall? Wie lange? Weiß der Kranke nach dem Anfall, was mit ihm geschehen ist?

Treten außer den Krampfanfällen noch andere nervöse Störungen auf? Ohnmachten, nächtliches Bettnässen, Schwindelanfälle, periodische Kopfschmerzen, Sehstörungen (Flimmern)? Im Anschluß an die Anfälle, als Ersatz für sie oder ganz unabhängig von ihnen? Sind geistige Störungen bei dem Kranken aufgetreten, Erregungszustände, Verwirrtheitszustände, zeitweise schwermütige, ängstliche oder zornige Verstimmungen, periodisches Trinken? Haben die geistigen Fähigkeiten seit Beginn der Anfälle nachgelassen, Gedächtnis, allgemeine Interessen? Hat der Kranke Neigung zu Frömmigkeitsäußerungen, zu phantastischen Plänen?

Spätere Folgezustände überstandener Geisteskrankheiten (Katamnese).

Sind auch jetzt noch auffällige geistige Veränderungen zeitweise oder dauernd wahrnehmbar?
Wie lange nach der akuten Krankheit (Entlassung) sind derartige Veränderungen noch wahrgenommen worden? Worin bestehen oder bestanden dieselben? Ist der Zustand seit der Erkrankung gleichmäßig besser oder ungünstiger geworden, oder ist der Verlauf ein schwankender gewesen (Stimmungsschwankungen, Schwankungen in der Arbeitslust, im Körpergewicht)?
Ist das jetzige Verhalten ganz genau so wie vor Ausbruch der Erkrankung, oder welche Änderungen gegen früher sind ersichtlich? Ist der Kranke jetzt ebenso wie früher imstande, selbständige, größere Übersicht erfordernde Berufsarbeit zu leisten? Hat er früher besondere Liebhabereien oder allgemeine Interessen gezeigt, sind diese unverändert bestehen geblieben? Ist die positive Arbeitsleistung des Kranken die gleiche wie früher?
Wie ist das Benehmen des Kranken im täglichen Leben? Haben sich seine Sprechweise, seine Verkehrsformen gegen früher verändert? Nimmt er an den Schicksalen der Familie ebenso wie früher Anteil? Zeigt er besondere Neigung zu Äußerlichkeiten, zu schlechter Gesellschaft? Sind besondere Gewohnheiten im täglichen Leben zu beobachten?
Sind auch einmal wieder Sinnestäuschungen oder Wahnideen aufgetreten? Ist der Kranke mißtrauischer geworden als vordem? Sind körperliche oder nervöse Störungen zu beobachten gewesen (Krämpfe, Lähmungen, Kopfschmerzen, Sprach- oder Schreibstörungen, Schlaf- oder Appetitlosigkeit?)
Macht der Kranke seinen Angehörigen noch jetzt Vorwürfe, daß sie ihn einer Anstalt eingewiesen hätten? Spricht

er über seine Krankheit? Sind ihm noch alle Einzelheiten der Krankheit gegenwärtig? Ist er innerlich überzeugt, daß ihm Unrecht geschehen sei, oder sieht er ein, daß er krank gewesen ist?

Anweisungen für Pflegerberichte.
Fragen, die von dem Begleiter (Adresse) bei der Einweisung zu erheben sind.

Anlaß der Aufnahme? Aufnahme-Diagnose? Behandelnder Arzt? Sind Gewalttätigkeiten bei oder vor der Einlieferung vorgekommen? Sind die Angehörigen bekannt? Adresse derselben? Wer hat die Aufnahme veranlaßt?

Aufnahmebericht.

Wie benimmt sich der Kranke, fügt er sich in die Aufnahme? Läßt er sich baden, ist er sauber oder verwahrlost, finden sich am Körper Wunden, Druckstellen? Waffen in den Kleidern? Gefährliche Körperschwäche? Pulszahl bei der Aufnahme? Temperatur? Unterleibsbrüche? Dicke Füße?

Bericht der Nachtwachen.

Hat der Kranke geschlafen, verläßt er das Bett, drängt er fort, lärmt er, sind im Laufe der Nacht Krämpfe oder Zuckungen aufgetreten, hat der Kranke im Schlaf gesprochen, hat er nachts Kot oder Urin oder beides unter sich gehen lassen?

Disposition für den täglichen Bericht des Oberpflegers.

Ausschläge, Entzündungen, Blutungen, blaue Flecke, die von Schlägen herrühren könnten? Hat der Kranke gehustet, gebrochen, Durchfall oder Verstopfung gehabt? Weist er Teile oder alles von der angebotenen Nahrung zurück? Ist die Harnblase gefüllt?

Sind Krampfanfälle aufgetreten? Beginnen die Anfälle mit einem Schrei? Ist der Kranke im Anfall stark hingefallen? War das Gesicht im Anfall blaß oder rot oder gedunsen, mit Schaum vor dem Mund? Haben die Glieder gezuckt oder starr oder schlaff gelegen, oder um sich geschlagen? Welcher Körperteil war am meisten beteiligt, in welchem fingen die Krämpfe an? Wie lange dauerte der Anfall etwa? Wie benahm sich der Kranke nachher?

Bietet der Kranke irgendetwas Auffallendes, wie z. B. Stehlen, Naschen, maßloses Essen, Masturbieren, Gesichterschneiden, merkwürdige Stellungen? Äußert er Wahnideen,

Verfolgungsideen, Größenideen, die er dem Arzt nicht erzählt hat? Besteht Verdacht auf Sinnestäuschungen? Spricht er davon? Verstopft er sich die Ohren? Horcht er oft nach einer Seite? Spricht er mit sich selbst oder nach irgendeiner Richtung hin? Greift er nach Gestalten?

Sind Zeichen von Verwirrtheit aufgetreten? Findet er sein Bett nicht wieder, hält er sich rein? Spricht er manchmal unzusammenhängend? In welcher Weise? Ist er aufgeregt, reizbar, gedrückt, bescheiden, abweisend, heiter, ängstlich, schwankt die Stimmung? Besteht Verdacht auf Selbstmord, Entweichen, Angriffe auf die Umgebung?

Wünsche, Klagen, Beschwerden des Kranken? Ist er zum Arbeiten zu bringen, wie stellt er sich dabei an? Schließt er sich anderen Kranken an? Wie benimmt er sich im Verkehr mit seinen Angehörigen? Beklagt er sich über die Anstalt? Drängt er fort, ist er auffallend gleichgültig gegen seine Familie?

Fragebogen für Trinkerfürsorgestellen
(im Gebrauch der Altonaer Tr. F. St.).

Vor- und Zuname des Trinkers? Alter? Wohnung? Religion? Beruf? Krankenkasse? Invalidenversicherung? Wieviel Karten? Arbeitsverdienst im Durchschnitt? Oder arbeitslos seit? Wird Rente, Pension, Armenunterstützung, Krankengeld bezogen? Vorbestraft (wegen, wann, womit)? Wieviel Wohnräume? Mietepreis? Ledig, verheiratet, verwitwet, getrennt, geschieden? Kinder? Wieviel? Wie alt? Welche Schulen? Gut eingeschlagen? Wieviel Totgeburten und Umschläge der Frau? Entmündigt? Erziehungsrecht entzogen? Vormund, Pfleger? Frühere Behandlung (Krankenhaus, Anstalten, Arbeiterkolonien)? Mitglied einer Abstinenzvereinigung gewesen? Grund des Ausscheidens? Familiengeschichte (Trunksucht, Geistes-, Nervenkrankheiten, Epilepsie, Selbstmorde)? Frühere Krankheiten, Unfälle (Syphilis)? In der Schule gut oder schlecht gelernt? Aus welcher Klasse konfirmiert? Militärverhältnis (ev. bestraft, befördert)? Seit wann Trinker? Wieviel im Durchschnitt? Wodurch geworden? Eindruck des Wesens? Intelligenz? Zittern der Hände und Zunge? Sonst körperlich Auffallendes? Sonstiges? Von wem stammen die Angaben des Fragebogens? Welche Wünsche hat der Trinker oder seine Angehörigen?

Eingehende Untersuchung und Schil-

Tabelle kennzeichnender Ausdrücke

	Physiologisches Verhalten	Hyperkinese
Allgemeines Verhalten des sich selbst überlassenen Kranken.	Verharrt in ruhiger Stellung. Beobachtet die Dinge seiner Umgebung. Richtet beim Eintritt des Arztes seine Aufmerksamkeit auf diesen. Das Bettzeug liegt ordentlich, aber so im Bett, wie es für den Gebrauch des Kranken am dienlichsten ist.	Verläßt seinen Platz ohne sichtlichen Grund. Spricht den eintretenden Arzt von selbst an. Beschäftigt sich in auffälliger Weise mit seiner Umgebung. Schwatzt u. singt vor sich hin. Entblößt sich, sitzt meist aufrecht im Bett. Das Bettzeug ist durcheinander geworfen.
Eintritt des Kranken ins Untersuchungszimmer.	Ruhig, geordnet, bescheiden, zielbewußt. Wahrt die seiner Erziehung entsprechende Höflichkeitsform. Nimmt auf Aufforderung Platz.	Ungeniert, polternd, herausfordernd, übermütig. Begrüßt ungefragt den Arzt. Setzt sich unaufgefordert hin. Beginnt selbständig die Unterhaltung. Faßt greifbar nahe Gegenstände spielend an. Steht auf, setzt sich wieder.
Während der Untersuchung.	Kommt allen Anforderungen nach. Die Einzelbewegungen folgen in verständlicher Ordnung. Die Ausdrucksbewegungen sind ruhig, energisch, rasch verständlich, selten, spärlich, lebhaft. Fragen werden sinngemäß u. rasch beantwortet. Die Dauer der Einzeluntersuchung entspricht etwa den Normalzeiten.	Die Bewegungen sind an Zahl, Geschwindigkeit und Kraft vermehrt. Die Einzelbewegungen folgen sich so, daß man den Eindruck einer wenn auch krankhaften Beschäftigung (Beschäftigungsdrang) nicht gewinnt (Bewegungsdrang). Die Einzeluntersuchungen werden durch spontane Handeln oder Sprechen des Kranken unterbrochen. Die Dauer der Einzeluntersuchung ist vermehrt.

derung akuter Geisteskrankheiten.
für die Schilderung des Verhaltens.

Akinese	Parakinese (Krankhafte Veränderungen ohne psychologisch verständlichen Zusammenhang)
Lage im Bett regungslos schlaff oder natürlich. Sieht bei Eintritt des Arztes nicht auf diesen hin, meist starr nach einer Richtung. Beim Ansprechen meist natürliche Reaktion. Beschäftigt sich nicht mit seiner Umgebung. Das Bettzeug liegt so, wie es vom Wärter hingelegt wird.	Liegt steif mit abgehobenem Kopf. In eigentümlichen Stellungen. Mit eigentümlichen Bewegungen. Beschäftigt sich nur mit sich selbst, nicht mit der Umgebung. Kümmert sich nicht um den eintretenden Arzt. Sucht Ansprachen und Fragen auszuweichen.
Muß in das Untersuchungszimmer geführt werden. Bleibt an der Tür stehen. Läßt sich mehrfach zum Sitzen drängen. Sitzt nur auf einem Teil des Stuhles. Hände müde im Schoß gefaltet, herabhängend. Augen gesenkt, geradeaus gerichtet. Muß mehrmals zum Reden aufgefordert werden.	Widerstrebt beim Hereinführen. Begrüßt den Arzt nicht oder in unverständlicher Form. Im wahnhaften Sinne. Spricht ungefragt mit sich selbst. Geht zwecklos im Zimmer herum. Faßt zwecklos Dinge an, zerstört sie. Setzt sich auf Aufforderung nicht hin, antwortet nicht auf Ansprechen.
Aufforderungen und Fragen werden erst nach längerem Drängen beantwortet. Passive Bewegungen finden keinen Widerstand. Die Einzelbewegungen sind an Zahl, Geschwindigkeit und Kraft vermindert, aber geordnet. Untersuchungsdauer ist gegenüber der Norm verlängert. Ausdrucksbewegungen vermindert, fehlen ganz.	Die Untersuchungen, auch die passiven Bewegungen finden Widerstand, werden durch Widerstand unmöglich gemacht. Die Einzelbewegungen folgen sich so, daß sie zusammen keine verständliche Handlung ergeben; daß die einzelnen Handlungen ohne sinngemäßen Zusammenhang stehen; werden in sinnloser Weise wiederholt. Die Ausdrucksbewegungen sind unverständlich.

72 Eingehende Untersuchung akuter Geisteskrankheiten.

	Physiologisches Verhalten	Hyperkinese
Haltung	Ruhig, aufrecht, bescheiden.	Stolz, hochfahrend, hochmütig, keck, herausfordernd, drohend, ängstlich.
Gang	Ruhig, abgemessen, energisch, elastisch federnd, laut, leise, rasch, langsam.	Tänzeln, hüpfen, schweben, springen, laufen, beflügelt, stürmisch, marschieren, stampfen.
Bewegungen der Extremitäten	Hände in ruhiger Haltung am Körper liegend. Beine unbewegt, gerade vor dem Körper oder verschränkt.	Hände, unruhig hin und her bewegt, tasten zwecklos nach Gegenständen auf dem Tisch, am eigenen Körper, am Körper des Untersuchenden herum. Betasten der erreichbaren Gegenstände, gegenseitiges Reiben der Finger, zur Faust geballt. Hände auf die Kante gestellt. Füße rücken hin und her, scharren den Fußboden. Knie auffallend übereinander geschlagen.
Stirn	Faltenbildung entspricht den Stimmungen des Untersuchten.	Heiterkeit: Faltenlose Stirn mit kleinen sternförmigen Fältchen um die Augen. Zorn: Längsrunzelung zwischen den Augenbrauen, die sämtlichen Stirnfalten nach der Mitte zusammengezogen.

Tabelle kennzeichnender Ausdrücke.

Akinese	Parakinese (Krankhafte Veränderungen ohne psychologisch verständlichen Zusammenhang)
Hängend, apathisch, lasch, schlaff, nachlässig. Gebückt, gebeugt, gebrochen, gedrückt, wehmütig, schutzsuchend.	Durch Vergleiche meist zu schildern, z. B. in der Stellung eines schießenden Jägers, in Prediger-, Rednerpose, in Kruzifix-, Arc de cercle-Stellung. Gezwungen, verzwickt, verrenkt, mit verdrehten Gliedern.
Gefesselt, mühsam, schwerfällig, sich schleppend, schlürfend, schleichend, schwankend, zaudernd, mit gebundenen oder am Boden klebenden Füßen.	Meist zu schildern (z. B.: Wie ein galoppierendes und trabendes Pferd, oder: in auffallend gleichmäßig sich wiederholendem Rhythmus o o — o o —, oder: 3 Schritt vor, Verbeugung, 1 zurück, 3 Schritt vor, Verbeugung, 1 zurück usw.), stolzieren, sich trollen, schleichend, ungleichmäßig, Steppergang, kriechend, ataktisch, in wechselnder Geschwindigkeit.
Arme hängen schlaff herunter, Hände liegen schlaff ausgestreckt auf den Knien. Zupfen hastig (ängstlich, ratlos, erregt) am Anzuge des Kranken, Beißen und Saugen auf den Fingernägeln, Ringen der Hände, krampfhaftes Verschlingen der Hände ineinander.	Groteske Stellungen der Extremitäten, kreuzförmig ausgebreitet, hinter dem Kopf verschränkt, auffallend blaurote Färbung. Fortwährend wiederholte sinnlose Bewegungen. Haltung der Hände, die eine gewisse Geste erkennen lassen, die aus augenblicklichen oder früheren überstandenen psychischen Störungen zu erklären sind, z. B. krampfartiges Zuhalten der Augen, Ohren bei Stimmenhören u. Gestaltensehen. Abwehrbewegungen b. erotischen Wahnideen.
Hypochondrie: Querrunzelung der Stirn mit hochgezogenen Brauen.	Fortwährendes Wechseln der mimischen Stirnmuskulatur.

	Physiologisches Verhalten	Hyperkinese
Augen	Auge fixiert den Frager ruhig.	Lidschlag abnorm häufig, Augen schweifen herum, wandern unruhig umher. Augenspalte abnorm weit, Augen auffallend glänzend.
Mimischer Gesamteindruck	Der Lage des Untersuchten entsprechend.	Heiter, zornig, erregt, wechselnd. Strahlend, liebenswürdig, fröhlich, übermütig; gereizt, drohend.
Klang der Stimme	In natürlichem Tonfall. Melodisch, singend, fröhlich, gemütlich. Laut, leise, energisch, fordernd, zornig, drohend, vorwurfsvoll, abweisend, schnippisch, pickiert, mitleidig, schmeichlerisch, bittend, flehend.	Schrill, rauh, herrisch, gellend, leidenschaftlich, aufgeregt, kreischend, keifend, polternd, krähend, schreiend.
Aussprache	Ruhig, deutlich, abgemessen, gut verständlich, plaudern, erzählen, berichten.	Hastig, überstürzt, prononziert, scharf.
Wortfolge	Ruhig, verständlich, in zusammenhängenden Sätzen und festem Gedankengang.	Ideenflüchtig, die einzelnen Sätze zerrissen, durch spickt mit Fremdworten, Klangassoziationen, Reimen. Die Sätze ohne inneren Zusammenhang, von äußeren Eindrücken leicht abgelenkt, ohne feste Zielvorstellung.

Tabelle kennzeichnender Ausdrücke.

Akinese	Parakinese (Krankhafte Veränderungen ohne psychologisch verständlichen Zusammenhang)
Augen niedergeschlagen, auffallend matt. Lider gesenkt oder halb geschlossen.	Die Augen weichen dem Untersucher aus, sind ins Blaue gerichtet. Die Lider sind fast krampfhaft geschlossen.
Schwermütig, gedrückt, wehmütig, wehleidig, hypochondrisch, weinerlich; ängstlich, furchtsam, scheu; schlaff, müde, trostlos, regungslos.	Unverständlich, grimassierend, schneidet Fratzen und Gesichter. Widerspruchsvoll. Der Gesichtsausdruck drückt in rascher Abwechselung entgegengesetzte Stimmungen aus, oder die einzelnen Teile des Gesichts verschiedene.
Flüsternd, murmelnd, raunend, hauchend, tonlos.	Durch Vergleiche zu schildern: Im Groteskton, im Prediger-, Redner-, Kommandotone, mit verstellter Fistelstimme, weinerlich, wehleidig, jämmerlich, schnarrend, näselnd.
Verwischt, apathisch, nachlässig, unverständlich, murmelnd, reimend.	Stockend, abgehackt, stotternd, geziert, gemacht, mit Fremdwörtern gespickt, in unnatürlichem angenommenen Akzent, Jargon. Artikulatorisch verwaschen, silbenstolpernd, skandierend.
Klebend, haftend. Statt ganzer Sätze einzelne hervorgestoßene Worte.	Wortsalat: Schon die einzelnen Sätze sind in unverständlicher Weise zerrissen, mit unverständlichen Worten durchsetzt, innerlich ohne Zusammenhang und verständlichen Inhalt.

Affektstörungen [*]).

Schwermut.

Sind Sie traurig? Fühlen Sie sich unglücklich? Warum? Haben Sie sich irgend etwas vorzuwerfen? Haben Sie etwas schlimmes getan? Worüber sind Sie denn traurig? Kommen Ihnen zuweilen traurige Vorstellungen und Gedanken? Daß Sie nicht mehr leben möchten? Wollen Sie sich noch jetzt das Leben nehmen? Haben Sie einmal einen Selbstmordversuch gemacht oder geplant? Seit wann sind Sie so traurig? Wann haben Sie zum letzten Male gelacht? Sind Sie denn immer traurig, oder können Sie auch mal heiter sein, wenn Sie z. B. eine lustige Geschichte lesen? (Witze vorlesen.) Wenn Sie nun bald wieder besser werden und wieder (arbeiten, nach Haus kommen oder dergl.) können, können Sie dann nicht auch vergnügter sein?

Hemmung.

Fällt Ihnen auch das Denken schwer? Wie geht es mit dem Aufstehen morgens? Könnten Sie jetzt arbeiten? Was fällt Ihnen denn hauptsächlich schwer? Können Sie auch Freude (Interesse) an Ihren Angehörigen, Ihrem Beruf, Ihrem Haushalt haben? Ist es Ihnen lieb, wenn Sie Besuch haben? Wenn Sie nun plötzlich gesund würden?

Angst.

Haben Sie Angst? Oder in letzter Zeit manchmal Angst gehabt? Wo sitzt oder wo fühlen Sie die Angst? Wovor haben Sie denn Angst? Kommen Ihnen auch ängstliche Vorstellungen? Welche? Daß man Ihnen etwas tun wolle? Daß Sie selbst etwas anrichten könnten oder angerichtet hätten? Fühlen Sie die Angst immer gleichmäßig oder bald schlimmer, bald leichter? Seit wann sind Sie so ängstlich?

Reizbarkeit.

Sind Sie auch reizbarer, leichter aufgeregt als früher? Haben Sie Beschwerden? Daß Sie schlecht behandelt werden? Quält Sie lautes Geräusch in Ihrer Umgebung sehr? Regt Sie jeder Lärm in Ihrer Umgebung auf, oder sind es nur gewisse Vorgänge, gegen die Sie empfindlich sind? Können Sie dann an sich halten oder müssen Sie schelten? Steigt Ihnen denn das Blut zu Kopfe, oder haben Sie sonst unangenehme Gefühle, wenn Sie erregt sind? Wie lange

---

[*]) Ziehen, Erkennung und Behandlung der Melancholie. Halle 1896.

dauert die Aufregung gewöhnlich an? Sind Sie rasch beruhigt?

Mißtrauen.

Kommen Ihnen zuweilen mißtrauische Gedanken? Gegen bestimmte Personen? Haben Sie Grund zum Mißtrauen? Irgend etwas bemerkt, das Sie mißtrauisch machen müßte? Waren Sie schon von jeher mißtrauisch veranlagt, oder sind Sie es durch Ihre Beobachtungen erst geworden?

Heiterkeit.

Warum sind Sie so lustig, übermütig? Sind Sie immer so übermütig? Haben Sie denn Grund dazu? Werden Sie denn nicht müde, wenn Sie fortwährend reden und herumlaufen? Sind Sie immer so heiter oder manchmal auch traurig? Fühlen Sie sich besonders stark? Haben Sie denn einflußreiche Freunde? Sind Sie nicht mit dem Kaiser gut bekannt? Sind Sie sehr reich, haben Sie viel Geld? Wieviel verdienen Sie wohl? Haben Sie irgendwelche Erfindungen gemacht? Sind Sie krank? Ist es denn nicht traurig für Sie, hier sein zu müssen?

Desorientierung.

Örtliche Orientierung.

Über die nächste Umgebung: Womit sind Sie denn jetzt beschäftigt? Zählen Sie mir mal auf, was Sie für jetzt beschäftigt? Zählen Sie mir mal auf, was für Kleider Sie am Körper haben! Zeigen Sie mir mal, was Sie in der Hand haben! Stehen Sie eigentlich jetzt, oder sitzen Sie, oder liegen Sie? Warum liegen Sie denn im Bett? Zeigen Sie mir doch mal ihre linke Hand? Strecken Sie, bitte, die ersten 3 Finger der linken Hand aus, Daumen, Zeigefinger und Mittelfinger! Heben Sie, bitte, den rechten Arm senkrecht in die Höhe! Wie weit ist von Ihnen bis zum Fenster? Bis zur nächsten Wand? Augen schließen und bedecken, dann: Zeigen Sie in der Richtung nach dem Fenster, nach der Tür, nach dem Fußende Ihres Bettes! Wie weit ist von Ihnen bis zur nächsten Wand, bis zur Tür? Wer steht Ihnen am nächsten? Was für Menschen sind jetzt im Zimmer? Dann Augen wieder öffnen, und zur Kontrolle die gleichen Fragen wiederholen. Aufstehen lassen; gehen Sie nach dem Fenster, nach der Tür! Suchen Sie Ihr Bett wieder! Öffnen Sie das Fenster! Schließen Sie die Tür auf! Womit waren Sie eben beschäftigt? Geben Sie mir die rechte, linke Hand! Legen Sie sich auf die rechte Seite! Hängen Sie die Beine aus dem Bett heraus! Strecken Sie die Hand senkrecht zur Decke empor!

Über die weitere Umgebung: Wo sind Sie hier? In was für einem Hause sind Sie hier? In welcher Stadt? Was ist dies für ein Zimmer? In welchem Saal schlafen Sie? Wer liegt neben Ihnen? Mit was für Leuten sind Sie im Saal zusammen? Kennen Sie mich? Wer bin ich? Wer ist das? (Anwesende Pfleger, Angehörige usw.) Was sind das für Herren? (z. B. die Hörer in der Klinik). Wie heißen die Ärzte? Wie heißt die Schwester (Oberwärter), die Pfleger usw.? Wann und wie oft kommen die Ärzte zu Ihnen? Kennen Sie irgend jemanden hier von früher her? Haben Sie mich früher schon gesehen? Seit wann, woher kennen Sie mich?

Zeitliche Orientierung.

Gegenwart: Welches Jahr haben wir jetzt? Ist es Frühjahr, Sommer, Herbst oder Winter? Welchen Monat im Jahr? Welches Datum im Monat? Welchen Wochentag? Welche Stunde ist jetzt etwa? Vor oder nach dem Mittagessen?

Jüngstvergangenes: Wie lange sitze ich jetzt schon bei Ihnen? Wo haben Sie heute nacht geschlafen? Wo waren Sie gestern, vor einem Monat, letzte Weihnachten, letzte Pfingsten? Seit wann sind Sie hier bei uns? Wann wird hier Mittag gegessen? Wann stehen Sie auf? Um welche Stunde kommen die Ärzte? Wie oft kommen die Ärzte am Tage? Wann ist Besuchszeit? Wer hat Sie hierher gebracht? Auf welchem Wege, um welche Stunde sind Sie hereingekommen? Was haben Sie heute, gestern zu Mittag gegessen? Haben Sie heute schon etwas gearbeitet? Haben Sie gestern auch gearbeitet? Wie lange und was?

Längstvergangenes: Wann haben Sie geheiratet? Wie heißt Ihre Frau mit dem Mädchennamen? Wann ist Ihre Frau geboren? Haben Sie Kinder? Wie viele? Wann sind die geboren? Wie heißen Ihre Eltern? Wann sind sie geboren? Wie alt sind die Eltern, leben sie noch? Wann sind sie gestorben? Wie heißen Ihre Geschwister? Wo wohnen sie, wann sind sie geboren? Aus welcher Klasse sind Sie konfirmiert? Wie hießen Ihre Lehrer? Der Pastor, der Sie konfirmiert hat? Sind Sie Soldat gewesen? Wann eingetreten, wann entlassen? Bei welchem Regiment? Sind Sie avanciert? Wie hieß der Oberst, der Hauptmann, unter dem Sie gedient haben? Welche Stellungen haben Sie in den letzten 3 Jahren innegehabt? Wo, in welchen Straßen haben Sie in dieser Zeit gewohnt? Wo und wann haben Sie zuletzt gearbeitet?

Sinnestäuschungen.

Gehör.

Haben Sie irgend Auffälliges bemerkt, was Sie sich nicht erklären konnten? Hat Sie irgend etwas beunruhigt? Haben Sie Stimmen gehört? Ich meine Zurufe oder heimliche Worte von irgendwoher, von unsichtbaren Stimmen oder von Leuten, die gar nicht da waren? Oder hören Sie besonders scharf, Gespräche, die andere nicht hören können? Haben Sie die Stimmen deutlich sprechen hören, so deutlich, wie ich jetzt mit Ihnen spreche, oder heimlich? Unterscheiden sie sich von der gewöhnlichen Sprache, sind sie laut, leise, hoch oder tief, nah oder entfernt, so laut, daß wir sie auch hören müßten? Können Sie die Stimmen nachahmen? Sind es Bekannte, die von Ihnen sprechen, Männer oder Frauen oder Kinder? Kommen die Stimmen aus Ihrem Kopf selbst, oder hören Sie ganz deutlich, daß sie von draußen kommen? Auf welchem Ohre hören Sie die Stimmen? Können Sie die Leute, von denen die Stimmen kommen, sehen oder fühlen? Haben Sie hier auch schon was gehört? Haben die anderen Kranken Bemerkungen über Sie gemacht? Sind die Stimmen Ihnen unangenehm? Warum? Machen sie Sie ängstlich oder ärgerlich?

Was sagen die Stimmen? Schelten sie, rufen sie Ihnen Sticheleien, Beleidigungen oder Drohungen zu? Sprechen die Stimmen mit Ihnen oder über Sie? Geben Ihnen die Stimmen Befehle, oder verbieten sie Ihnen etwas? Antworten die Stimmen auf Ihre Gedanken? Sprechen sie Ihre Gedanken nach oder voraus? Hören andere, was Sie denken? Hören Sie auch Worte der Verachtung, bestimmte Redensarten? Macht man Ihnen Vorwürfe? Sind die berechtigt? Was haben Sie verbrochen? Wiederholen Sie mir wörtlich, was Sie hören! Sind es einzelne Worte oder ganze Sätze und Gespräche? (Man lasse den faradischen Apparat schnurren oder halte dem Pat. die Ohren zu oder die Uhr vor die Ohren.) Horchen Sie jetzt mal, ob Sie in diesem Augenblick Stimmen hören! Sind nun die Stimmen in Wirklichkeit da? Oder konnte das vielleicht krankhaft sein? Glauben Sie denn, daß wir die Stimmen auch hören müssen?

Gesicht.

Haben Sie irgend etwas Auffälliges gesehen? Haben Sie vielleicht Gestalten, unnatürliche Bilder an der

Wand, lebende Bilder, Feuer, Funken, Tiere, sich bewegende Menschenmassen, Geld, Fäden, Draht, Schattengestalten, Nebelgestalten gesehen? Haben Sie dabei Angst bekommen? Waren die Dinge in natürlicher Größe? Bewegten sie sich auf Sie zu oder von Ihnen weg? Bewegen sich die Dinge mit, wenn Sie die Augen bewegen? Haben sie eine bestimmte Farbe? Können Sie sie greifen? Haben Sie im Halbschlaf manchmal merkwürdige Gestalten gesehen? Sehen Sie sie nur nachts oder auch am Tage? (Man lasse den Pat. die Augen schließen und drücke leicht auf die geschlossenen Augen oder halte ihm einen glänzenden Knopf oder am besten ein großes, ganz leeres Blatt Papier vor oder führe ihn ans Fenster.) Was sehen Sie jetzt? Lesen Sie mir mal vor, oder erzählen Sie mir mal!

Geruch, Geschmack.

Haben Sie auffällige Gerüche oder einen merkwürdigen Geschmack in den Speisen wahrgenommen? Hat man Sie vergiften wollen? Waren die Gerüche angenehm oder unangenehm? Was haben Sie sich dabei gedacht, woher der Geruch oder Geschmack kommen könnte? Ist das irgend etwas gewesen, was Ihnen schaden sollte? War der Geruch dauernd, oder wurde er vielleicht mit einem Luftzug zugeweht?

Berührungen.

Bemerken Sie manchmal an Ihrem Körper auffällige Berührungen oder Empfindungen, als ob man Sie hypnotisiere, aus der Ferne beeinflusse? Oder als ob Sie geschlagen oder geküßt oder angefaßt oder gestochen oder elektrisiert würden? Sind diese Berührungen schmerzhaft oder beängstigend oder unangenehm? Werden auch unanständige Berührungen an Ihnen vorgenommen?

Muskelsinn.

Werden Sie auch zu Bewegungen gegen Ihren Willen veranlaßt? Zum Aussprechen bestimmter Worte? Zu Armbewegungen, zum Gehen an gewisse Orte gegen Ihren Willen?

Raumsinn.

Haben Sie Empfindungen gehabt, als ob Sie gehoben oder fortgetragen würden?

Wahnideen.

Krankhafte Eigenbeziehung.

Ist Ihnen aufgefallen, daß man Sie auf der Straße oder zu Hause oder hier im Zimmer beobachtet oder belauscht? Oder daß man sich mit Ihnen zu tun macht? Oder sich für Sie interessiert? Oder glauben Sie, daß man etwas mit Ihnen vor hat? Ist es etwas für Sie Gutes oder Schlimmes? Haben Sie manchmal bemerkt, daß die Leute beim Sprechen Sie meinten? Hat mal was in der Zeitung über Sie gestanden? Oder in einem Buch? In der Bibel, was sich auf Sie bezog? Kennen Sie irgend jemanden von früher? Haben Sie einen von uns schon früher gesehen? Seit wann, woher kennen Sie den? Hat er Ihnen irgendwie unrecht getan?

Kleinheitswahn.

Kommen Ihnen auch manchmal traurige Gedanken? Was haben Sie denn für Sorgen? Ängstigen Sie sich um irgend etwas? Machen Sie sich Vorwürfe? Haben Sie irgend was Unrechtes getan? Haben Sie das Gefühl, als ob Sie an den Leiden ihrer Umgebung schuld wären? Oder werfen andere Ihnen vor, daß Sie irgend was begangen hätten? Haben die Leute recht damit, daß sie Ihnen das vorwerfen? Haben Sie Angst, ins Gefängnis zu kommen? Sorgen Sie sich denn darum, daß Sie Ihr Vermögen verlieren? Daß Sie nicht mehr arbeiten können, daß Ihre Familie nicht mehr leben kann? Machen Sie sich auch Sorgen um Ihre Gesundheit? Wo am Körper fehlt es Ihnen? Haben Sie irgendwelche Krankheitszeichen an sich bemerkt? Ist im Kopf oder an den Gliedern oder im Leib etwas verändert? Ist denn irgend was von Ihrem Körper sichtbar verändert, was Sie mir zeigen könnten? Woran haben Sie diese Veränderungen bemerkt? Hat Ihnen jemand diese Veränderung beigebracht?

Verfolgungswahn.

Kommen Ihnen zuweilen mißtrauische Gedanken? Hat man versucht, Sie zu verleumden? Zu bedrohen? Zu verfolgen? Oder Sie in anderer Weise zu benachteiligen? Hat man Sie bestohlen? Haben Sie Feinde? Hat man Sie irgendwie belästigt oder beschimpft oder verfolgt oder bedroht? Hat man Ihnen unrecht getan? Hat man versucht, Sie zu schädigen oder Sie zu verleumden, oder hat man Ihnen irgend etwas getan? Erzählen Sie mal, womit? Warum werden Sie so verfolgt? Von wem gehen die Verfolgungen aus? Was haben die Verfolger für eine Ursache, einen Zweck dabei? Ist das ein ganzes Komplott von Menschen, die sich gegen Sie verschworen haben, oder geht alles von einzelnen aus? Ist auch ihre jetzige Umgebung, Ihre Familie im Komplott? Wie leben Sie mit Ihrer Familie, Ihrer Frau, ist sie Ihnen treu? Haben Sie irgend etwas bemerkt, was Sie daran zweifeln läßt? Erzählen Sie mal, was Sie darüber wissen. Wann haben die ersten Verfolgungen begonnen? Sind sie stets gleichmäßig fortgeschritten, oder war es zeitweise besser? Sind Sie denn Ihrer Beobachtungen ganz sicher, oder glauben Sie, daß eine Täuschung möglich wäre? Halten Sie Ihre Aufnahme in die Anstalt (bei schon internierten oder interniert gewesenen Kranken) resp. frühere Aufnahme in Anstalten für berechtigt? Wie denken Sie sich dagegen zu schützen? Was gedenken Sie für Schritte gegen Ihre Verfolger zu tun?

Größenwahn.

Was haben Sie jetzt für Pläne (Heiratspläne)? Wollen Sie in Ihrem Beruf bleiben, oder haben Sie eine bessere Tätigkeit in Aussicht? Sind Sie denn zu etwas Höherem berufen? Oder steht Ihnen ein größeres Glück bevor? Fühlen Sie sich besonders kräftig und leistungsfähig? Haben Sie schon etwas Besonderes geleistet? Wie groß ist Ihr Vermögen? Sind Sie denn sehr reich? Wo stammt Ihr Vermögen her? Haben Sie nicht auch einen Ehrentitel? Stammen Sie vielleicht von hoher Abkunft? Oder haben Sie bemerkt, daß eine hohe Persönlichkeit sich für Sie interessiert? Wie haben Sie das bemerkt? Haben Sie nicht auch einflußreiche Freunde? Haben Sie sich schon einmal an den Kaiser gewandt? Wie kommt es denn, daß Sie hier (3. Klasse liegen, im Gefängnis sind, so einfach essen müssen u. dgl.?) Hat Gott selbst auch mit Ihnen gesprochen? Wie haben Sie das bemerkt? (Man suche durch diese oder andere Suggestivfragen den Kranken zur Steigerung der Größenideen zu verführen, z. B.: Sie haben doch auch 2 Millionen, 100 Millionen)?

Untersuchung nicht antwortender Kranker.

Aufforderungen: Kommen Sie aus dem Bett! Knien Sie, setzen Sie sich hin! Schreiben Sie Ihren Namen, Geburtstag, das heutige Datum! Ziehen Sie sich aus! Geben Sie mir die Hand, strecken die Zunge heraus, ich will sie abschneiden! Kommt der Kranke den Aufforderungen nach? Schilderung der Bewegungen nach der Tabelle Abschnitt V, 1, c.

Zurückschlagen der Decke, zieht der Kranke sie wieder hoch? Arme heben, loslassen: Fällt der Arm herab? (Resolution), wird er langsam hingelegt? (physiologisch) wird er zwangsmäßig stundenlang ohne Ermüdungszeichen in genau gleicher Lage erhalten, bis der Untersucher selbst die Stellung ändert? (Flexibilitas cerea, Katalepsie) oder wird er willkürlich in ähnlicher Lage festgehalten, bis er durch Ermüdung, nach etwa 10 Minuten, herabsinkt? (Pseudokatalepsie.) Derselbe Versuch wird mit sämtlichen Gliedern nacheinander angestellt, die man in verzwickte, unbequeme Stellungen bringt. Augen öffnen: Bleiben sie offen, oder werden sie krampfhaft geschlossen? Passive Bewegungen des Kopfes, des Unterkiefers, der Extremitäten: Ist der Widerstand vermindert oder vermehrt, fühlen sich die Glieder biegsam wie Wachs an? Aufsetzen, hinstellen: Fällt der Kranke um? Nahrung reichen: Fließt sie aus dem Munde wieder heraus, werden die Zähne krampfhaft zugekniffen, wird sie wieder zurückgewiesen, herausgespuckt?

Vormachen von Gesten, Schlagen auf die Schenkel, Klatschen in die Hände, Trampeln: Werden sie nachgeahmt (Echopraxie). Vorsprechen von Worten: Werden sie nachgesprochen (Echolalie).

Augen öffnen: Langsames Zufahren mit dem ausgestreckten Finger an das Auge: Blinzelt das Auge? Einstechen einer stumpfen Nadel in die Nasenschleimhaut, Durchstechen einer Hautfalte, Druck auf die hysterogenen Zonen: Sind Tränensekretion, Rötung des Gesichts, Pulsbeschleunigung, Abwehrbewegungen, Fluchtbewegungen zu beobachten?

Affektiv betonte oder grob komische Fragen: Tritt eine Affektäußerung ein? Geeignet: Möchten Sie gerne nach Hause, Ihre Angehörigen sehen? Wir müssen Sie jetzt operieren. Oder andererseits: Hat ein Hund Haare, hat die Gurke Haare, kann ein Vogel fliegen, kann ein Nachtwächter fliegen, kann man sich mit Selterswasser betrinken u. dgl.?

Unterscheidung schlafähnlicher Zustände. 1. Natürlicher Schlaf: Enge Pupillen, erweckbar. 2. Somnolenz: Ebenso, aber Wiedereinschlafen nicht zu verhindern. 3. Sopor, Lethargie: Nur durch starke Reize erweckbar, sonst wie 2. 1—3 Sehnenreflexe gesteigert, Hautreflexe herabgesetzt. 4. Koma: Nicht erweckbar, Pupillen und Sehnenreflexe herabgesetzt, bis erloschen. Babinski pathologisch. 1—4 Muskulatur entspannt. 5. Stuporzustände: Bei Rütteln und passiven Bewegungen Widerstand, aber keine Änderung des Zustandes. Muskulatur gespannt. Keine Störungen der Reflexe. 6. Hysterischer Scheinschlaf: Augen blinzeln, vereinzelte Konvulsionen, hysterische Anfälle bei Druck auf die hysterogenen Zonen.

Prüfung des geistigen Besitzstandes.

Schulbildung.

Geographie.

In welcher Stadt sind Sie zu Hause? Wieviel Einwohner hat Ihr Wohnort? An welchem Flusse liegt er? Können Sie mir weitere Flüsse in Deutschland nennen? Waren Sie einmal verreist? Wo, wie lange? Was hat die Bahnfahrt gekostet? Zu welchem Staat gehört Ihr Heimatsort? Zu welcher Provinz? Was gibt es in Deutschland für Staaten? Wie heißt die Hauptstadt von Preußen, Deutschland, Bayern, England, Frankreich? Wie kommt man von hier nach Berlin, London, Italien, Amerika? Wie heißen die 5 Erdteile? In welchem Erdteil liegt Deutschland? In welchem Erdteil liegt China? Wie heißen die Himmelsrichtungen? Wie findet man sie? Wodurch kommt Tag und Nacht? Sehen wir den Mond immer gleichmäßig? Bewegt sich der Mond, die Erde, die Sonne? In welcher Weise?

Religion.

Was ist die Bedeutung von Weihnachten, von Ostern, von Pfingsten? Auf welchen Tag fällt Weihnachten, Ostern, Pfingsten? Was wissen Sie von Adam und Eva, Moses, Josef, Kain und Abel? Wann ist Christus geboren? Wie hieß seine Mutter? Was kennen Sie für Religionen? Was für Konfessionen? Was bedeutet die Taufe, die Konfirmation resp. Kommunion und Firmung? Wie heißt der Pastor, der Sie konfirmiert hat (der Bischof, der Sie gefirmt hat)? Wie heißt der Papst, wo wohnt er? Was wissen Sie von ihm? Sagen Sie mir die zehn Gebote auf.

Geschichte und Politik.

Wie heißt der deutsche Kaiser, wie sein Vater, wie sein Großvater? Seit wann regiert er? Wer regiert in Preußen,

Deutschland, Bayern, Hamburg? Wo tagt der Reichstag? Was wissen Sie von Bismarck, Moltke, Napoleon? Wer ist jetzt Reichskanzler? Kennen Sie sonst eine politische Persönlichkeit? Welche Bedeutung hat dieselbe? Was war 1870/71, 1866, 1864 und 1813? Was war der Erfolg des Krieges? Gegen wen haben deutsche Soldaten im letzten Jahrzehnt gefochten? Mit welchem Erfolge? Was wissen Sie von Luther, was von Schiller, was von Goethe, was von Mozart? Was gibt es für politische Parteien? Zu welcher gehören Sie? Welche Partei hat bei der letzten Wahl in Ihrem Wohnort gesiegt? Welche Aufgaben haben die öffentlichen Gerichte, die Schiedsgerichte, Standesämter? Rechtsanwalt, Staatsanwaltschaft, Sachverständige, Richter? Wozu braucht der Staat Soldaten?

Wortrechnen.

Wieviel Monate sind ¾ Jahr, ⅓ Jahr? Wieviel Wochen? Wenn man von 27 Äpfeln den dritten Teil ißt, wieviel bleiben übrig? Wenn 4 Äpfel 10 Pf. kosten, was muß man dann für einen bezahlen? Wenn ich zu einer Zahl 12 hinzuzähle, gibt es 20; wie heißt die Zahl? Wieviel bekomme ich auf 3 M. heraus, wenn ich 1,25 M. zu bezahlen habe? Wenn ein Arbeiter täglich 4 M. verdient, wieviel verdient er dann in der Woche, im Monat, im Jahr? Welchen Inhalt hat ein Zimmer, das ebenso breit wie hoch und doppelt so lang ist, wenn seine Länge 6 m beträgt? Wieviel Tage sind vom 26. Januar bis zum 12. März? Wieviel bringen 3500 M. zu 4½% Zinsen?

Sommers Rechenschema:

2 + 2 =	1 × 3 =	3 − 1 =	2 : 1 =
3 + 4 =	2 × 4 =	8 − 3 =	8 : 2 =
4 + 6 =	3 × 5 =	13 − 5 =	18 : 3 =
5 + 8 =	4 × 6 =	18 − 7 =	32 : 4 =
8 + 14 =	5 × 7 =	29 − 10 =	50 : 5 =
11 + 20 =	6 × 8 =	40 − 13 =	18 : 6 =
14 + 26 =	7 × 9 =	51 − 16 =	35 : 7 =
17 + 32 =	8 × 10 =	62 − 19 =	56 : 8 =
20 + 38 =	9 × 11 =	73 − 22 =	81 : 9 =
23 + 44 =	12 × 13 =	84 − 25 =	110 : 10 =
$x − 3 = 14$; $x =$		$x × 7 = 35$; $x =$	
$x + 5 = 11$; $x =$		$x : 9 = 5$; $x =$	

Anzugeben ist neben der Aufgabe jede Antwort, unsichere und falsche wörtlich, und die Zeit, die der Untersuchte bis zur Lösung braucht.

Wissensschatz einzelner Berufe.

Haushaltung.

Was gehört zur Reinigung der Wäsche? (Seife, Soda, kochendes Wasser, ev. Chlor.) Wie waschen Sie Wollwäsche, bunte Stoffe, Handschuhe, Seide? Wieviel Meter Stoff brauchen Sie für ein Kleid? (6—8 Meter.) Wieviel Fleisch brauchen Sie für das Mittagessen einer Familie von 3 Personen? Woran erkennen Sie, daß das Wasser kocht? Wie lange brauchen weiße Bohnen zum Garwerden? Wie bereitet man Kaffee, Tee? Was kostet Ihnen das Pfund Rind-, Schweine-, Kalb-, Hammelfleisch? Was gebraucht eine Pflanze, wenn sie im Zimmer gedeihen soll? Wovor müssen Sie eine Pflanze besonders schützen? Bei welchem Ende fangen Sie an, wenn Sie eine Treppe reinmachen wollen? Bei einem Einkommen von 1500 M., wieviel dürfen Sie da auf die Miete, wieviel monatlich auf Speise und Trank rechnen?

Landwirtschaft.

Wem gehört das größte Gut in Ihrer Heimat? Wie groß ist das Gut des Dienstherrn? Was für Arbeit hat der Knecht bei dem Bauern zu leisten? Woran erkennen Sie das Alter eines Pferdes? Womit werden Schweine, Kühe, Pferde, Hühner, Gänse gefüttert? Welche besondere Pflege gebraucht ein Pferd? Wieviel Milch gibt eine Kuh ungefähr täglich? Was für Getreidesorten werden gebaut? Wie ist in Ihrer Heimat die Fruchtfolge? Nach welcher Seite biegen Sie aus: wenn Ihnen ein Fahrzeug begegnet, wenn man ein Fahrzeug überholen will? Wozu werden Roggen, Mais, Kartoffeln, Rüben und Zuckerrüben verwandt? Wann wird Roggen, Weizen, Hafer reif? Welche Früchte gedeihen auf Sandboden, auf schwerem Boden? Woran erkennen Sie eine Schar fliegender Vögel, Tauben, Enten, Gänse? Können Sie mir Zeichen sagen, die auf ein kommendes Gewitter schließen lassen?

Handel und Gewerbe.

Welche Gewichte gibt es? Welche Maße? Wieviel Pfund hat 1 kg? Wieviel Gramm 1 Pfund? Wieviel Pfund oder kg 1 Zentner? Wieviel Gramm sind $3/4$ Pfund? Wieviel Gramm wiegt 1 Liter (Wasser)? Wenn 1 Pfund Kaffee 1,80 M. kostet, wieviel kostet $1/5$ Pfund? Wenn 1 Liter Milch 22 Pf. kostet, was kosten $2\frac{1}{4}$ Liter? Welche Zinsen bringen 80 000 Mk. zu $3\frac{1}{2}\%$ in einem Jahr? Was versteht man unter Girokonto? Mit welchen Waren hat das

Geschäft, in dem Sie waren, hauptsächlich gehandelt? Was gibt es in dieser Ware (man wähle eine beliebige Ware aus) für verschiedene Sorten? Wie waren die Preisunterschiede? Wurde vorwiegend gegen bar oder gegen Buchrechnung gekauft? Welches sind die wichtigsten moralischen Eigenschaften, die man von den Angestellten eines kaufmännischen Geschäfts fordert?

Militärzeit.

Wie heißt das Regiment, bei dem Sie gedient haben? Regimentsnummer, Namenszug des Regiments, Bataillon und Kompagnie? Wieviel Kompagnien hat das Regiment? (12.) Wieviel das Bataillon? (4.) Wieviel Züge die Kompagnie? (3 Züge.) Wieviel Mannschaften hat die Kompagnie? (110 bis 120.) Wie heißt der Hauptmann Ihrer Kompagnie? Woran erkennt man den Gefreiten im Rock? (Am Knopf.) Im Drillichanzug? (Schwarze Schnur am Kragen.) Den Unteroffizier im Rock? (An der Tresse.) Den Sergeanten im Rock? (An der Tresse und Knopf.) Den Leutnant? (An den Feldachselstücken.) Den Major? (An den Raupen.) Die Sanitätsoffiziere? (Äskulapstab.) Welches sind die Hauptteile des Gewehrs? (Lauf, Schloß und Kolben.) Des Seitengewehrs? (Scheide und Klinge.) Wozu dient das Seitengewehr? Wovon handelt der erste Kriegsartikel? (Pflichten des Soldaten.) Was bestimmt der Kriegsartikel über die Wachvorschriften? Welches sind die vornehmsten Pflichten des Soldaten im Kriege?

Wissensschatz und Aufgaben aus der praktischen Erfahrung.

Praktische Aufgaben.

Abschätzenlassen von folgenden Gegenständen nach Gewicht, Größe resp. Länge, Wert: Eine Uhr, Schreibzeug, Möbel, Bücher, Eßgeschirr u. dgl. Ein Zimmer auf seine Größe und Verwertbarkeit bestimmen lassen. Wieviel Betten können hineingestellt werden, wenn es ein Schlafzimmer sein soll? Wo und wie sind die Betten hinzustellen? Welche Möbel gehören hinein, wenn es ein Kontor oder Wohnzimmer werden soll? Öffnenlassen eines schwierigen Schlosses, Fensterriegels oder Ventilationsapparates, einer Flasche, eines Portemonnaies, eines Knotens in einem Strick oder dgl. Ansteckenlassen eines Ofens, Mischenlassen eines Bades (nur in ungefährlichen Fällen). Schreiben eines Briefes, Lebenslaufes, Gesuches, einer Quittung, eines Wechsels. Was würden Sie tun, wenn Sie 50 Mark für eine Reise geschenkt bekämen, 1000 Mark in der Lotterie gewinnen würden?

Praktische Kenntnisse.

Wieviel Klassen gibt es in der Eisenbahn? Wieviel Tage hat die Woche, der Monat, das Jahr? Wie heißen die Wochentage, die Monate? Woraus wird Brot, Seide, Leinwand, Mehl gemacht? Woher kommt Margarine, Käse, Butter, Wolle, Baumwolle? Welche Farbe hat die 5 Pf.-, die 10 Pf.-Marke? Wieviel Mark hat der Taler? Welche Gold-, Silber- und Nickelmünzen gibt es? Was gibt es für schädliche Tiere bei uns? Wie beseitigt man Ungeziefer? Wann bezahlt man Steuern? An wen? Was haben Sie für Steuern zu bezahlen? Was bedeuten die Invalidenkarten? Wieviel zahlen Sie Miete? Wo haben Sie Ihr Geld angelegt? Wieviel Zinsen bekommen Sie dafür? Wie ist jetzt der Zinsfuß?

Übersicht über die eigenen wirtschaftlichen Verhältnisse.

Was haben Sie für einen Beruf? Wieviel verdienen Sie in diesem Berufe? Haben Sie früher in besseren Zeiten mehr verdient? Wieviel? Wodurch? Wieviel Vermögen haben Sie jetzt? Woraus setzt sich Ihr Vermögen zusammen? (Die einzelnen Posten genau feststellen.) Wo stammt das her? Haben Sie Urkunden über Ihren Besitz, und wo befinden sich dieselben? Wer verwaltet jetzt Ihr Vermögen? Glauben Sie, daß Sie imstande sind, das selbst zu tun? Wieviel Zinsen haben Sie in letzter Zeit aus Ihrem Vermögen gezogen, zu wieviel Prozent ist das gerechnet? Wieviel macht das im Monat, wieviel in der Woche? 4000 Mark zu 3½% gibt wieviel Zinsen im Jahr? Wie verfahren Sie, wenn Sie eine Hypothek kündigen wollen, weil Sie zu wenig Zinsen dafür bekommen? Wie bei der neuen Anlage einer Hypothek? Was für Aufgaben haben Sie bei der Verwaltung eines Mietshauses? Was versteht man unter Grundsteuer, Zuschlagsteuer, Einkommensteuer? Wieviel müssen Sie von jeder dieser Steuern bezahlen? (Kann durch seine Angaben über Einkommen und Vermögen kontrolliert werden.) Wieviel Geld können Sie für ein Haus, welches 30 000 Mark Wert hat, geliehen bekommen? Wieviel können Sie bei Ihren Vermögensverhältnissen jährlich verbrauchen, und zwar im ganzen und im einzelnen für Wohnung, Kleidung, Kost? Wieviel rechnet man in der Gegend, in der Sie wohnen, Miete für jedes Zimmer? Wieviel hat ein Tischler, Maler, eine Aufwaschfrau pro Tag etwa zu fordern? Schildern Sie mir, was es für Möglichkeiten gibt, um seine Ersparnisse aufzuheben!

Kenntnisse über das Strafrecht.

(Kann bei Gewohnheitsverbrechen vorausgesetzt werden.)

Was für Gerichte haben wir? Welche Straftaten kommen vor das Schöffengericht, vor die Strafkammer, das Schwurgericht? Welcher Unterschied ist zwischen Mundraub, Diebstahl, Einbruchsdiebstahl? Welcher Unterschied ist zwischen Mord und Totschlag? Wie werden die einzelnen Verbrechen bestraft? Bei welchem Verbrechen wird man im wiederholten Falle sehr viel härter bestraft? Vom wievielten Lebensjahre an kann man überhaupt bestraft werden? Von welchem Alter an kann man mit einem Mädchen, ohne bestraft zu werden, Geschlechtsverkehr haben? Warum wird Geschlechtsverkehr mit Kindern bestraft? Warum wird Zuhälterei bestraft? Wenn Sie vor Gericht als Zeuge vernommen und vereidigt werden, Sie sind in der Sache selbst beteiligt und sagen die Wahrheit nicht, um sich nicht selbst zu beschuldigen, können Sie dann bestraft werden? Dürfen Sie dann Ihr Zeugnis verweigern? Welche Aufgabe hat der Untersuchungsrichter, der Rechtsanwalt, der Arzt, der Sie untersucht? Was versteht man unter unzurechnungsfähig? Was hat es für Folgen, wenn man für unzurechnungsfähig erklärt wird?

Prüfung der geistigen Fähigkeiten.

Geistiges Arbeitsvermögen.//
Einfache klinische Vorprüfung.

Man läßt den Untersuchten die Augen schließen und aufzählen, was er im Zimmer bemerkt hat, Möbel, Bilder, Personen, Sachen auf den Tischen (Aufmerksamkeit und Merkfähigkeit). Man sucht ihm durch Fragen Fehlerinnerungen zu suggerieren, z. B.: Hing nicht auch gerade vor Ihnen ein Bild? (Suggestibilität.) Augen öffnen und Benennenlassen schwierigerer Gegenstände (Wortschatz).

Fortlaufendes Addieren und Subtrahieren.

Aufgabe: Der Untersuchte soll zu einer Zahl fortlaufend eine bestimmte andere zuzählen oder abziehen, z. B. von 200 immer 7 oder 3 abzählen, zu 11 immer 7 oder 3 zuzählen.

Verwertung: Man zählt die Zahl der in jeder Minute geleisteten Einzelrechnungen und der in jeder Minute gemachten Fehler durch einige Minuten hindurch.

Rückläufige Assoziationen nach Ziehen[*].

Man läßt den Untersuchten Reihen, die ihm vorwärts mechanisch geläufig sind, rückwärts aufsagen. Beispiel: Wochentage, Monate, gerade, ungerade Zahlen, Alphabet, unmittelbar nach der Schulzeit auch die 10 Gebote. Vorprüfung: Ist die Reihe selbst geläufig?

Buchstaben unterstreichen nach Bourdon[**].

Material: Ein wenn möglich für den Untersuchten sinnloser, z. B. französischer oder lateinischer Buchtext.

---

[*] Leitfaden der phys. Psychol. Jena 1883.
[**] Revue philosophique 1815.

Aufgabe: Der Untersuchte hat jedes A oder N zu unterstreichen entweder in einem vorher abgemessenen Text von 100 Silben oder durch 10 Minuten so, daß ihm nach jeder Minute ein Zeichen gegeben wird, bei dem er einen Strich im Text zu machen hat.

Verwertung: Messung der Fehlerzahl, der Silbenzahl pro Minute. Die Zahl der Fehler läßt auf den Grad der Aufmerksamkeit schließen, die Gleichmäßigkeit der einzelnen Minutenabschnitte auf die Schwankungen der Aufmerksamkeit.

Sortierverfahren nach Reich[*].

Material: 9mal je 6 gleiche Gegenstände untereinander gemischt, oder die Karten von 1—2 Spielen Karten untereinander gemischt. Verschiedene untereinander gemischte Samen: braune, weiße, gescheckte Bohnen, Erbsen, Rübsamen, Hanf, Kressensamen.

Aufgabe: Die zusammengehörigen so rasch als möglich zusammenzulegen. Bei den Kartenspielen entweder nach den Abzeichen, Kreuz, Schellen usw., oder bei Untersuchten, denen die Karten bekannt sind, nach den Figuren Aß, König usw.

Additionsmethode nach Kraepelin[**].

Material: Besondere Rechenhefte, die bei der Universitäts-Buchdruckerei J. Hörning in Heidelberg für 50 Pf. pro Heft käuflich sind: sie enthalten regellos untereinander gedruckte einstellige Zahlen.

Aufgabe: Fortlaufend je 2 Ziffern zu addieren und die Additionssumme daneben zu schreiben; nach jeder Minute wird ein Zeichen gemacht.

Wie vorstehend, jedoch wird mit der Fünftelsekundenuhr vom Untersucher die Arbeitszeit für jede Kolonne bestimmt; der Untersuchte rechnet ohne Unterbrechung.

Alle Aufmerksamkeitsversuche prüfen:

Im ruhigen Zimmer allein.

Unter Ablenkung (gleichzeitiges Geräusch im Zimmer oder Fragen von einem anderen Kranken).

---

[*] Allg. Zeitschr. f. Psych. Bd. 64.
[**] Psycholog. Arbeiten. Leipzig 1900.

Merkfähigkeit.

Paarweise verknüpfte Worte (Ranschburg, Ziehen) *).

Material: Beispiele nach Ziehen. Zehn Wortpaare, z. B. Garten — groß, Baum — klein, Haus — grün, Blatt — gelb, Blume — rot, Tisch — rund, Zimmer — hoch, Bett — lang, Stuhl — niedrig, Bild — schön. Sechs Wortpaare, von denen das eine ein deutsches, das andere die zugehörende Vokabel in einer dem Untersuchten fremden Sprache ist. Beispiel von Ranschburg: Arzt, tabib; Kuh, inek; Nerv, sinier; Meer, denitz; Gift, zehier; Ring, jüzük.

Aufgabe (3 Modifikationen sind üblich): 1. Man nennt dem Untersuchten langsam (etwa alle 3 Sekunden 1 Paar) die 10 Wortpaare. In bestimmten Zwischenräumen von 1, 5, 10, 30, 60 Minuten fragt man sie dann ab, indem man dem Untersuchten das erste Wort jedes Paares nennt und ihn das zugehörige sagen läßt.

2. Man nennt zunächst 3 Wortpaare, läßt sie nach 10 Sekunden wiederholen, dann 5, 6, 7 usw. Paare. Das Resultat wird in Bruchform ausgedrückt $\left(\frac{r}{n}\right)$, n die Zahl der Paare, r Zähler der richtigen Leistungen.

3. Man liest dem Untersuchten wie bei 1 langsam die 6 Paare des Materials 2 vor und fragt sie 10 Sekunden später ab. Messung der Fehlerzahl, dann Wiederholung des Vorlesens; als Maß kann sowohl die Fehlerzahl nach dem ersten Vorlesen wie die Häufigkeit verwandt werden, die bis zum Erlernen der Vokabeln erforderlich ist.

Aufgabenzahlenversuch nach Ziehen.

Aufgaben: 72 : 8, oder 7 × 15, oder 35 + 98.

Vorsagen und Nachsprechenlassen zweier Zahlenreihen: 537 624, 982 715.

Wie heißt das unter 1 gelöste Exempel.

Verwertung: Bei starker Beeinträchtigung teilt man dem Kranken seine Aufgabe vor Beginn mit, andernfalls nicht. Wissentliches, unwissentliches Verfahren.

Fingerversuch nach Rieger.

Jeder Finger an einer Hand wird mit einer anderen Zahl oder mit einem Vornamen bezeichnet, der Untersuchte hat beim Weisen des Fingers den zugehörigen Namen oder die Zahl zu bezeichnen.

---

*) Monatsschr. f. Psych. und Neurol., Bd. 9, 1901.

Sinnlose Silben. Ziffern, Farben.

Ebenso wie die oben genannten Zahlen oder Worte kann man ein Bild, eine 6stellige Ziffer*), eine Figur, etwa die auf S. 96, 6 sinnlose Silben oder eine Farbe dem Kranken 1—2 mal nennen oder vorweisen und nach gewisser Zeit, mit oder ohne Ablenkung, abfragen oder aus einer größeren ähnlichen Menge heraussuchen lassen.

Methode nach Viereck**).

Enthält 3 Versuchsreihen. 1. Sofortige Reproduktion vorgesprochener Zahlen.

2. Reproduktion nach einer Minute Pause ohne Ableitung der Aufmerksamkeit nach der Auffassung.

3. Reproduktion nach einer Minute Pause mit Zerstreuung durch Zählen oder einfache Unterhaltung während der Untersuchung.

Verwertung: Der Umfang der normalen Merkfähigkeit für 3 umfaßt 6 Einzelziffern (Gedächtnisspanne).

Erlernungsmethode nach Ebbinghaus***).

Eine Reihe von 7—25 Silben hat der Untersuchte laut vorzulesen oder leise durchzulesen so lange, bis er sie ein- oder zweimal hintereinander fehlerfrei wiederholen kann. Die ersten Versuche, ob die Reihe schon erlernt ist, werden entweder nach dem zweiten Vorlesen oder dann begonnen, wenn der Kranke selbst das Gefühl hat, die Reihe erlernt zu haben; von da an wird nach jedesmaligem Aufsagen die Reihe wieder abgelesen, bis die richtige Wiederholung gelingt. Als Maßstab gilt die Zahl der notwendigen Wiederholungen. Der Form entspricht bei 7 sinnlosen Silben ein zweimaliges Durchlesen, bei 20 etwa ein 50 maliges; jede Änderung der Versuchsanwendung hat andere Ergebnisse und eventuell Einfluß auf die Deutung.

Optische Prüfungen.

Wiedererkennen nach Bernstein****).

Material: Ein hölzernes □-Brett, dessen Seiten etwa 28 cm lang sind. Auf demselben bis 9 gleich große, mit geometrischen Figuren bemalte Täfelchen befestigt. Eine

---

*) Nach Bischoff, geeignet auch Telephonnummern.
**) Zeitschr. f. Psych. Bd. 65.
***) Das Gedächtnis, Jena 1885.
****) Zeitschr. f. Psych. der Sinnesorgane, Bd. 32.

zweite Tafel mit einer größeren Anzahl Bilder, darunter auch solche, die auf der ersten Tafel gezeigt.

Aufgabe: Dem Pat. wird die erste Tafel 30 Sekunden lang vorgehalten und nach 1, 6, 24 Stunden, 7 Tagen das Behalten an der zweiten Tafel geprüft.

Verwertung: Buchung nach der Formel $\frac{r}{n} + f$, wobei r = richtige, f = falsche Angaben, n = Gesamtzahl der anfangs gezeigten Kartenblätter bedeutet.

Prüfung des Kombinationsvermögens an Bildern.
Erklärung von Bildern nach Henneberg[*)].

Material: *α)* Vorzugsdrucke des Kunstwarts (25 Pf. bis 1 M.): Ludwig Richter: Überfahrt über den Schreckenstein, Im Frühling; Konewkas Schattenbilder; R. Voigtländers farbige Künstlersteinzeichnungen: Haueisen: Jüngling zu Nain; Walther Caspari: Rumpelstilzchen.

Weiter von Henneberg vorgeschlagen: Greuze: Ein Mädchen trauert über den Tod eines Vogels; Jacob Becker: Schäfer vom Blitz erschlagen; Piloty: Ermordung Cäsars; Rembrandt: Verkündigung.

β) Schulanschauungstafeln: Kommissionsverlag C. Boysen, Hamburg: Verlag des Leipziger Lehrervereins; Sonderabdrücke aus der Leipz. Illustr. Zeitung für den Anschauungsunterricht (10 bis 50 Pf.); Verlag Perthes, Gotha; Verlag Wasmuth, Leipzig: Lehmanns Geographische und Kulturgeschichtliche Bilder. Wangemann (Biblische Bilder): Sturm auf dem See Genezareth, Barmherziger Samariter u. dgl. (durchschnittlich 1 M.).

Ich selbst benutze eine Sammelmappe mit folgendem Inhalt: Ausgeschnittene Situations- und Stimmungsbilder aus der Leipz. Illustr. Zeitung, Über Land und Meer, Woche, Fliegende Blätter. Für hochgradigen Schwachsinn: Bilder von Tieren, Früchten, Hafen mit Schiffen, bekannte Persönlichkeiten (aus Postkarten und den oben genannten Zeitschriften. Einige Postkarten und Bilderbuchbilder sind in der später geschilderten Weise zu Legespielen geschnitten. Zwei verschiedene schwere Serienbilder aus den Münchner Bilderbogen (Gesamtanschaffung etwa 1 M.).

Bilderbücher: „Spiel mit". Verlag von Johannes Räde, Berlin 15; Preis 3 M., oder Konewka, Verlag des Kunstwarts, 1 M.

Bilderserien: Aus den Münchner Bilderbogen. Verlag von A. Langen, München. Die Geschichte von dem hinterlistigen Heinrich (W. Busch). Die bösen Buben (Corinth). Kinematographenhefte mit komischem Inhalt.

Aufgabe 1. Der Untersuchte soll die vorgelegten Bilder (in steigender Schwierigkeit vorlegen) richtig deuten, und zwar: a) Die einzelnen Figuren nach Art und Handlung. b) Den Zusammenhang der Figuren untereinander. c) Stimmungen, die im Bilde liegen, und Ursachen angeben. d) Eine passende Überschrift für das Bild finden. Verwertung: Die Aufgaben werden nacheinander dem Untersuchten ohne

---

[*)] Ztschr. f. Psych., Bd. 64.

Prüfung des Kombinationsvermögens an Bildern. 95

jede Hilfeleistung vorgelegt, dann werden geeignete Hilfsfragen eingeschoben, bis die Aufgabe erfüllt ist. Die Zahl der notwendigen Hilfsfragen dient als Maßstab für die Leistung.

Aufgabe 2. Abfragen von c und d, nachdem das Bild nur 1 Minute vorgelegen hat und dann entfernt worden ist. Suggestivfragen, um den Untersuchten zu Erinnerungstäuschungen zu verleiten.

Beispiel einer Erklärungsaufgabe nach Henneberg.

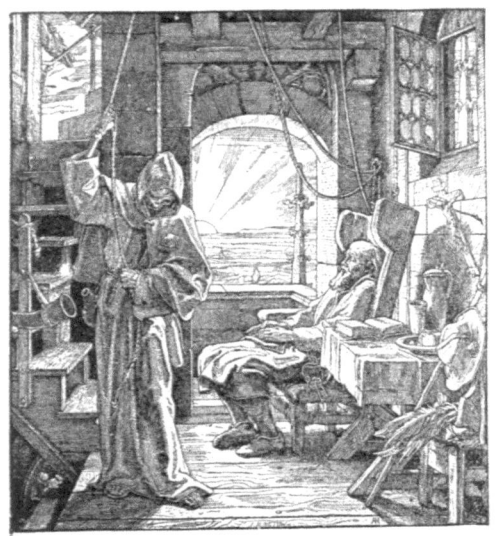

Abb. 3.

Auffassungsfragen: Was stellt das Bild dar? Wieviel Figuren sind auf dem Bilde? Was geht mit dem sitzenden Manne vor? Was tut die stehende Figur? Wer ist das? Was bedeutet das Läuten für den Greis? Was für ein Raum ist es? Welche Möbel und Geräte sind in dem Raum? Woran erkennt man hier die Glockenstube eines Kirchturms? Welche Tageszeit?

Suggestiv- und Erinnerungsfragen: (Augen schließen lassen.) Was für Tiere waren auf dem Bilde zu sehen? Saß die Turmkatze auf dem Fensterbrett oder zu Füßen des Greises? Wieviel Öffnungen hatte der Raum? **Hatte der als Mönch gekleidete Tod einen Hut auf oder gar keine Kopfbedeckung? Was hatte der Greis in den Händen?**

Urteilsfragen: Welche Überschrift würden Sie dem Bilde geben? Welche von den nachfolgenden Überschriften würden etwa dafür passen: „Morgenrot, Morgenrot, leuchtest mir zum frühen Tod" oder „Der Tod als Freund" oder „Mitten im Leben vom Tode umgeben" oder „Hoch vom Turm läutet's Sturm" oder „Ein ungebetener Gast"?

Figurenergänzungen nach Hellbronner*).

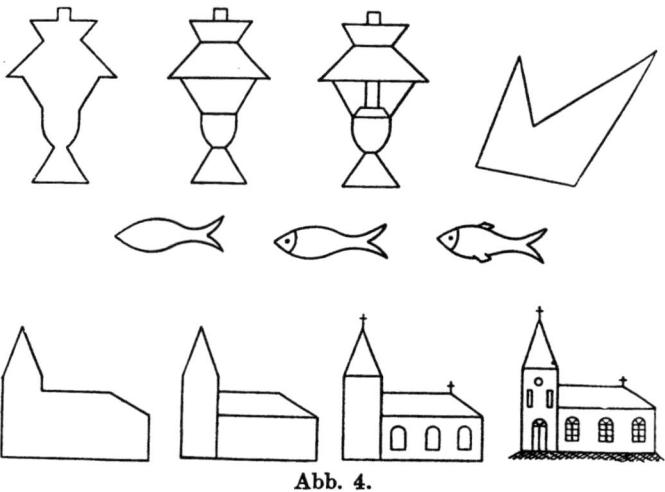

Abb. 4.

Material: Die Figurensammlung Abb. 4, Zeichnungen einfacher Gegenstände oder vom Untersucher nach deren Muster zu zeichnende ähnliche Schemata, die bei der Untersuchung Stück für Stück in steigender Deutlichkeit vorgelegt werden.

Aufgabe: Was ist das? Wonach sieht es aus? Welche Striche sind hier zugekommen?

Verwertung: Stark verwirrte oder schwachsinnige Kranke erkennen oft erst bei der vollständigen Zeichnung die Aufgabe. Vollsinnige meist schon bei der ersten. Antwort wörtlich protokollieren, besonders bei phantastischen Fehldeutungen.

---

*) Monatsschrift f. Psych. u. Neurol., Bd. 17.

Prüfung d. Kombinationsvermögens d. sprachl. Aufgaben. 97

Legespielmethoden*).

Material: Die auf Klötzchen aufgezogenen Bilder, wie sie als Kinderspielzeug überall käuflich sind; oder man zerschneide aus einem Bilderbuch (z. B. „Spiel mit") 1—4 Bilder in unregelmäßige Stücke. Gut geeignet weiter die „Bilderlegespiel", „Farbendomino", käuflich in der Agentur des Rauhen Hauses, Hamburg, Gänsemarkt 51. Preis M. 1,00 bis 1,75.

Prüfung des Kombinationsvermögens durch sprachliche Aufgaben.

Satzbildung nach einzelnen Worten aus Masselon*).

Material:
Vogel	Nest	Baum
Jäger	Hase	Feld
Wasser	Berg	Tal
König	Soldat	Vaterland
Schnee	Winter	Frost
Schnee	Frühjahr	Sonne
Bauer	Stadt	Milch
Einbruch	Dieb	Gefängnis
Schiffer	Meer	Tod.

Aufgabe: Der Untersuchte soll aus diesen je drei ihm aufgegebenen Wörtern einen sinngemäßen Satz bilden, z. B.: Der Vogel baut sein Nest im Baume.

Ergänzung ausgelassener Silben nach Ebbinghaus**).

Material: Es schwamm ein Hund durch einen Teich
(Stück) (im) (Da)
und hatte ein — Fleisch — im Maule. — er nun das Bild des Flei — im Was — sah, glaubte er, es — auch Fleisch, und — — gierig danach. Da er aber das — auftat, entfiel ihm — Stück Fleisch, und das — führte es weg. Also ver — er beides, das Stück — und den Schatten.
(Brief eines Patienten.) Lieber Brud —! — teile Dir mit, — ich seit 8 Tagen im Kranken — bin; ich bin jetzt — — gut zuwege und — — bald entlassen zu werden. Wenn Du — hast, mich einmal zu be — —, würde es mich sehr — —. Bruder Ernst ist in Hamburg — — — Segelschiff. Unserer Mutter — — augenblicklich schlecht, sie — viel an Kopfschmerzen und — — schlecht sehen. Der Vater

---
*) Ztschr. f. Psych., Bd. 64.
**) Ztschr. f. Psychol. u. Physiol. d. Sinne, Bd. 13, 401.

— — sich im Winter mit Besenbinden, im — — arbeitet er am Hafen. Es grüßt Dich Dein treu — — — J. Petersen.

Dichte Wolkenmassen hatten schon seit meh — — Tagen die — — nicht mehr zum Durch — kommen las —, aber heute war der — — klar, es war das schönste Wet —, ein selten schöner Winter —! Die Uhr hatte bereits drei ge — —, die Sonne wollte soeben am Hori — ver — — und sandte ihre letzten gold — — Strahlen durch die entlaubten — — der alten knorrigen Eichen, da er — — durch die hohen Fen — des Kirchturms liebliches Glockenge — —.

Aufgabe: Der Untersuchte soll die ausgelassenen Silben und Worte sinngemäß und entsprechend ihrer durch Striche angegebenen Zahl ergänzen.

Wiedergabe von Anekdoten und Fabeln nach Möller*).

Material: Neben einem Sumpfe, in dem mehrere Frösche waren, weidete ein Ochse. Ein Frosch, der ihn sah, sprach zu seinen Kameraden: „So groß wie dieser Ochse kann ich auch werden." Nachdem er sich eine Weile mit aller Kraft aufgeblasen hatte, fragte er seine Kameraden: „Bin ich jetzt so groß?" Als diese ihn auslachten, blies er sich noch heftiger auf; dann fragte er abermals: „Bin ich nun so groß?" „Nein, noch lange nicht," riefen die andern Frösche. „Dann will ich es Euch zeigen," schrie er, und blies sich so kräftig auf, daß er platzte.

Eine durstige Biene wollte an einem Bache trinken, glitt hinein und stand eben im Begriff, unterzugehen, als eine Taube, die vom nächsten Gesträuch zugesehen hatte, mitleidig ein Zweiglein ins Wasser warf, woran jene sich anhielt und rettete. Bald darauf legte ein Jäger sein Gewehr auf die Taube an, die ihn nicht sah; eben wollte er losdrücken. Als die Biene sah, in welcher Todesgefahr ihre Retterin sich befand, flog sie rasch herbei und stach den Jäger in die Hand, der unvermutete Schmerz übermannte ihn, er schrie auf, die Taube hörte ihn und flog weg.

Ein Student kam zu den Ferien nach Hause und traf gerade den Großvater bei Tisch, der 3 Eier vor sich in einer Schüssel hatte. Als der Student sich gesetzt hatte, fragte ihn der Großvater: „Nun erzähle mir mal, was Du alles gelernt hast für das viele Geld, was ich Dir geschickt habe." Der meinte: „Lieber Großvater, ich habe Logik studiert." „Was ist denn das?" „Paß auf, ich will es Dir zeigen. Du hast in dieser Schüssel 3 Eier liegen, ich will Dir durch meine Logik beweisen, daß 5 Eier in der Schüssel sind, gib nur acht. Wenn 3 Eier drin sind, dann sind auch 2 Eier drin, und wenn 2 Eier und 3 Eier drin sind, dann macht das zusammen 5." „Na Hans," meinte der Großvater, „ich sehe doch ein, daß Du was gelernt hast. Ich will die 3 Eier nehmen, die in der Schüssel liegen und Du kannst dann die 2 übrigen essen, die Du Dir durch Deine Logik dazugebracht hast." (Aus „Deutscher Humor", Schwänke aus älterer Zeit. Köln, von Merkens, Meyers Volksbücher.)

In völlig erschöpftem Zustand und bewußtlos wurde am Montag in Wannsee ein neunjähriger Knabe aus dem See gezogen. Es war der kleine Jakob Thomas, der bei einem verzweifelten Versuch, zwei kleine sechsjährige Mädchen, die in den See gefallen

---

*) Arch. f. Psych. u. Nervenheilk., Bd. 34.

waren, zu retten, beinahe selbst sein Leben verloren hätte. Jakobs kleine Schwester Elisabeth und ihre Freundin Else Mates spielten am Seeufer, kletterten auf eine Planke und stürzten ins Wasser. Die Schreie des kleinen vierjährigen Bruders der Else Mates riefen Jakob herbei. Der unerschrockene Junge sah die kleine Freundin im Wasser ringen, sofort sprang er in die Fluten, schwamm auf sie zu und versuchte sie zu retten. Aber sie war zu schwer, er vermochte sie nicht zu halten. Einen Augenblick schöpfte er, sich an der Planke festhaltend, Atem, als er in einiger Entfernung den Hut seiner eigenen kleinen Schwester über dem Wasserspiegel sah. Mit Aufgebot seiner letzten Kräfte schwamm der Junge wieder in den See hinaus, um seine Schwester zu retten, aber sie war längst untergegangen. Jakob war zu erschöpft, um weiterzuschwimmen, er verlor das Bewußtsein und sank; in diesem Augenblick kam ein Mann herbei, der den kleinen Helden in letzter Sekunde noch retten konnte. Bald darauf wurde die Leiche der Else Mates geborgen und eine halbe Stunde später auch die ihrer Freundin.

Aufgabe: Dem Untersuchten wird die Fabel oder Anekdote vorgelesen oder zum Lesen gegeben. Dann werden ihm folgende Aufgaben gestellt: Die Fabel sofort wieder zu erzählen. Den Sinn der Fabel in kurzen Worten anzugeben. Eine passende Überschrift zu finden. Ein Sprichwort von ähnlichem Sinn zu finden oder zu bilden. Wenn schon die erste und zweite Aufgabe nicht gelingt, muß der Inhalt in vorsichtiger Weise abgefragt werden. Eine andere Möglichkeit, besonders für die Krankengeschichte geeignet, ist die, sich aus Zeitungen kleine anekdotenhafte Artikel auszuschneiden, zu sammeln und dem Untersuchten vorzulegen. Der vorgelegte Text kann dann neben den möglichst ausführlich protokollierten Antworten des Untersuchten zum Vergleich eingeklebt werden.

Erklärung von Sprichwörtern nach Finkh [*]).

Material: Gut Ding will Weile haben. Hunger ist der beste Koch. Gelegenheit macht Diebe. Der Krug geht so lange zu Wasser, bis er bricht.

Aufgabe: Dem Untersuchten wird eins der Sprichwörter genannt; er hat es zu wiederholen, hat anzugeben, ob er es kennt und weiß, was es zu bedeuten hat.

Erklärung von Sinnwidrigkeiten nach Anton [**]).

Material: In welcher Königsfamilie ist von jeher die Kinderlosigkeit erblich gewesen? Was ist richtiger zu sagen, die Elbe mündet bei Cuxhaven in die Ostsee oder in der Ostsee? Es wird erzählt, daß Friedrich der Große eines Tages einer Bahnwärterstochter für eine Tasse Kaffee 10 Mark

---
[*]) Zentralbl. f. Nervenheilk. u. Psych., Bd. 17.
[**]) Dittrich, Hdbch. d. ärztl. Sachverst., Wien 1908, Bd. 8.

gegeben hat. Warum ist das unwahrscheinlich? (Für Ungebildete zu schwierig.)

Erklärung von Witzen nach Ganter*).

Material: Ein Schusterjunge wird ausgeschickt, um Rechnungen einzuziehen, und bei der Rückkehr vom Meister gefragt: „Na, haben die Leute bezahlt?" Schusterjunge: „Nee, aber 'ne junge Katze haben sie mir geschenkt."

Richter: „Es wird Ihnen zur Last gelegt, daß Sie bei der Rauferei dem Polizeibeamten das linke Ohr abgebissen haben sollen." Angeklagter: „Das dürfen Sie nicht glauben, Herr Richter, das sagt der Herr Wachtmeister nur, um mich reinzulegen; er hat es sich gewiß selbst abgebissen."

Der Arzt will einen ohrenkranken Soldaten untersuchen, nimmt ihm aus einem Ohre den Wattepfropfen und sieht mit dem Ohrenspiegel hinein. Der biedere Musketier sagt ihm aber: „Der Herr Arzt werden noch nicht durchsehen können, im andern Ohr ist der Proppen noch drin!" (Jugend.)

Aufgabe: „Sie sollen sich den Satz durchlesen und erklären, ob da etwas Komisches und Witziges oder Auffallendes dran ist. Worin liegt das Komische?"

Definition gebräuchlicher Fremdwörter und abstrakter Begriffe nach Henneberg**).

Material: Gratulieren, sich amüsieren, sich genieren, exerzieren, blamieren, Instrument, Institut, Annonce, Profit, kolossal, illustriert, schikanieren, renovieren, sortieren, Qualität, Kapital, Konzession, normal, modern, eventuell, humoristisch usw.

Urteilsvermögen.

Zusammengehörigkeit und Unterscheidungen.

(Isolation, Komplexion, Generalisation, Definition, Unterschiedsfragen.)

Nennen Sie mir die Möbel (Kleidungsstücke, Werkzeuge, Flüsse, alle roten Gegenstände, alle süßen Speisen, die Verbrechen, die Krankheiten), die Sie kennen! Nennen Sie mir ein Beispiel von Dankbarkeit, von Neid! (Spezifikation.) Welche Eigenschaft hat der Zucker? Beschreiben Sie mir ein Gewitter! Wie nennt man es, wenn es donnert, blitzt und regnet? Wie nennt man es, wenn ich jemandem etwas

---

*) Allg. Ztschr. f. Psych., Bd. 64.
**) Allg. Ztschr. f. Psych., Bd. 64.

nicht gönne, weil ich es selbst haben möchte? Wie nennt man es, wenn ich von jemandem Wohltaten empfangen habe und ihm dann später nicht helfen will, obwohl ich es kann, und er es braucht? (Exemplifikationen.) Wie heißen die Tiere, die Flügel, Federn, einen Schnabel haben und Eier legen? Ferner, die 4 Flügel, 6 Beine und 1 Rüssel haben und sich aus Raupen verwandeln? 1 Adler, 1 Ente, 1 Gans, 1 Storch und 1 Sperling, zu welcher Tiergruppe gehören diese Tiere sämtlich?

Unterscheidungsfragen: Was für ein Unterschied ist zwischen Hand und Fuß? Ochs und Pferd? Vogel und Schmetterling? Tisch und Stuhl? Wasser und Eis? Tür und Fenster? Baum und Strauch? Korb und Kiste? Treppe und Leiter? Teich und Bach? Wolle und Leinen? Kind und Zwerg? Borgen und Schenken? Geiz und Sparsamkeit? Irrtum und Lüge?

Hilfsfragen zu den Unterscheidungsfragen: Woran können Sie unterscheiden, ob ein Kleid aus Wolle, Leinwand oder Seide gearbeitet ist? Wie erkennen Sie das, ohne es anzufassen? Wenn ein Kind beim Naschen ertappt wird, und es redet sich heraus, daß sein Bruder es gewesen sei, ist das Irrtum oder Lüge? Wann würden Sie das Kind schlimmer bestrafen: wenn es sofort gesteht, oder wenn es leugnet? Wenn das Kind sich bei einer Aufgabe verrechnet, ist das auch Lüge? Verdient es dafür auch Strafe?

Ursachen und Wirkungen.

Warum werden die Blätter welk? Wie kommt ein Gewitter zustande? Warum wird es Tags hell und Nachts dunkel? Warum fließt ein Fluß? Warum das Meer nicht? Warum fällt ein Stein nach unten, nicht nach oben? Wenn eine Wanduhr stehen bleibt, wenn die Tapete in einem Zimmer Flecken bekommt, wodurch kann das kommen? Wie kann ein Krieg zustande kommen? Was für Ursachen haben zu den letzten Kriegen geführt? Was für Ursachen hatte der Krieg 1870/71, der Krieg 1813? Was für Ursachen kann der Aufstand eines Volksstammes haben? Was können die Ursachen einer heiteren, traurigen zornigen Stimmung sein? Welche Ursachen kann es haben, wenn ein Mann, der sich eine gute Ausbildung erworben hat (z. B. als Schlosser), nichts mehr verdient?

Bedeutung und Begründung moralischer Forderungen.

Wie ist Ihr Verhältnis zu Ihrer Familie, Ihren Eltern? (Stehen Sie in regelmäßigem Verkehr mit Ihnen?) Haben Sie einmal Gelegenheit gehabt, sich den Eltern dankbar zu zeigen? Was glauben Sie Ihren Eltern schuldig zu sein? Müssen Sie den Eltern unbedingt gehorchen? Müssen Sie den Eltern Ihren Verdienst abgeben, auch wenn Sie schon mündig sind? Würden Sie sich verpflichtet fühlen, für Ihre Eltern zu sorgen, wenn diese in Not sind? Inwiefern? Tut das nicht die Armenverwaltung? Nehmen Sie an den Wahlen teil? Warum soll man das tun? Was würden Sie im Fall eines Krieges für Pflichten gegen das Vaterland haben? Können Sie mir sagen, in welchen Punkten Sie Rücksicht auf Ihren Stand (Abkunft, Stellung) nehmen müssen? Ob an Ihrer Lebensführung etwas gewesen ist, was den Pflichten gegen Ihren Stand (Abkunft. Stellung) zuwiderlief oder wenigstens von anderen so angesehen werden konnte? Sind Sie verpflichtet, einem Ihnen Fremden Mitteilung zu machen, wenn Sie zufällig erfahren, daß sein Haus in Brand gesteckt werden soll? Sind Sie strafbar, wenn Sie es ihm nicht rechtzeitig melden? Was haben Sie für Pflichten gegen Ihren Arbeitgeber? Gegen Ihre Mitarbeiter? Was heißt Streikbrecher? Warum gilt der Streikbrecher bei seinen Kameraden als schlecht, obgleich er doch arbeitet? Warum und für wen spart man? Können Sie mir ein Beispiel von Tapferkeit sagen? Im Kriege? Im täglichen Verkehr? Ein Mädchen sieht, daß ein anderes ein sehr schönes Kleid an hat, ärgert sich darüber und zerreißt es ihm beim Spielen; warum tut es das? Ich habe einem Mann, als er sein Geschäft anfing, 1000 M. geliehen, er ist hochgekommen und reich geworden, ich selbst habe Verluste gehabt und bitte den Mann, jetzt mir Geld zu leihen, er schlägt mir das ab; wie nennt man das? Wenn ein Haus brennt, auf dem ein Storchnest mit junger Brut ist, fliegen die alten Störche trotz der Flammen, die sie in Lebensgefahr bringen, herbei, um ihre Kinder zu retten. Warum tun sie das?

Psychophysische Methoden.

Berechnung und Verwertung einfacher psychologischer Messungen an Geisteskranken *).

Die psychologischen Maßbestimmungen, zu denen alle Methoden gerechnet werden können, die bei genauer Versuchsanordnung zu meßbaren und unter sich vergleichbaren Zahlenwerten führen, eignen sich einstweilen nicht so sehr für die forensische Gutachtenpraxis als für wissenschaftliche Untersuchungen und vielleicht für die Beurteilung der Leistung bei Unfallsneurosen. Aufgenommen sind hier nur diejenigen Methoden, die ohne Apparate oder mit Hilfe des überall vorhandenen ärztlichen Inventars angestellt werden können, nicht zuletzt in der Hoffnung, daß die Beschäftigung mit diesen einfachen Methoden anlocken möge zur Vertiefung auch in die Methoden, zu denen einige Anschaffungen unerläßlich sind. Die maßpsychologischen Untersuchungen können nun im Gegensatz zu den psychiatrischen Protokollen nicht in der Urform verwandt werden, weil die Fülle der Einzelergebnisse die Übersicht und die Deutung unmöglich machen würde. Sie müssen nach gewissen mathematischen Gesetzen umgerechnet werden. Die wichtigsten Größen, die bei dieser Umrechnung zu bestimmen sind, sind

1. Das arithmetische Mittel (A. M.),
 [2. Der mittlere Fehler (m. F.), } Lediglich für fehler-
 3. Der wahrscheinliche Fehler (w.F.)], hafte Leistungen.
4. Der Zentralwert (C.),

---

*) Rud. Schulze, Aus der Werkstatt d. exp. Psychol. u. Pädagog. Leipzig 1909.

5. Das Dichtigkeitsmittel (D. M.),
6. Die mittlere Variation nach oben (m. V.o),
7. Die mittlere Variation nach unten (m. V.u).

Für psychisch Kranke ist daneben die Darstellung der Werte in Kurvenform nach der Reihenfolge des Versuchs besonders anschaulich, da sie die für psychisch Kranke besonders wichtigen Schwankungen am leichtesten erkennen läßt. Die oben genannten Rechnungswerte ergeben sich leicht aus nachstehenden einfachen Formeln. In diesen Formeln bedeutet: S. = Summe, das heißt: von der Größe, vor der S. steht, werden alle Einzelziffern zusammenaddiert. a, a_1, a_2 usw. = Einzelleistungen (also im Beispiel unten 18—21 Sekunden usw.). n = Anzahl der Messungen (im Beispiel 40). D, D_1 usw. = Differenz zwischen arithmetischem Mittel und Einzelleistung (= A. M. — a, a_1, a_2 usw.). Danach ist

1) A. M. $= \frac{S. a}{n}$; 2) m. F. $= \frac{S. D.}{n}$; 3) w. F. $= \frac{4}{5} \frac{S. D.}{n}$ oder genauer $= \pm 0{,}8453 \frac{S. D.}{n}$. (w. F. hat den Zweck, die oft zufällig entstandenen ungewöhnlich großen Fehler von der Berechnung auszuschalten. Die Zahl 0,8453 ist empirisch gewonnen. Die weiteren Werte sind besonders für Berechnung von Kurven geeignet. 4. Das Dichtigkeitsmittel (D. M.) ist die Zahl, auf die die größte Anzahl von Einzelmessungen gefallen ist. 5. Der Zentralwert (C.) ist die Zahl, die man erhält, wenn alle gewonnenen Werte nach ihrer Größe hintereinander aufgereiht werden, und die gerade in der Mitte stehende herausgegriffen wird. Die mittlere Variation nach oben oder unten berechnet man nicht nach dem arithmetischen Mittel, sondern nach dem Dichtigkeitsmittel, also wenn ist: D. = D. M. — a, so ist m. V.o $= \frac{S. D.o}{n}$ und m. V.u $= \frac{S. D.u}{n}$.

Beispiel: Die nachstehende schon nach der Größe geordnete Reihe von 40 Einzelwerten soll dadurch gewonnen sein, daß ein Kranker 40 Kolonnen der Kraepelinschen Rechenhefte addiert hat; die angegebenen Zeiten bedeuten die Sekundenzahlen, die er zu jeder Kolonne gebraucht hat. Er soll also z. B. bei einer Kolonne 18 Sekunden gebraucht haben, bei 3 Kolonnen 21, bei 10 Kolonnen 23 usw. Die Berechnungsart ist dann folgende:

Berechnung und Verwertung einfacher Messungen. 105

1. Für arithmetisches Mittel, Dichtigkeits- und Zentralwert:

Zahl der Einzelmessungen	Einzelwerte (a)	Berechnung des arithmetischen Mittels
1 mal	18 Sek. =	18 Sek.
1 ,,	20 ,, =	20 ,,
3 ,,	21 ,, =	63 ,,
5 ,,	22 ,, =	110 ,,
10 ,, {Den Zentralwert ergibt die $^{40}/_2$ = 20. Zahl}	23 ,, (Zentralwert)=	230 ,,
12 ,,	24 ,, {Dichtigkeitsmittel hat die Zahl (12) von Einzelmessungen} =	288 ,,
4 ,,	25 ,, =	100 ,,
3 ,,	27 ,, =	81 ,,
1 ,,	30 ,, =	30 ,,
S. 40 Einzelmessungen (n)		S. 940 Sek. = S a,

folglich $AM = \dfrac{Sa}{n} = \dfrac{940}{40} = 23{,}5.$

2. Für die mittlere Variation:

n	DM − a	
1 mal	24 − 18 =	6
1 ,,	24 − 20 =	4
3 ,,	24 − 21 =	9
5 ,,	24 − 22 =	10
10 ,,	24 − 23 =	10
(n_u) = 20 Einzelmessungen		SD_u = 39 Sek.

folglich $MV_u = \dfrac{SD_u}{n_u} = \dfrac{39}{20}$ Sek. = 1,95 Sek.

3. Mittlere Variation nach oben:

n	DM−a	
4 mal	25−24 =	4
3 „	27−24 =	9
1 „	30−24 =	6
(n⁰) = 8		SD⁰ = 19

folglich $MV^o = \dfrac{SD^o}{n^o} = \dfrac{19}{8}$ Sek. = 2,375 Sek.

Zu Präzisionsmessungen eignen sich von den bisher geschilderten Methoden in Aufgabenform: Additionsmethoden nach Kraepelin, Erlernungsmethoden nach Ebbinghaus, Prüfung der Merkfähigkeit nach Bernstein. Ferner die nachstehenden Methoden.

Psychologische Präzisionsprüfung*) der Sensibilität.

Hautsensibilität bei feinsten Berührungen, Messung der Reizschwelle.

Material: Menschen- oder Pinselhaare von verschiedener Länge und verschiedener Stärke werden jedes für sich an kleinen Stäbchen mit Klebstoff oder Wachs befestigt; an einer feinen Wage werden sie empirisch so eingestellt, daß man eine fortlaufende Reihe von Haarstäbchen erhält, deren feinste ein Gewicht von 0,002, deren straffste Gewichte von 0,02, 0,03 usw. bis 0,1 niederdrücken. Die feine Einstellung der Haare geschieht durch Abschneiden (je kürzer, desto straffer); die grobe Einstellung durch verschiedene Dicke.

Anwendung: Für die einzelnen zu prüfenden Körperteile wird der geringste eben noch fühlbare Reiz durch steigende straffere Haare festgestellt.

Schwereempfindung.

Material: Zwei gleiche Reihen von je etwa 10 bis 20 Säckchen mit Sand oder Schrotkörnern gefüllt, deren leichtestes 50 g, das schwerste 150 g wiegt.

---

*) Unter Beschränkung auf klinische Methoden, für die der Untersucher die erforderlichen Hilfsmittel sich selbst herzustellen vermag.

Psychologische Präzisionsprüfung der Sensibilität. 107

Anwendung: Man wähle aus der einen Reihe ein Säckchen (etwa 100 g) aus und läßt den Kranken aus beiden Reihen die ihm gleich schwer scheinenden Säckchen zusammenstellen. Die normale Unterschiedsschwelle würde 20 g betragen, so daß also die Säckchen unter 80 und über 120 g ausgeschieden werden müßten.

Tastkreise.

Material: Ein einfacher Meßzirkel (Wert etwa 50 Pf.) wird mit stumpfen Kuppen aus Holz oder Gummi versehen *).

Anwendung: Die einzelnen Teile der Haut werden darauf untersucht, wie weit die beiden Spitzen auseinanderstehen müssen, um getrennt empfunden zu werden (0,2 bis 7 cm).

Prüfung der optischen Auffassungsgeschwindigkeit **).

a) Material: Tafeln mit 9 groß geschriebenen Ziffern von etwa 10 qcm Größe oder gleich große Bilder. Spielkarten, einfache Figuren vom Charakter der Ziehenschen Merkfähigkeitsfigur, S. 96.

Aufgabe: α) Zunächst werden als Vorprüfung der Merkfähigkeit und des Kombinationsvermögens entsprechende Tafeln genügend lange exponiert und notiert, wieviel Ziffern behalten werden, resp. bei welcher Art von Tafeln eine vollwertige Leistung und vollständige Auffassung zu erwarten ist. β) Dann werden diese Tafeln 1, 2, 4, 8, 16, 32, 60 Sekunden exponiert, bis eine dem oben gewonnenen Wert gleichwertige Leistung erzielt wird. Die Exposition wird durch Wegziehen und Darüberdecken eines undurchsichtigen Blattes oder dgl. erzielt.

b) Material: 9 kleine, in der Hand oder in einem kleinen Beutel zu bergende Gegenstände, unter sich gleich oder verschieden, also z. B. 9 Korken oder Würfel, Holzklötzchen und Korken.

Aufgabe: Man läßt eine Anzahl der Gegenstände aus einem Meter Höhe über dem Korbrand in einen Korb fallen (oder aus einem Meter über der Sofalehne auf das Sofa), so daß die Gegenstände gerade das erste Meter ihrer Fallstrecke dem Auge ausgesetzt sind. Der Untersuchte hat anzugeben, wieviel Stücke heruntergefallen sind.

Verwertung: Man kann von einer physiologischen Auffassungsfähigkeit erwarten, daß bis zu 3 Gegenständen richtig

---
*) Tasterzirkel nach Sievers, Preis 14,50.
**) Einfacher Apparat des Verfassers für klinischen Gebrauch käuflich bei E. Zimmermann, Berlin.

gezählt, bis zu 6 nicht mehr als ein Fehler, bis zu 9 nicht mehr als zwei Fehler gemacht werden.

Assoziationsmethoden.

Reizworte für einfache Assoziationen (nach Sommer).

Material. I. Licht und Farben: 1. hell, 2. dunkel, 3. weiß, 4. schwarz, 5. rot, 6. gelb, 7. grün, 8. blau. — II. Ausdehnung und Form: 1. breit, 2. hoch, 3. tief, 4. dick, 5. dünn, 6. rund, 7. eckig, 8. spitz. — III. Bewegung: 1. ruhig, 2. langsam, 3. schnell. — IV. Tastsinn: 1. rauh, 2. glatt, 3. fest, 4. hart, 5. weich. — V. Temperatur: 1. kalt, 2. lau, 3. warm, 4. heiß. — VI. Gehör: 1. leise, 2. laut, 3. kreischend, 4. gellend. — VII. Geruch: 1. duftig, 2. stinkend, 3. modrig. — VIII. Geschmack: 1. süß, 2. sauer, 3. bitter, 4. salzig. — IX. Schmerz- und Gemeingefühl: 1. schmerzhaft, 2. kitzlig, 3. hungrig, 4. durstig, 5. ekelerregend. — X. Ästhetische Gefühle: 1. schön, 2. häßlich. — XI. 1. Kopf, 2. Hand, 3. Fuß, 4. Gehirn, 5. Lunge, 6. Magen. — XII. 1. Tisch, 2. Stuhl, 3. Spiegel, 4. Lampe, 5. Sofa, 6. Bett. — XIII. 1. Treppe, 2. Zimmer, 3. Haus, 4. Palast, 5. Stadt, 6. Straße. — XIV. 1. Berg, 2. Fluß, 3. Tal, 4. Meer, 5. Sterne, 6. Sonne. — XV. 1. Wurzel, 2. Blatt, 3. Stengel, 4. Blume, 5. Knospe, 6. Blüte. — XVI. 1. Spinne, 2. Schmetterling, 3. Adler, 4. Schaf, 5. Löwe, 6. Mensch. — XVII. 1. Mann, 2. Frau, 3. Mädchen, 4. Knabe, 5. Kinder, 6. Enkel. — XVIII. 1. Bauer, 2. Bürger, 3. Soldat, 4. Pfarrer, 5. Arzt, 6. König. — XIX. 1. Krankheit, 2. Unglück, 3. Verbrechen, 4. Not, 5. Verfolgung, 6. Elend. — XX. 1. Glück, 2. Belohnung, 3. Wohltat, 4. Gesundheit, 5. Friede, 6. Reichtum. — XXI. 1. Ach! 2. Oh! 3. Pfui! 4. Ha! 5. Halloh! 6. Au! — XXII. 1. Zorn, 2. Liebe, 3. Haß, 4. Begeisterung, 5. Furcht, 6. Freude. — XXIII. 1. Trieb, 2. Wille, 3. Befehl, 4. Wunsch, 5. Tätigkeit, 6. Entschluß. — XXIV. 1. Verstand, 2. Einsicht, 3. Klugheit, 4. Absicht, 5. Erkenntnis, 6. Dummheit. — XXV. 1. Bewußtsein, 2. Schlaf, 3. Traum, 4. Erinnerung, 5. Gedächtnis, 6. Denken. — XXVI. 1. Gesetz, 2. Ordnung, 3. Sitte, 4. Recht, 5. Gericht, 6. Staat.

Reizworte nach Ziehen.

Material: Wald, Rot, Haus, Krankheit, Klein, Stadt, Schuld, Vater, Neid, Süß, Gift, Fisch, Hochzeit, Laufen, Tod.

Methodik.

Man ruft dem Kranken ein Wort zu und gibt ihm auf, die erste Vorstellung, die ihm hierbei auftaucht, zu nennen (Antworten Sie ein beliebiges Wort, das erste beste, das Ihnen beim Anhören des Reizwortes auf den Lippen liegt, etwa in folgender Weise: Geld — Hosentasche, Bett — warm, hoch — niedrig, faul — Kind.) Nach 24 Stunden, nach 8 Tagen wird dieselbe Reizwortreihe nochmals durchgeprüft. Außerdem kann am Schluß des Experimentes nach Art der Ziehenschen Paarworte geprüft werden, ob der Untersuchte weiß, was er auf jedes Reizwort geantwortet hat (Reproduktion).

Verwertungsformen.

α) Zeitmessung der einzelnen Assoziationen mit einer Fünftel-Sekundenuhr. Berechnung nach den Methoden S. 103.

β) Genaues Protokollieren der ganzen Antwortreaktion des Kranken ermöglicht eine besonders anschauliche Schilderung der meisten psychotischen Symptome, speziell von Störungen des Gedankenablaufes (z. B. Ideenflucht, Hemmung, Egozentrizität) und von Änderungen im Krankheitsbild, wenn die Versuche in verschiedenen Phasen der Krankheit angestellt werden.

γ) Stark affektbetonte psychische Komplexe (z. B. das Reizwort Schuld oder Polizei bei einem Diebe) verlängern die Reaktionszeit auf mehrere Sekunden, veranlassen, daß der Untersuchte bei der Reproduktion sich der Reaktion nicht mehr erinnert, und führen zu Deckreaktionen, z. B. zu komplizierten Zitaten, Sätzen oder Klangassoziationen an Stelle einfacher Worte (Entdeckung leugnender Verbrecher — Tatbestandsdiagnostik).

Wahlreaktionen.

Aufgabe: Man gibt dem Kranken auf, so rasch als möglich auf den Zuruf eines Tiernamens mit dem Gebiete zu antworten, wo das Tier lebt, Erde, Luft oder Wasser, also z. B. Pferd, Erde; Adler, Luft usw.; oder man gibt dem Kranken auf, bei einer bestimmten Gruppe von Worten (z. B. bei allen Tieren, die fliegen), so rasch als möglich den Finger zu heben, bei allen übrigen zugerufenen Worten nicht.

Verwertung: Zeitmessung mit der Fünftelsekundenuhr, Fehlerzahl.

Fortlaufende körperliche Arbeitsmessungen.

Zur fortlaufenden Messung der körperlichen Arbeit eignen sich zwei Apparate: 1. Federdynamometer zum Ziehen (nur zum Drücken unbrauchbar) geben die geleistete Einzelarbeit in Kilogramm an. — Bei 10 Sekunden Pause zwischen den einzelnen Hüben und Aufzeichnung der abgelesenen Kilogramme sind sie ganz brauchbar, um Arbeitskurven zu erzielen. Vorteil: Geeignet für Krankenanstalten, die nur einen von beiden Apparaten beschaffen wollen, da die Dynamometer vielseitige Verwendung auch bei der körperlichen Untersuchung finden. 2. Ergographen notieren den Weg, den ein gleichbleibendes Gewicht gehoben wird, auf dem untergelegten Millimeterpapier oder an der rotierenden Trommel. Methode von Trèves (le travail, la fatigue et l'effort. L'année psychol. 1906): Man läßt erst mit dem Höchstgewicht bis zur Ermüdung ziehen, dann stufenweise Verminderung des Gewichts um 1 kg, bis völlige Ermüdung eingetreten ist. Mehr für psychologische Zwecke geeignet, in Krankenanstalten nur neben dem Dynamometer.

Neurologische Untersuchungstechnik.

Ausführliches allgemeines Untersuchungsschema*).

Größe und Körperbau (kräftig gebaut oder schwächlich), Knochensystem. Ernährungszustand: Mukulatur, Fettpolster. Beschaffenheit der Haut: blühend oder blaß, abnorm gerötet, zyanotisch, ikterisch, bronzefarben, gedunsen, ödematös. Hautausschläge, Narben, Dekubitus. Kräftezustand, Lage. Körpertemperatur.

Kopf: Ohren: Schmerzhaftigkeit bei Druck auf die Ohrmuschel und den Processus mastoides, Ohrenspiegelbefund. Nase: Form, Nasenspiegelbefund, Sekret, Durchgängigkeit für Luft. Lippen: Blässe, Trockenheit, borkiger, schmieriger Belag, Herpes. Zähne, Zahnfleisch, Mundschleimhaut, Speichelsekretion. Ist die Schleimhaut blaß oder rot, feucht oder trocken, ist die Zunge belegt, sind die der Schleimhaut aufliegenden Massen von weißer Farbe oder von bräunlich schmieriger Beschaffenheit? Gaumen, Rachenschleimhaut, Mandeln (Defekte, Narben, Geschwüre, Farbe, Schwellungen, Auflagerungen, Konkremente).

Hals: Länge und Umfang; Schilddrüse; Lymphdrüsen, besonders die am Unterkieferwinkel, welche zu den Rachenorganen in Beziehung stehen, und die Nackendrüsen, welche oft bei Syphilis und Tuberkulose, sowie bei Entzündungsprozessen der Kopfhaut fühlbar werden. Leukoderma (Zeichen sekundärer Syphilis). Drüsennarben (Tuberkulose). Verhalten der Karotis und der Venae jugulares. Kehlkopf und Stimme, laryngoskopische Untersuchung. Husten. Speiseröhre, Hindernisse beim Schluckakt, Sondierung. Verhalten der Wirbelsäule (gerade oder gekrümmt), Gibbus, Schmerzhaftigkeit bei Perkussion.

---

*) Nach Seifert und Müller, Taschenbuch der mediz.-klin. Diagnostik.

Brust: Form und Elastizität des Brustkorbes, Ausdehnung bei der Atmung. Fossa supra- und infraclaviculares. Sind beide Brusthälften symmetrisch oder ist eine Seite eingesunken oder vorgewölbt; die kranke Seite erkennt man meist daran, daß sie sich an den Atembewegungen weniger ausgiebig beteiligt. Brustmaße, Atemtypus, Respirationsfrequenz, Atemnot. Perkussion der Lungen, Vergleichung der Lungenspitzen, Feststellung des Standes und der respiratorischen Verschieblichkeit der Lungengrenzen. Auskultation der Lungen, Atemgeräusch, Rasselgeräusche, Reibegeräusche, Bronchophonie. Stimmfremitus.

Herz: Lage und Beschaffenheit des Herzstoßes; fühlbare und sichtbare Herzbewegung im übrigen Bereich des Herzens, epigastrische Pulsation. Abnorme Pulsation an anderen Stellen der Brustwand, besonders im ersten und zweiten Interkostalraum (Aortenaneurysma). Perkussion der Herzdämpfung (relative und absolute Dämpfung). Auskultation des Herzens. Blutgefäße. Verhalten der Körperarterien. Rigidität, Schlängelung. Töne. Radialispuls. Venen. Füllung und Pulsation. Bestimmung des Blutdruckes.

Bauch: Form. Umfang, Spannung, Perkussion und Palpation, Geschwülste, Fluktuation, schmerzhafte Stellen. Aszites. Perkutorische und palpatorische Untersuchung der Leber und Milz. Größenbestimmung des Magens eventuell nach Aufblähung. Plätschergeräusche, Tumoren, Druckempfindlichkeit. Wenn nötig Aushebung und Untersuchung des Inhaltes. Untersuchung des Afters und des Rektums. Perkussion und Palpation der Nieren. Blasenfunktion (Harnentleerung, Retentio urinae, Perkussion und Palpation der Blase). Untersuchung der Geschlechtsorgane (beim Manne Narben am Penis, Geschwülste der Hoden, Inguinaldrüsen. Beim Weibe, wenn notwendig, gynäkologische Untersuchung). Verhalten der Bauchpforten, Hernien.

Untersuchung des Urins (Menge, spez. Gewicht, Eiweiß und Zuckerprobe usw.). Untersuchung des Sputums (makroskopische Beschreibung, mikroskopische Untersuchung). Untersuchung des Mageninhaltes oder des Erbrochenen. Untersuchung des Kotes. Untersuchung des Blutes.

Ausführliches neurologisches Untersuchungsschema.

a) Schädel und Wirbelsäule.

1. Schädelmaße: Längendurchmesser mit dem Maßzirkel von Nasenwurzel bis Hinterhauptsknorren (Preis des

Zirkels 18,90 Mk.). Größte Breite von Ohr zu Ohr. Horizontalumfang und Ohrbogen von Ohr zu Ohr mit dem Bandmaß messen. Abnorme Schädelbildung.

2. Schädelnarben: Länge, Breite, Verwachsensein mit der Unterlage, Prüfung der Umgebung für feine Berührungen, spitze und stumpfe Empfindungen.

3. Auskultation und Perkussion des Schädels, besonders der Narben. Auskultation für die Resonnanz durch die tönende Stimmgabel.

4. Palpation des Schädels auf Dellen, Knochenwülste und schmerzhafte Druckpunkte.

5. Palpation der Wirbelsäule, und zwar der ersten 3 Halswirbel vom weichen Gaumen aus, der letzten 3 Lumbal- und der Sakralwirbel vom Mastdarm aus, der Dornfortsätze vom Rücken aus.

6. Breites Beklopfen der Wirbelsäuledornfortsätze mit der weichen, gleichmäßig klopfenden Faust, oder besser mit dem breiten Teil des Trömmnerschen Hammers.

7. Stauchung der Wirbelsäule durch raschen, mäßigen Druck auf den Kopf des in möglichst grader Haltung sitzenden Patienten.

8. Drehungen, Biegungen und aktive Bewegungen der Wirbelsäule bei Festhaltung des Beckens.

b) Sinnesorgane.

1. Sehvermögen: Sehschärfe mit den Snellenschen Tafeln. Farbensinn mit Wollproben oder Farbstiften. Gesichtsfeld mit dem Försterschen Perimeter oder ohne Apparate. Brechungsanomalien. Freie Beweglichkeit der Augenmuskeln. Kraft der Augenmuskeln. Koordination der Augenmuskeln mit Linsenprüfungen. Nystagmus und Strabismus. Augenhintergrund.

2. Gehör: Hörschärfe mit Stimmgabeln, Taschenuhr, Flüstersprache mit Restluft, jedes getrennt auf hohe und tiefe Töne. Bezoldsche Tonreihe: Gehörsfeld mit der Galtonpfeife, Vergleich zwischen Knochenleitung und Luftleitung. Stimmgabelmethoden nach Weber, Schwabach.

3. Geruch und Geschmack: Echte und unechte Gerüche. Salzig, bitter, sauer, süß.

4. Gleichgewicht: Stehen und Gehen mit geschlossenen Augen, Stehprüfung mit nach oben gerichteten Augen, die gleichen Versuche mit Ablenkung, erschwert durch Stehen auf weicher Unterlage oder auf einem Bein. Bückversuche. Drehversuche. Galvanische Reizung des Labyrinths. Kalorische Reizung des Labyrinths nach Barranny.

c) Bewegungsvermögen.

Grobe Kraft.

1. Gesicht: Lidspalten gleich, stehen die Bulbi parallel und ruhig, Pupillen gleich, Stirnfalten gerade verlaufend, symmetrisch ausgebildet? Beide Gesichtshälften gleich? Nasenlöcher gleich? Mund gerade oder schief? Nasolabialfalten gleich tief?
2. Augenbewegungen (nach links, rechts, oben, unten, Konvergenz). Stirnrunzeln, Augenschließen, Mundspitzen, Lachen, Backenaufblasen, Kaubewegungen.
3. Lage der Zunge in der Mundhöhle. Stand des weichen Gaumens und Zäpfchens. Zunge herausstrecken, nach links und rechts bewegen.
4. Gaumenheben durch Intonieren. Schluckvermögen. Stimmbildung. Laryngoskopie.
5. Hals und Nacken.
   a) Kopfhaltung.
   b) Kopf nach links und rechts drehen, nach vorn und hinten beugen, nach links und rechts neigen lassen (eventuell mit Widerstand). Auf Nackensteifigkeit achten.
6. Schultern und Arme.
   a) Stand der Skapula, Haltung der Arme, Stellung der Finger, Volumen des Daumen- und Kleinfingerballens; Spatia interossea.
   b) Schultern heben, Arme heben (bis zur Vertikalen), abduzieren, vorgestreckt halten. Unterarm beugen, strecken; pronieren, supinieren (letzteres bei fixiertem Oberarm bzw. bei im Ellbogengelenk gekrümmter Haltung). Hand und Finger beugen und strecken, Finger spreizen, Daumen einschlagen, Händedruck.
7. Beine.
   a) Auf den Stand der Trochanteren achten.
   b) Oberschenkel heben, ab- und adduzieren, drehen. Unterschenkel beugen und strecken. Füße beugen und strecken, ad- und abduzieren. Zehen beugen und strecken.
8. Rumpf.
   a) Unterleib eingezogen? Wirbelsäule (Form? Steifigkeit? Schmerzhaftigkeit auf Druck?). Gesäß (Hypertrophie?).
   b) Atmung (beide Hälften gleichmäßig?). Tief respirieren, husten. Eventuell Rumpf nach vorn, hinten, seitlich beugen.
9. Blase und Mastdarm (Erkundigung).

Kompliziertere usuelle Bewegungen.
(Prüfung der Koordination.)

10. Gang. Bewegungen der Beine in liegender Stellung: Beine übereinander schlagen, Gehbewegungen machen, Ferse auf das anderseitige Knie legen, Fuß zu einer bestimmten Höhe erheben, mit dem erhobenen Fuß in der Luft einen Kreis beschreiben usw.

11. Ergreifen von Gegenständen mit der Hand, mit dem Finger nach einem bezeichneten Punkt fahren (bei geöffneten und geschlossenen Augen).

d) Empfindungsvermögen.

1. Subjektive Angaben (Klagen und Beschwerden des Kranken). Taubheitsgefühl, Kriebeln, Schmerzen usw.
2. Objektive Prüfung:
   a) Sensibilität der Haut.
      α) Feinste Berührungen.
      β) Lokalisation mäßig starker Berührungen.
      γ) Schmerzhafte Nadelstiche.
      δ) Kälte.
      ε) Wärme.
   b) Muskelsinn.
      α) Empfindung passiver Bewegungen.
      β) Lagewahrnehmung.
      γ) Schwere-Empfindung.
   c) Aufsuchung überempfindlicher Regionen.
      α) Valleixsche Punkte.
      β) Headsche Regionen.
      γ) Corneliussche Druckpunkte.

e) Reflexe.

1. Haut- bzw. Schleimhaut-Reflexe. Sohlen-, Handflächen-R., Kremaster-R., Bauchdecken-R., Lid-R., Bindehaut-R., Gaumen-R.
2. Sehnen- und Periost-Reflexe. Patellar-R., Achillessehnen-R., Fußklonus-, Handgelenk-, Radius-, Bicepssehnen-Reflex.
3. Pupillen-Reflex (Verengerung auf Lichteinfall, bei Konvergenz bzw. Akkommodation).

f) Diagnostische Maßnahmen besonderer Art.

Ophthalmoskopie.
Spinalpunktion.
Elektrische Untersuchung der Muskeln und Nerven.

Körpermessung und Konstitution.

a) Körpergewicht.

1. Die Körpermaße **bis zum 14. Jahr** sind aus Gründen der praktischen Brauchbarkeit den Untersuchungsschemata für das jugendliche Alter angefügt, S. 53.

2. Verhältnis des Körpergewichts zur Körperlänge in den verschiedenen Lebensaltern (**nach Hassing**).

Körperlänge (cm)	15—24 J.	25—29 J.	30—34 J.	35—39 J.	40—44 J.	45—49 J.	50—54 J.	55—59 J.	60—64 J.	65—69 J.
150	53,43	56,28	57,10	59,37	60,00	60,02	60,02	60,02	58,12	—
152	54,27	56,14	57,99	59,40	60,30	60,71	60,71	60,71	59,20	—
154	55,00	56,98	58,36	57,43	60,62	61,37	61,37	61,37	60,20	—
156	55,72	57,23	58,94	59,87	61,18	62,07	62,07	62,07	61,37	—
158	56,54	58,33	59,71	60,65	61,96	62,90	62,90	62,90	62,45	—
160	57,60	59,41	60,77	61,68	63,05	63,95	63,95	63,95	63,50	63,50
162	59,08	60,90	62,20	63,10	64,45	65,05	65,37	65,37	64,94	64,52
164	60,20	62,00	63,40	64,30	65,63	66,11	66,80	66,80	66,34	65,82
166	61,44	63,25	64,59	65,53	66,86	67,28	68,23	68,23	67,98	67,28
168	62,88	64,76	66,11	67,02	68,40	68,74	69,77	69,77	69,77	68,72
170	64,30	66,42	67,84	68,78	70,19	70,59	71,50	71,50	71,50	70,56
172	65,73	67,94	69,32	70,53	71,94	72,36	73,29	73,29	73,29	72,87
174	67,18	69,40	71,00	72,32	73,73	74,15	74,89	75,10	75,10	75,10
176	68,62	70,85	72,83	74,13	75,50	75,90	76,40	76,90	77,02	77,02
178	70,10	72,34	74,58	76,00	77,30	77,74	78,19	78,64	79,25	79,25
180	71,82	74,19	76,39	78,10	79,09	79,89	79,98	80,42	81,23	81,23
182	73,91	76,08	78,45	80,22	80,83	82,02	81,73	82,23	83,13	83,13
184	75,82	78,51	80,53	82,40	82,82	84,21	83,71	84,21	84,71	84,71
186	77,61	81,00	82,82	84,61	85,12	86,45	85,90	86,07	86,02	86,02
188	79,88	83,52	85,33	87,10	88,08	88,98	88,00	88,00	87,10	87,10
190	81,70	85,70	87,86	89,74	—	—	—	—	—	—

Normen zur Korrektur der vorstehenden Tabelle. Bei Messung in Kleidern sind im Sommer 2½—3½ kg abzuziehen, im Winter 6—7 kg. Die Tabelle gibt Durchschnittsziffern für Nacktgewicht. Die Gesundheitsbreite für Männer, die für die Aufnahme in die Lebensversicherungen geltenden Ziffern, liegt etwa 5 kg auf beiden Seiten der Durchschnittszahlen der Hassingschen Tabelle, für Frauen etwa 7 kg beiderseits der Durchschnittszahlen, für Mädchen etwas tiefer als bei den Frauen.

3. Körpergewichtsberechnung nach v. Noorden: Optimale Breite des Gewichts: zwischen 430—480 g pro 1 cm Körperlänge; Gesundheitsbreite: zwischen 340 und 530 g pro 1 cm Körperlänge.

4. Üblichste Berechnung der Durchschnittsziffern: Durchschnittsgewicht gleich soviel Kilogramm als die Körperlänge in Zentimeter 100 cm überragt.

Nervöse sollen im allgemeinen suchen, sich an der oberen Grenze der optimalen Breite zu halten.

b) Fettpolster (nach G. Oeder, Niederlößnitz).

Magerkeit:
Eingesunken: Wangen, Halsgruben, Zwischenrippenräume, Zwischensehnenräume der Handrücken. Vorspringend sichtbar: Oberflächliche Halsmuskeln, Pomum Adami, Schlüsselbeine, Schulterblattknorren, Sitzbeinknorren.

Fettleibigkeit:
Hautstriae an Schultern, Oberarmen, Mammae, Bauch, Hüften, Oberschenkeln, Grübchen an Wangen, Kinn, Kreuzbein und Händen.

Beim Übergange zur Norm von der Magerkeit schwinden zuletzt die eingesunkenen Stellen an Halsgruben, Zwischenrippenräumen und Handrücken; von der Fettleibigkeit zuletzt die seitlichen Wülste über den Hüften. Bei Messung mit dem Tasterzirkel soll die Dicke einer aufgehobenen Hautfalte am Bauche 2—3 cm betragen.

c) Muskelumfang (nach Erwin Franck, Berlin).

(Vortrag und Diskussion dazu auf dem 3. internat. med. Unfallkongreß in Düsseldorf.)

Die Messungen sind vorzunehmen:
1. In Höhe des Muscul. deltoideus.
2. Mitte des Oberarmes (durchschnittlich 26,5 cm).
3. Höhe des Supinatoren- und Extensorenwulstes an der Radialseite des Vorderarmes (durchschnittl. 27 cm).

} Bei wagerecht erhobenem Arm.

4. Umfang der geöffneten Hand ohne Daumen.
5. Umfang des Oberschenkels in der Gesäßfalte.
6. Untere Partie des Oberschenkels bei Schwund der Oberschenkelmuskulatur.
7. Größter Umfang der Wade (durchschnittlich 35 cm).

Die Ziffern gelten für die ursprünglich stärkere Extremität, also im allgemeinen die Rechte, die andere hat ½ cm geringeren Umfang.

d) Schwielenbildung (nach Maurer, Saarbrücken).

Stärkere Schwielenbildung der Hand bildet sich, je rauher das Arbeitsgerät ist. Bei Gelähmten, die sich wirklich auf den Stock stützen, sind die Handschwielen stärker als die Fußschwielen. Stehen befördert Schwielenbildung des Fußes nicht. Rückbildung der Schwielen in 4 bis 6 Wochen.

e) Mißbildungen und Degenerationszeichen.

An den Ohren: Angewachsensein, Fehlen des Ohrläppchens. Fehlen des Helix oder des Antihelix, Henkelohr, Morelsches Ohr: Großes abstehendes Ohr mit niedrigen Leisten mit flachen Gruben. Darwinsches Spitzohr: Mit vorspringendem Tuberculum Darwini am obersten Teil des absteigenden Helix. Stahlsches Ohr: Verbreiterung des queren, oberen Teiles des Helix. Wildermuthsches Ohr: Mit stark vorspringendem Antihelix. Am übrigen Körper: Hasenscharte, Wolfsrachen, verschiedene Färbung der Augen. Retinitis pigmentosa, Schiefstand der Zähne, schmaler, kahnförmiger Gaumen. Markhaltige Nervenfasern an der Papilla Optici. Zusammengewachsene oder überzählige Finger und Zehen, zusammengewachsene Augenbrauen. Abnorme Haarentwicklung. Albinismus. Überzählige Brustwarzen, Spina bifida. Verbildung der Geschlechtsteile. Infantilismus. Hohe Stimme, ungenügende Entwicklung der Geschlechtshaare und des Bartes. (Die Degenerationszeichen haben nur bei starker Häufung einige Bedeutung, sonst haben sie lediglich den Wert, Gutachten und Krankengeschichten sorgfältiger und vollständiger erscheinen zu lassen.)

Krankhafte Veranlagungen, auf Grund deren besonders häufig Nerven- und Geisteskrankheiten entstehen.

1. **Dauernde konstitutionelle Verstimmungen:** Schwermütige Grundstimmung mit Hemmung, Neigung zu krankhafter Eigenbeziehung, Entschlußunfähigkeit und zu Selbstvorwürfen. Paranoische Verstimmung mit Neigung zu Reizbarkeit, gesteigertem Selbstbewußtsein und mißtrauischer Eigenbeziehung. Heitere Verstimmung mit fehlenden moralischen Hemmungen, Neigung zur Ablenkbarkeit und zur Vielgeschäftigkeit.

2. **Krankhafte Unbeständigkeit der Stimmungen:** Zyklothymie, fortwährendes Schwanken zwischen heiterer und schwermütiger Stimmungslage, überstarke Affektreaktionen nach beiden Seiten nach kleinen Anlässen. Häufiger Wechsel zwischen Hemmung und Erregung mit verminderter Ermüdbarkeit. Instabilität, Haltlosigkeit der gesamten Stimmungslage und der Gefühlsbetonung der überwertigen Vorstellungen.

3. **Hysterische Konstitutionen.** Definition von Aschaffenburg: Mißverhältnis zwischen Reiz und gefühlsbetonter Reaktion mit der Neigung Vorstellungen und Empfindungen in körperliche Erscheinungen umzusetzen.

Körpermessung und Konstitution. 119

Definition von Hoche: Labilität des seelischen Gleichgewichts, Überwiegen der Gefühls- und Phantasietätigkeit über den abwägenden Verstand und gesteigerte Erregbarkeit des Nervensystems.

Definition von Hellpach: Gesteigerte Lenksamkeit.

Definition von Jannet: Einschränkung des Bewußtseinsfeldes mit relativer Unterwertigkeit der Gehirnfunktionen.

Die Zeichen der intellektuellen Minderwertigkeit sind auf S. 55, die der labilen vegetativen Konstitution auf S. 126 angeführt.

4. Infantilismus: Typ Brissaud-Meige — durch Unterentwicklung der Schilddrüse, verwandt mit Myxödem und Kretinismus —. Gesteigerte Körperfülle bei geringer Körpergröße, fahlblaue Farbe. Hautverdickungen, Unterentwicklung besonders der Geschlechtsorgane und der Geschlechtscharaktere. Psychisch: Ausbleiben der seelischen Umformungen der Pubertätszeit.

Typ Lorrain-Lasègue: — Einfache Unterentwicklung, verwandt mit der Asthenie —. Kleiner grazilier Körperbau, hohe Stimme, langer Hals, verspätete und ungenügende Pubertätsentwicklung mit Neigung zu Störungen im Sexualapparat. Psychisch: Neigung zu Neurosen und Affektzuständen, meist depressiver Natur.

5. Asthenie (Stiller, H. Zerner, Samml. klin. Vortr., Volkmann, 1912). Allgemeine mangelhafte Entwicklungsenergie und Entwicklungsrichtung, überzierlicher Knochenbau, Brustkorb schmal, flach herabgesunken, zehnte Rippe beweglich. Wölbung der Wirbelsäule seicht oder fehlend, oberer und unterer Brustkorb verengt. Muskulatur schlaff, Haut blaß, gelblich, Leib im oberen Teile schmal, im unteren vorgewölbt, Nates flach hängend. Fußgewölbe flach. Magen atonisch durch Muskelschwäche mit Tiefstand der großen Kurvatur und Neigung zu Plätschergeräuschen bei sanftem Klopfen und zur Superazidität. Herabsinken der Bauchorgane (Enteroptose, Botticelli Typus) mit Neigung zu Brüchen. Lageveränderungen der weiblichen Geschlechtsorgane mit Neigung zu Menstrualblutungen. Hypoplasie des Herzens (Tropfenherz) und Enge der großen Arterien (Virchows Aorta chlorotica). Psychisch: Übererrmüdbarkeit.

6. Exsudative Diathese (Czerny). Angeborene Neigung der Haut und der Schleimhäute, in schwereren Fällen auch der Lymphdrüsen zu Schwellungen und Ausschwitzungen. Insbesondere Neigung zum Wundwerden, zu Milchschorf, Landkartenzunge, Juckreiz, kindlichem Asthma, zu Schwellung und Entzündung der Rachenmandeln und Tonsillen. Anfallsweise Temperatursteigerungen. In schweren Formen

Status thymo-lymphaticus. Psychisch: Sekundäre Neuropathie und Wehleidigkeit durch die äußeren und moralischen Folgen des fortgesetzten Krankseins.

7. **Arthritische Diathese** (Comby, Méry, Terrien, Lesage, in Deutschland seltener). Geistig und körperlich hochentwickelte Konstitution mit Neigung zu Pulsanomalien, Fieber, Asthma, speziell zu periodischem, unstillbarem Erbrechen ohne Schmerzpunkte und organische Befunde. Psychisch: Migräne, blitzartige Kopfschmerzen, nächtliche Unruhe und Reizbarkeit. Pseudoneuralgien von wanderndem Charakter.

8. **Spasmophilie** (Thiemich). Hypothetisch: Stoffwechselanomalie infolge von ungenügender Funktion der Epithelkörperchen. Elektrische und mechanische Überreizbarkeit gewisser Muskelgruppen und Nerven; speziell der vom Facialis (Chvostek) und der vom Medianus versorgten Muskeln, mit Neigung zu tetanischen und eklamptischen Krämpfen und zu Laryngospasmus. Psychisch: Reizbarkeit, periodische Stimmungsschwankungen, Schweransprechbarkeit.

f) Schädel.
(Dazu die Abbildungen 5 und 6.)

Abbildung 6 gibt die Lagebeziehungen des Schädels zum Gesicht und zu den wichtigsten Gehirnwindungen an. Die in den Maßen entsprechend gezeichnete Abbildung 5 enthält dazu ergänzend die Lage der wichtigsten Rindenzentren. Der der Abbildung 6 zugegebene Maßstab entspricht dem durchschnittlichen Schädelumfang von 56 cm und ermöglicht die ungefähre Bestimmung der gesuchten Rindenregionen ohne die Hilfe der Kocherschen oder Krönleinschen Apparate. Die Schädelzeichnung gilt für Schädel von Durchschnittsform (mesozephale Schädel). Bei Langschädeln (Dolichozephalen) und Opisthognaten, bei denen Gesicht und Horizontalebene einen stumpfen Winkel bilden (fliehende Stirn), verschiebt sich das gesamte Gehirn um 1½ cm nach hinten, wenn man die Senkrechte über dem äußeren Ohrloch als festen Punkt annimmt. Bei Kurzschädeln (Brachyzephalen) und Prognaten (vorgebaute Stirn) verschiebt sich das ganze Gehirn ebenso weit nach vorn. Die Senkrechte über dem äußeren Gehörgang errichtet auf der deutschen Horizontalen, das heißt der Linie, die vom unteren Augenhöhlenrand über den äußeren Gehörgang zum Hinterhauptsknorren führt, trifft beim Langschädel demnach die vorderste Spitze der Zentralfurche, bei Kurzschädeln das obere Drittel derselben. Die Bezeichnung von Narben, Dellen usw. auf dem Schädel geschieht dadurch, daß man ihre Entfernung

Körpermessung und Konstitution.

und Lage im Verhältnis zu den auf Abbildung 6 angegebenen Kennpunkten des Schädels bezeichnet, soweit diese am Schädel des Untersuchten nachweisbar sind oder nach den gleichfalls auf Abbildung 6 angegebenen Schädelknochen.

Die Kocherschen Linien zur Bestimmung der Hirnfurchen findet man folgendermaßen:

Ein Zentimetermaß wird von der Nasenwurzel über den Scheitel bis zum Hinterhauptsknorren gelegt. Von dem Halbierungspunkt dieser Entfernung werden 3 gleiche Winkel von je 60 Grad abgeteilt. Der vordere Winkel soll das Stirnhirn umfassen, der mittlere die Zentralwindungen und den Schläfenlappen, der hintere Scheitellappen und Okzipitallappen. Der vordere Schenkel des mittleren Winkels läuft der Zentralfurche ungefähr parallel. Die Verbindung der Nasenwurzel mit dem Lambda (2½—3½ cm oberhalb des Hinterhauptsknorrens) gibt die ungefähre Lage der Sylvischen Furche an, der Schnittpunkt dieser Linien mit dem vorderen Schenkel des oben genannten Winkelschenkels begrenzt ungefähr die Broccasche Gegend nach hinten unten.

Schädelmaße.

Größter Umfang (Messung mit dem Bandmaß) bei Männern 53—59 cm, bei Frauen 51—58 cm. Größter Längendurchmesser 17—21 cm. Größter Breitendurchmesser 14—18 cm. Breite der Stirn 10—18 cm. Abstand der Unterkieferwinkel 8—11 cm (Messung mit dem Kopfzirkel, Preis 18,70 M.). Die oben angegebenen Kopfmaße sind um etwa 5% größer als die Maße am Schädelknochen. Nach dem Verhältnis der Schädelbreite zur Schädellänge unterscheidet man Langschädel gleich 5—7 zu 10, Rundschädel 7—8 zu 10 und Kurzschädel gleich 8—10 zu 10. Turmschädel: Schädelhöhe größer wie Schädelbreite. Mikrozephalus: Schädelumfang unter 50 cm. Mißverhältnis des kleinen Gehirnschädels zum übergroßen Gesichtsschädel. Makrozephalus (meist Hydrozephalus): Umfang über 62 cm, überhängende Stirn und verhältnismäßig kleiner Gesichtsschädel. Aztekenkopf: Zurückweichende Stirn und Nase bilden eine gerade, steil nach dem Scheitel laufende Linie. Vogeltypus: Schädel mit stark zurückweichendem Kinn.

Die Lagebeziehungen der Rückenmarkssegmente zu den Wirbelkörpern und Dornfortsätzen ist auf die linke Seite der nachstehenden Abbildung 7 eingetragen.

Schädelnarben.

Ist die Narbenhaut mit der Unterlage verwachsen? Länge, Breite und Tiefe der Narbe messen. Auffindung am

122 Neurologische Untersuchungstechnik.

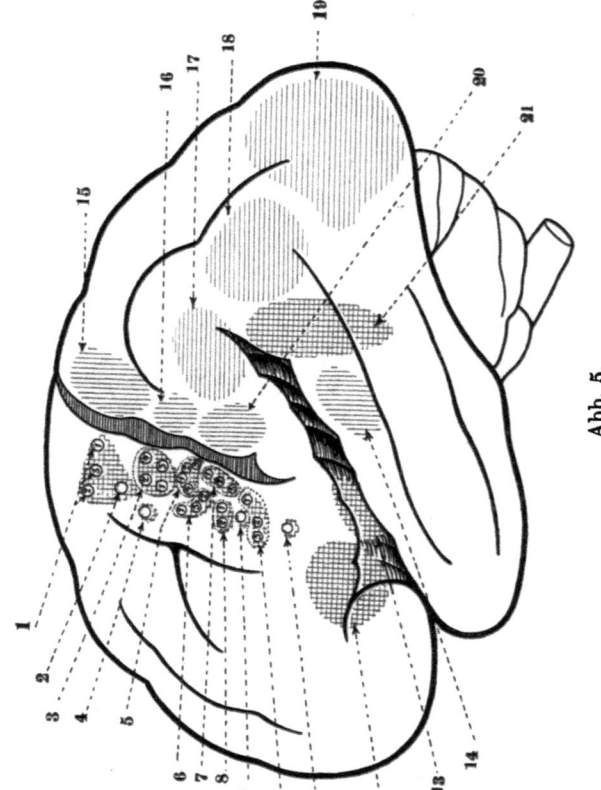

1 Fuß. 1 Beug. 2 Streck. 3 Spreiz. der letzten 4 Zehen. 2 Oberschenkel. Adduct. u. Einwärtsroll. 3 Vorderarm. 1 Pronat. 2 Streck. 3 Beug. 4 Supinat. 4 Oberarm. Heben und Abduct. 5 Hand. 1 Ulnar. 2 Volar. 4 Radial. 3 Dorsal. 6 Letzte 3 Finger. 1 Spreiz. 2 Beug. 3 Streck. 7 Daumen. 1 Beug. 2 Streck. 3 Oppos. 8 Zeigefinger. 1 Beug. 2 Streck. 9 Contralat. Ober- und Unterlid. 10 Mundwinkel. 1 Oben. Unten. Seitlich. 11 Masseter. 12 Broca'sche Stelle — Motorische Aphasie. 13 Inselregionen — Totale u. Leitungsaphasien. 14 Hörzentrum — Seelentaubheit. 15 Sensibilität des Beines. 16 Sensibilität des Armes — Tastlähmung. 17 Ideokinetische Apraxie d. rechten Armes, Dyspraxie d. linken Armes. 18 Alexie und Agraphie. 19 Einseitig: Hemianopsie. Doppelseitig: Seelenblindheit. 20 Sensibilität im Gesicht. 21 Wernickes Stelle — Wortttaubheit.

Abb. 5.

Zentren der Gehirnrinde.

Körpermessung und Konstitution. 123

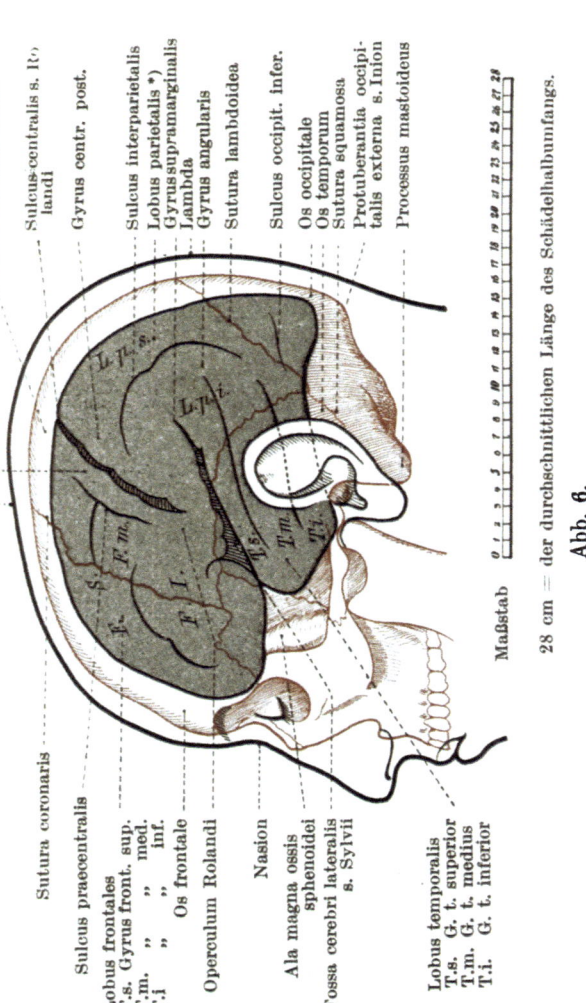

Abb. 6.

28 cm = der durchschnittlichen Länge des Schädelhalbumfangs.

*) P.s. Lobus parietalis superior. P.i. Lobus parietalis inferior.

Lagebeziehungen des Gehirns (grau), zum Schädel (rot) und zur Kopfoberfläche (schwarz).

behaarten Kopf wird dadurch erleichtert, daß man langsam das Haar gegen die Wachstumsrichtung zurückstreicht.

Finden sich Knochenvertiefungen oder Knochenwälle an den Rändern der Narbe? Beide lassen auf Veränderungen auch an der inneren Schädelfläche schließen.

Auskultation.

Aufsetzen einer sehr großen Stimmgabel auf den Schädel, hin- und herführen über den Narben. Auskultation von der Mitte aus. Über Narben, Schädelbrüchen, Verwachsungen des Knochens mit der Dura und oberflächlichen Tumoren, tönt der Stimmgabelschall kürzer, höher und klirrend und wird auch vom Patienten subjektiv verändert wahrgenommen.

Perkussion.

Gleichmäßiges Perkutieren mit dem gekrümmten Finger: Über den vorstehend genannten Veränderungen tönt der Schall scheppernd, wie bei einem gesprungenen Topf.

Sensibilität.

Die Austrittspunkte der Supraorbitalnerven und der Occipitalnerven, etwas weniger auch des zweiten und dritten Trigeminusastes sind überempfindlich auf Druck, besonders nach Gehirnerschütterungen; bei Narbenkopfschmerz und Neurasthenie finden sich am Scheitel, an den Schläfen und im Nacken überempfindliche Druckpunkte. Bei hysterischem Kopfschmerz neben dem Scheitel und am Occipitalknorren.

Übersicht über das vegetative Nervensystem (Fig. 7).

Die Tabelle stellt die Auffassungen dar, die von Proff. Hans H. Meyer-Wien und L. R. Müller-Augsburg in der Jahresversammlung der Gesellschaft deutscher Nervenärzte am 28. September 1912 vorgetragen wurden, und die die Billigung der meisten Autoren gefunden zu haben scheint. Die am stärksten davon abweichende Auffassung (von M. Levandowsky, Berlin, Handb. d. Neurol. Bd. 1, Teil I) kann man etwa so zusammenfassen, daß auch die rot gezeichneten Bahnen, das vagische System, zum Sympathikus als Mittelhirn, Bulbär- und Sakralanteil desselben zugerechnet werden. Die in der Zeichnung nicht dargestellte Haupteigenschaft des sympathischen Fasersystems ist die von Langley nachgewiesene, daß jede Faser zwischen Rückenmark und Endorgan einmal und nur einmal in einem Ganglion (Synapse) unterbrochen wird. Fasern, die mehrere Ganglien (Synapsen) durchziehen, werden nur in einem derselben wirklich unter-

Übersicht über das vegetative Nervensystem.

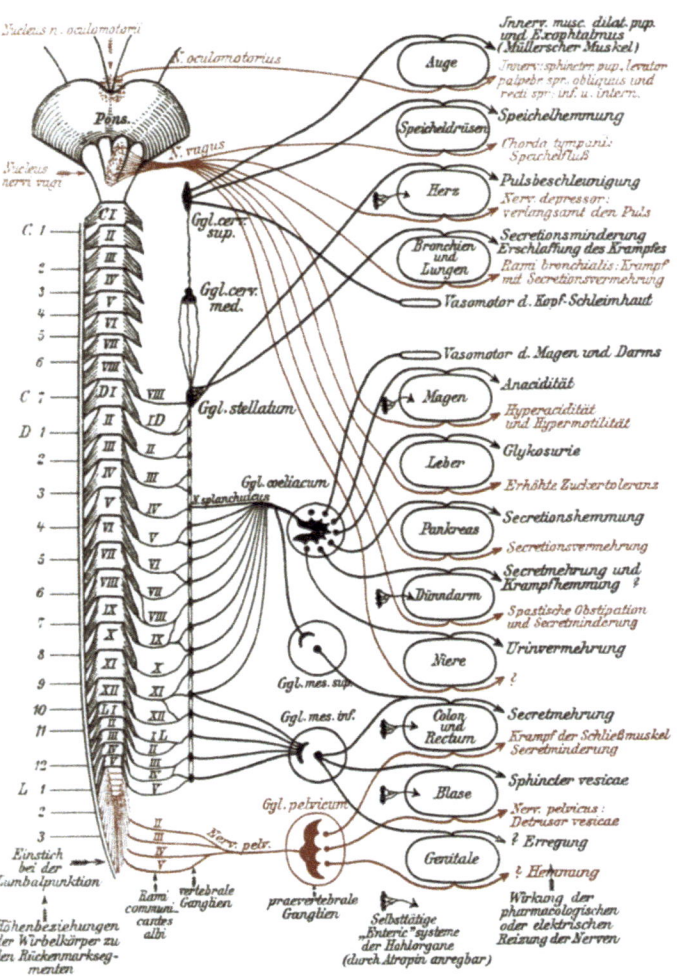

Abb. 7.

brochen. Die Ganglien werden durch Nikotin gelähmt. Das rot gezeichnete vagische System wird durch Physostigmin und Pilokarpin gereizt, das schwarz gezeichnete sympathische System durch Adrenalin, Pituitin (Sekrete der Nebenniere und der Infundibula), ferner durch Koffein und Kokain. Der Vagus wird gehemmt durch Atropin, das gleichzeitig eine leichte Reizung einzelner Sympathikusgebiete ausübt. Ein Hemmer des sympathischen Systems ist nur insofern vorhanden, als Morphin, Chloralhydrat und die Antipyretika seine zerebralen Zentren hemmen. Daraus ergeben sich die auf S. 129 geschilderten pharmakologischen Prüfungen. Vagus und Sympathikus wirken antagonistisch, die hemmenden Gifte des einen Systems wirken demnach auf die Organe im gleichen Sinne, wie die Reizgifte des anderen Systems.

Bei den Neurosen des vegetativen Systems ist besonders zu beachten, daß das reine Überwiegen eines der beiden Systeme weit seltener ist, als ein fortwährendes Schwanken des antagonistischen Ausgleichspieles. Ebenso sind die pharmakologischen und physikalischen Reaktionen oft nicht nur nach einer, sondern nach beiden Richtungen gestört.

Funktionsstörungen bei nervösen Erkrankungen des vegetativen Nervensystems.

In der Kindheit: Exsudative Ausschläge, Drüsen, spastische Blässe, oft Spasmophilie.

In den Entwicklungsjahren: Bleichsucht, Ohnmachten.

Störungen von seiten der Haut: Anfallsweises Schwitzen, besonders der Hände und Füße, Anschwellen einzelner Körperteile (Quinkesches Ödem), Absterben und Weißwerden der Fingerspitzen, Neigung zu Nesselsucht, zu Herpes.

Störungen von seiten der Lunge: Neigung zu Asthmaanfällen, Kurzluftigkeit bei Erregung.

Magen, Darm, Speiseröhre: Globusgefühl, Speichelfluß bei Genuß gewisser Speisen, Magenkrämpfe, Aufstoßen, Brechneigung bei Erregung. Blähmagen, Hyperazititätsbeschwerden, chronische Verstopfung oder anfallsweise Durchfälle.

Herz: Anfallsweises Herzklopfen, dauernde oder anfallsweise Pulsbeschleunigung, Herzschmerzen mit Ausstrahlung nach dem linken Schulterblatt oder Arm.

Drüsen: Periodisches Anschwellen der Schilddrüse.

Nieren und Blase: Vermehrtes anfallsweises Urinieren, Harnverhaltung und nervöser Harndrang.

Genitale: Störungen der Libido und Potenz, Ejaculatio praecox, Dysmennorrhöe, Fluor albus virginalis.

Klinische Untersuchungsmethoden.
1. Auge.

Die Pupillenweite bei mittlerem Licht ist 4 mm. Bei Sympathikusreizung und Vaguslähmung steigt die Pupillenweite auf 7 mm. Bei Vagusreizung und Sympathikuslähmung ist sie abnorm eng. Die Weite der Lidspalte ist normal so, daß das obere Lid den oberen Rand der Iris um 1—2 mm bedeckt. Bei Sympathikotonie und Basedowscher Krankheit bleibt der obere Rand der Iris, besonders beim Abwärtssehen, frei. Einseitige Sympathikuslähmung ergibt abnorme Enge der Lidspalte mit enger Pupille und Zurücksinken des Bulbus. Konstitutionell neurasthenische Kernschwäche des Okulomotorius hat auffälliges Tiefstehen beider oberen Lider bis zur Ptosis zur Folge. Gräfesches Symptom für Basedow: Zurückbleiben des oberen Lids beim Blick abwärts. Stellwagsches: Seltenheit des Lidschlags. Möbiussches: Konvergenzschwäche. Hippus: Fortwährendes Schwanken der Pupillenweite.

2. Drüsen.

a) Speichel- und Schweißdrüsen: cf. pharmakologische Prüfungen.

b) Schilddrüse: Die besonders bei Aufblähen des Halses und beim Zurückbiegen des Kopfes sichtbare Schwellung kann gemessen werden durch Vergleich des Halsumfanges über der Schilddrüse und über dem Zungenbein. Die Differenz des Umfanges beträgt bei gesunden Männern 1—3 cm, bei Frauen 2—4 cm. Bei Aufblähen des Halses mit zugehaltenen Nasenöffnungen wächst sie normal um 1—1½ cm. Pathologisch sind Anschwellungen über 4 cm oberhalb des Halsumfanges. Auskultatorisch ist über der Schilddrüse bei Morbus Basedowii oft Schwirren zu hören, palpatorisch fühlt sie sich weich und komprimabel an.

3. Vasomotoren des Kopfes und der Schleimhäute.

Vagotoner Typus: Blasses Gesicht und blasse Schleimhäute. Sympathikotonus: Glänzende Augen, lebhafter Ausdruck, rote Gesichtsfarbe, trockene, warme Haut. Unterscheidung der sympathikotonen Röte von der alkoholistischen Röte: Sympathikotone R.: Pfirsichweiche, trockene, pralle Haut mit gleichmäßiger Rötung. Alkoholistische R.: Sichtbarwerden der einzelnen Hautäderchen (besonders auf Wangen und Nase) auf graugelber, faltiger Unterlage.

4. Herzinnervation.

Pathologische Vagusreizung äußert sich in Verlangsamung des Pulses, unregelmäßig aussetzendem, verstärkt fühlbarem Schlagen; die Sympathikusreizung in Beschleunigung des Pulses, und zwar bei einfach neurasthenischer Reizung in anfallsweiser Beschleunigung, die bei seelischer und körperlicher Ruhe weicht, bei Morbus Basedowii in dauernder Beschleunigung auf mehr als 100 Schläge.

Weit häufiger ist die Beeinflußbarkeit des Pulses und Blutdruckes durch nachstehende Versuche:

1. **Druckänderung im kleinen Kreislauf.**

Valsalvascher Versuch (Überdruck in der Brusthöhle): Tiefste Einatmung, Glottisschluß, angestrengter Ausatmungsversuch gegen den Glottisschluß.

Müllerscher Versuch (Unterdruck in der Brusthöhle): Tiefste Ausatmung, Mund und Nase zuhalten, Einatmungsversuch gegen den Verschluß.

2. **Druckänderung im großen Kreislauf.**

In Rückenlage mehrfaches Aufrichten und Hinlegen, im Stehen mehrfache Kniebeugen.

3. Einfluß von Affekt und geistiger Arbeit: Leise (innerlich) abziehen lassen: 300—13, nach 1 Minute Drängen oder Schmerzreiz als affektbetontes Gespräch.

4. Blutdruckmessungen erst bei möglichster Ruhe, dann unter den Bedingungen der Versuche 1—3. Systolische Schwankungen über 20% des Ruhedruckes beweisen lediglich vasomotorische Labilität; diastolische Schwankungen über 20% des diastolischen Ruhedrucks sollen organische Erkrankung des Muskel-Gefäßapparats beweisen.

Experimentelle Prüfung des vegetativen Nervensystems durch physikalische, chemische und pharmakologische Reize.

1. Hering - Kratschmerscher Reflex: Reizung des Trigeminus (Nase). Scharf riechende Flüssigkeiten und Kitzeln der Nase rufen bei Reizbarkeit des Vagus Herzverlangsamung und Atemstillstand, Verlangsamung des Pulses und Erhöhung des Blutdrucks hervor.

2. Aschnerscher Reflex: Trigeminusreizung (Bulbus). Druck auf den Bulbus ruft bei Vagusreizbarkeit Pulsverlangsamung, Rotwerden des Gesichtes, eventuell Krampfanfall hervor, fällt aus bei Sympathikotonus, bei Tabes, ist besonders stark im Schlaf und im Alkoholrausch.

3. Physostigmininjektion (Solutio 0,01:10,0) mehrmals 2 Teilstriche der 1 ccm-Pravatzspritze in einstündigen

Pausen, gleichwertig mit Pilocarpin 0,004 rufen unter pathologischen Verhältnissen Schweiß, Pupillenenge, Speichelfluß und Harndrang hervor. Bei normalen erst Physostigmin 1 Milligramm gleich Pilokarpinmenge von 0,02.

4. Atropinlösung 0,0005—0,001 rufen bei Sympathikotonie starke Rötung des Gesichts, Pulsbeschleunigung, hochgradige seelische Erregung hervor. Bei leichteren Graden Verworrenheit und Pulsbeschleunigung. Die Erregung weicht auf Einspritzung von Physostigmin 0,001.

5. Adrenalin. Ein Tropfen der 1 pro milligen Stammlösung wird ins Auge getropft. Bei pathologischer Reaktion Pupillenerweiterung für mehrere Tage, bei normaler für höchstens 2—3 Stunden oder keine Reaktion.

6. Druck auf den Vagusstamm am Kopfnickermuskel ruft bei pathologischer Reizbarkeit Pulsverlangsamung hervor.

Sinnesfunktionen.

Sehvermögen.

Erläuterungen zu Abb. 9 S. 131.

Das perspektivische *doppeläugige Sehen* entsteht auf folgendem Wege: Die Lichtstrahlen von einem Licht zur linken Seite des Beschauers werden durch das Linsensystem beider Augen gekreuzt sowohl nach der nasalen Netzhaut des linken Auges wie nach der temporalen des rechten Auges geworfen; die hier entspringenden Nervenbahnen werden, und zwar die linken nasalen gekreuzt, die rechten temporalen ungekreuzt durch die Nervi optici, das Chiasma, und den rechten Tractus opticus, nach dem rechten Corpus geniculatum und Pulvinar, von da durch die rechte Sehstrahlung nach der rechten Fissura calcarina geleitet. Dementsprechend entstehen die Bilder von der rechten Körperseite in der linken Hemisphäre geleitet. Störungen, die zwischen Chiasma und Sehsphäre liegen, betreffen somit die gleichnamigen Gesichtsfelder beider Augen, Störungen vor dem Chiasma das gesamte Gesichtsfeld eines Auges.

2. Die *direkte Lichtreaktion* verläuft auf den schwarzen von Tractus opticus abbiegenden Fasern zum gleichseitigen Oculomotoriuskern, die konsensuelle auf der Verzweigung dieser Faserbahn zum Oculomotoriuskern der anderen Seite (L), von da auf der roten Oculomotoriusbahn zum Ganglionciliare, von hier zum Sphincter pupillae. Auf kortikaler Hemmung des Kerns beruht die Pupillenstarre im epileptischen Anfall und im pathologischen Rausch, auf toxischer Lähmung die bei Atropinvergiftung.

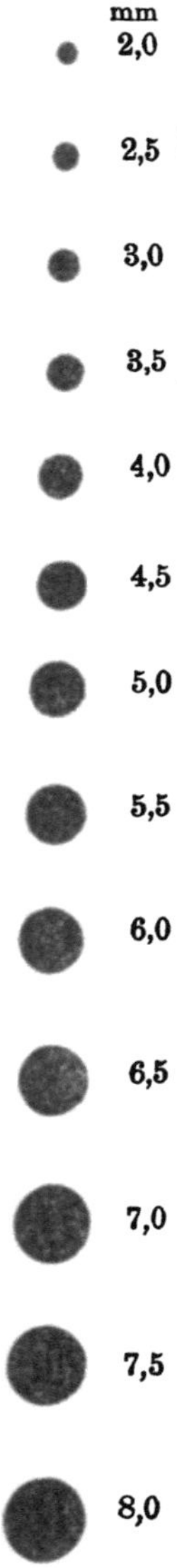

Neurologische Untersuchungstechnik.

Zur Bestimmung der **Sehschärfe** mißt man die größte Entfernung, in welcher der betreffende Gegenstand noch scharf gesehen wird (d) und vergleicht dieselbe mit der Entfernung, in welcher derselbe Gegenstand unter einem Winkel von 5 Minuten erscheint (D). Das Verhältnis dieser beiden Entfernungen wird ausgedrückt in der Formel

$$v = \frac{d}{D}$$

und gibt das Maß der Sehschärfe an.

Bei den untenstehenden Sehproben nach Snellen gibt D den genannten Winkel und die normale Entfernung an, in der die Sehprobe vom korrigierten gesunden Auge gelesen wird.

Der nebenstehende Haabsche Pupillometer ergibt die Pupillenweite durch einfaches Vergleichen mit dem dicht neben die Pupille gehaltenen Streifen, der ausgeschnitten und aufgeklebt werden kann.

Das Farbenempfinden wird mittelst farbiger Woll- oder Seidenproben, oder mit farbigen Bleien geprüft, mit denen das Ergebnis unmittelbar in das Untersuchungsprotokoll übertragen werden kann.

$D = 0,6.$

Die Verfassung des Deutschen Reiches hat den Staat zu einem wirklichen Bundesstaate gemacht, während der

1	3	5	9	2	6	8
Γ	ͷ	—		+		O
m		E	ǝ		E	ɯ

$D = 0,8.$

vormalige Deutsche Bund nur den Charakter eines Staatenbundes hatte. Sie gewährt näm-

4	8	7	2	8	5	3
+	—		O		E	m

$D = 1,2.$

lich dem Reiche eine wirk= liche Staatsgewalt und ein in dieser geeinigtes Volk,

8	3	2	9	4	6
E	m			ɯ	ǝ
A	R	+		O	S

$D = 1,5.$

hierdurch aber das= jenige, was den we= sentlichen Unterschied

ɯ		E		m	ǝ
4		3	9	2	16
+	O	H	=	A R	S

$D = 2,0.$

des Bundesstaates von dem bloßen Staatenbunde aus

ɯ		ǝ		m
9	27		4	16
H	=	O	+	? !

Abb. 8.

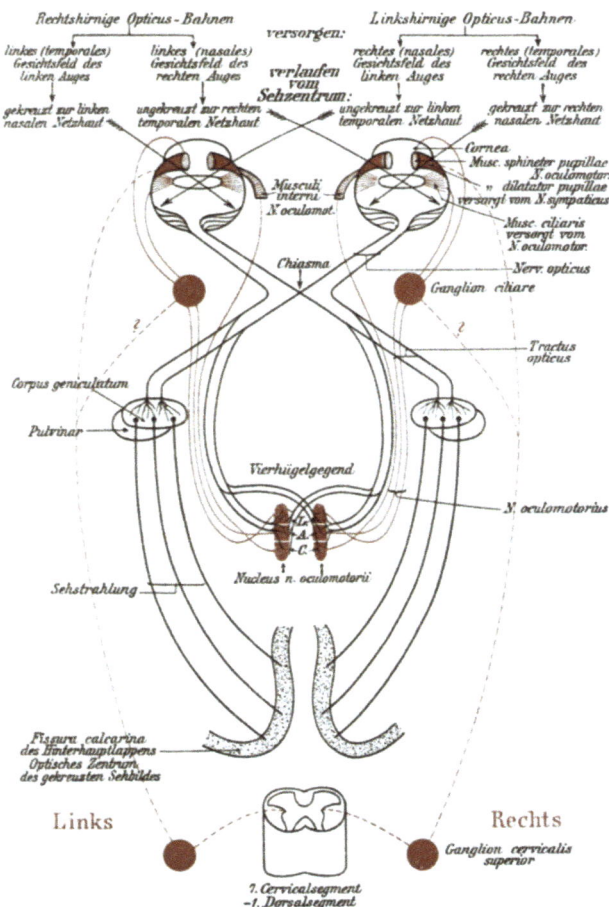

Abb. 9.

Bild zum Verständnis des Sehaktes (schwarz) und der Muskelinnervation des Auges (rot).

3. *Akkommodationsreflex.* Auf den gleichen Bahnen zum Kern A des Oculomotorius, dann zum Ganglion ciliare, dann zum Sphincter pupillae und zum Musculus ciliaris.

4. Der *Konvergenzreflex* wie die vorstehenden zum Kern c, von da zum Musculus internus.

5. *Blickreaktion* beim Blick auf entfernte Gegenstände und die Verengerung der Pupillen bei der Vorstellung von hellen Gegenständen entsteht durch assoziative Verbindungen der Sehrinde mit dem Okulomotoriuskern.

6. *Affektreaktion* und *Schmerzreaktion* entstehen von den unbekannten kortikalen Zentren des Schmerzes und der Affekte aus, werden über das Centrum ciliospinale im achten Halsmarksegment, über das Ganglion cervicale supremum des Sympathicus nach dem Dilatator pupillae und dem Müllerschen Muskel des Auges geleitet, der das Hervortreten des Auges aus der Augenhöhle bewirkt.

Dadurch erklärt sich die Erweiterung der Pupille bei schmerzhaften Reizen und bei krankhaft gesteigerter Reizung des sympathischen Systems (Basedow, Schreck-, Angstpsychosen), umgekehrt das Versagen der Konvergenz und der Akkommodation durch Lähmung des zum vagischen System gehörigen Okulomotorius bei den gleichen Krankheiten, bei Sympatikusreizung durch Adrenalin und Kokain und bei Vaguslähmung durch Atropin.

Akkommodationsbreite (Donders), *Entfernung des Nahpunkts* (J. Kaufmann) *in verschiedenen Lebensaltern.*

Alter (Jahre)	Akkommodationsbreite	Entfernung des Nahpunkts vom Auge
8	15 D	6 cm
10	14	7,6
15	12	9
20	10	10,5
25	8,5	12
30	7	13
35	5,5	16
40	4,5	19
45	3,5	22
50	2,5	28
55	1,75	48
60	1	66,6
65	0,75	
70	0,25	
75	0	

Funktionsprüfung der Augenmuskeln.

1. **Freie Beweglichkeit jedes einzelnen Auges:**

Man läßt den Untersuchten unter Bedeckung des anderen Auges in einer Entfernung von etwa 30 Zentimetern nach dem vorgehaltenen Finger blicken und führt diesen nach allen Seiten, wobei zu beobachten ist, ob das Auge bis zu etwa einem Viertel in den Augenwinkel einrückt und bei längerem Verharren in den Endstellungen ruhig stehen bleibt. Oszillierende Bewegungen in den Endstellungen oder ruckweise Bewegungen beweisen Schwäche des betreffenden Muskels: nystagmiforme Zuckungen.

2. **Nystagmus (Augenzittern).**

Das Auge wird von oben beobachtet, nachdem man eine undurchsichtige Brille oder Scheibe vor dasselbe gesetzt hat, so daß es in völliger Ruhestellung steht. Nystagmus oscillatorius: senkrechtes oder wagerechtes Pendeln des Auges. Nystagmus rotatorius: rollende Bewegungen des Auges.

3. **Strabismus (Schielen).**

a) Vorhalten eines gemusterten oder farbigen Glases vor ein Auge, um zu erkennen, welches von beiden Augen das abweichende Bild erzielt.

b) Vorhalten eines Prismas von 10—15 Grad vor ein Auge mit der Basis senkrecht nach oben oder unten. Dadurch wird die Konvergenz völlig ausgeschaltet und auch leichteste Schielgrade äußern sich dadurch, daß die beiden Bilder nicht senkrecht übereinanderstehen, sondern das des abgelenkten Auges gleichnamig oder gekreuzt verschoben ist (Gräfescher Versuch).

4. **Asthenopie.** (Nervöse oder muskuläre Konvergenzschwäche).

Vorhalten eines Prismas von 15 Grad vor ein Auge mit der Basis nach innen. Die Konvergenz des Gesunden überwindet dieses Prisma etwa bis zu einer Entfernung von 1 Meter. Entferntere Gegenstände werden doppelt gesehen. Ausführung der Prüfung: Annäherung einer Snellenschen Tafel ans Auge. Messung der Distanz, in der die beiden Bilder ineinander übergehen.

Zu den Prüfungen 3b und 4 eignet sich ein Prisma von 15 Grad. Der Besitz weiterer Prismen ermöglicht eine genaue numerische Einstellung des Strabismus, in dem beim Gräfeschen Versuch vor das senkrecht verschiebende Prisma steigende, seitlich verschiebende gesetzt werden, bis die Doppelbilder senkrecht übereinander stehen.

2. Pupillenprüfung.

a) Man prüft bei gleichmäßiger Beleuchtung beider Pupillen, ob sie rund, gleich weit und mittelweit sind. Letzteres durch Vergleich mit einem normalen Auge in gleicher Beleuchtung. **Mydriasis**, Erweiterung bis der Irissaum fast verschwindet (Medikamentwirkung von Belladonnapräparaten, Skopolamin, Kokain). **Myosis:** Verengerung der Pupillen (Medikamentwirkung von Opiumpräparaten, Physostigmin), Anisokoria, Ungleichheit der Pupillen.

b) Prüfung der **direkten Lichtreaktion**: Jedes Auge für sich prüfen. Betrachtung durch eine (etwa 13 D +) kräftige Lupe ist sehr wertvoll.

α) Einfachste Form für widerstrebende Kranke. Unzuverlässig wegen Störung durch nicht ausschaltbare Konvergenzbewegungen: Man führt den Kranken ins Helle und wieder ins Dunkle und prüft dabei, ob die Weite der Pupillen sich verändert.

β) Prüfungen am Fenster oder bei diffusem Licht. Man lasse den Kranken durch das Fenster nach einem entfernten Punkte blicken (nach dem Licht). Dann bedeckt man das zu untersuchende Auge 3—4 Sekunden bis 1 Minute mit der eigenen Hand und zieht diese dann rasch weg.

γ) Oder man stellt den Kranken seitlich zum Fenster und beschattet das dem Fenster zunächst liegende Auge mehrmals vorübergehend mit der Hand.

δ) Im verdunkelten Zimmer mit einzelner, feststehender Lichtquelle: Man wirft den Fokus einer Sammellinse oder besser eines Reflektors in das Auge, so daß er möglichst direkt auf die Netzhaut fällt.

ε) Oder man bewegt im verdunkelten Zimmer einen Wachsstock von der Seite her vor das Auge des Kranken und wieder zurück.

ζ Mit ein- und ausschaltbarem Licht: Man wirft von der Seite her Licht aus einer elektrischen Taschenlampe oder elektrischen Stehlampe, die man an- und ausschalten kann, plötzlich in das Auge, nachdem es längere Zeit (eventuell einige Minuten) völliger Dunkelheit ausgesetzt gewesen ist.

η) Für wissenschaftliche Zwecke: Prüfung mit der Westienschen Linse, dem Weilerschen oder Hübnerschen Pupillenmeßapparat (Hübner, Monatsschrift f. Psych. u. Neurol., Bd. 22, Heft 1. — Bumke, Die Pupillenstörungen bei Geistes- und Nervenkranken, Jena 1904, daselbst Literatur, Apparate 100—200 M.). Zu beachten ist bei allen Untersuchungen, daß das untersuchte Auge fest einen möglichst entfernten Punkt fixiert und das andere Auge lose bedeckt, aber vom Kranken nicht zugekniffen wird. Stets sind beide Pupillen nacheinander zu prüfen. Man gewöhne sich an eine bestimmte Art der Pupillenprüfung, um die normale Intensität der Reaktion abschätzen zu lernen.

Konsensuelle Lichtreaktion: Man belichtet und beschattet abwechselnd in einer der vorstehend angegebenen Methoden das eine Auge und betrachtet dabei das Verhalten des anderen. Zu beachten ist, daß beide Augen in die Entfernung blicken müssen und daß das beobachtete Auge vor dem Beleuchtungswechsel geschützt werden muß.

Verengung beim Blick in entferntes helles Objekt.

Akkommodation: Man läßt den Kranken auf den Finger des Untersuchers blicken und nähert den Finger den Augen. Bei dieser Akkommodation auf Nahesehen verengern sich die Pupillen.

Schmerz und Affektreaktion: Bei Angst und bei schmerzhaften Reizen (Faradisation), besonders am Hals und Nacken, erweitert sich die Pupille. Das gleiche Symptom bei Reizung von Schmerzpunkten, besonders am Kopf. Ist wichtig für die Untersuchung von Unfallsnervenkranken (Parrots Symptom). Lichtstarre Pupillen können sich bei energischem Zukneifen des Auges verengern und eventuell trotz Eindringen des Lichts erweitern. Ebenso verengert sich die Pupille, wenn man die Lidspalte mit den Fingern auseinanderzieht und das Auge gegen den Widerstand kräftig schließen läßt (Westphal-Pilzscher Reflex).

Guddens Symptom: Man gibt den Pat. Alkoholmengen von 15—30,0 Äthylalkohol (etwa 30—60 g Kognak), bei Psychopathen spez. mit den Neigungen zu pathologischen Rauschzuständen wird schon bei dieser Dosis die Pupillenreaktion träge.

Reflektorische Pupillenstarre (Argyll-Robertsonsches Zeichen): Bei erhaltener Reaktion, auf Akkommodation und Konvergenz. Träge Reaktion: Die Pupille reagiert auf Konvergenz sehr rasch, auf Lichteinfall dagegen auffallend langsamer und unausgiebig.

Hippus: Fortwährendes Wechseln der Pupillenweite, unabhängig von nachweisbaren, äußeren Ursachen.

Gesichtsfeldprüfungen.

a) Ohne Apparate, aber unzuverlässig. Man setzt den Kranken mit dem Rücken gegen das Fenster, stellt sich selbst dem Kranken gegenüber auf, bedeckt ein Auge desselben und läßt das andere einen in Augenhöhe des Untersuchten befindlichen Punkt am Körper des Untersuchers fixieren. Untersucht wird mit einem weißen oder farbigen Blättchen von ein Quadratzentimetergröße, das an einem langen Stäbchen befestigt ist. Man führt dies Blättchen zunächst zur Einübung aus dem Fixierpunkt nach den Grenzen des Gesichtsfeldes; dann von außerhalb wieder in das Gesichtsfeld hinein. Die bei dieser Prüfung nur ganz grob zu bestimmende Frage, ob die Grenzen eingeschränkt sind, bestimmt man nach der Erfahrung an gesunden Kranken und nach dem eigenen Gesichtsfeld.

b) Mit dem Perimeter*): Vorprüfung in derselben Weise. Das geprüfte Auge fixiert den weißen Mittelpunkt des drehbaren Halbkreises. Man prüft die Grenze auf 12 Meridianen, zunächst, indem man das schon geschilderte Blättchen dem Mittelpunkt über die Gesichtsfeldgrenzen hinaus nähert, dann, indem man es langsam wieder verschwinden läßt. Die Punkte des ersten Auftretens werden besonders, am besten in die käuflichen Schemata notiert, die auch die normalen Grenzen enthalten. Bei der Perimeterprüfung ist zu beachten: das Gesicht muß in der Höhe des weißen Mittelpunktes durch die Kinnplatte fixiert werden, muß dem Mittelpunkt ganz genau zugewandt sein. Man muß so vor dem Untersuchten stehen, daß man das untersuchte Auge kontrolliert, ob es gut fixiert. Bei der Prüfung mit dem verschwindenden Blättchen sind die Grenzen etwas weiter als bei der Annäherung. Ferner sind sie weiter, wenn man bei der Prüfung oszillierende Bewegungen macht, als wenn man sie ruhig ausführt. Außer der Prüfung mit dem weißen Blättchen kann man auch farbige Blättchen nehmen, deren Gesichtsfeldgrenzen entsprechend kleiner sind. Die normalen Gesichtsfeldgrenzen für weiß sind oben etwa 55°, unten 70°, nasalwärts 60°, temporalwärts 85°.

c) Man prüft das kampimetrische Gesichtsfeld, d. h. statt am Perimeter an einer Tafel oder Wand (Schmidt-Rimpler) und in verschiedenen Entfernungen ($\frac{1}{2}$, 1, 2, 3 m). Unter normalen Verhältnissen wird bei steigender Entfernung das auf der Tafel abgegrenzte und mit dem Zentimetermaß ausgemessene Gesichtsfeld dem Gesichtswinkel entsprechend weiter werden müssen. Wenn bei doppelter bis dreifacher Entfernung das Gesichtsfeld sich gleich bleibt oder gar kleiner wird, kann auf beabsichtigte Täuschung oder Hysterie (röhrenförmiges Gesichtsfeld) geschlossen werden.

---

*) Preis des Försterschen Perimeters M. 82,50.

Prüfung des Hörvermögens.

1. **Prüfung mit Flüster-Restluft-Stimme.** Tiefes Ausatmen, dann flüsterndes Aussprechen der nachstehenden Probeworte für hohe und tiefe Tonlage:

Hohe Tonlage: Sieben, Siebenzig, Zeisig, Ziege, Spitze, Essig, Zischen, diesseits, jenseits.

Worte für tiefe Tonlage: Neun, Fünfhundert, Lulu, Laura, Lunge, Orgel, Raupe, Würgen, Urne, Turmuhr, Lorbeer, Murmeln.

Das Maß des Hörvermögens ergibt sich aus der Entfernung, in der die Flüstersprache gehört wird.

Die normale Entfernung für die Hörweite seiner Flüstersprache muß jeder Untersucher empirisch feststellen.

2. **Prüfung mit der Taschenuhr:** Jede Taschenuhr hat andere Hörweite. Für die Bestimmung des Normalmaßes und die Angabe des Hörvermögens gilt das gleiche, wie bei 1.

Die Methode gilt als weniger gute, ist aber einfacher und gebräuchlicher, als die erste.

3. **Prüfung mit der Stimmgabel:** Die sanft angeschlagene oder gestrichene Stimmgabel wird mit dem Stimmgabelfuß sanft auf die Ohröffnung aufgesetzt oder in 5 cm Entfernung vom Ohr gehalten. Die Herabsetzung der Hörfähigkeit wird dadurch gemessen, daß nach Aufhören der Tonwahrnehmung seitens des Untersuchten die Zeit bestimmt wird, wie lange ein gesundes Ohr das Forttönen der Stimmgabel noch hört.

Bei Schwerhörigkeit zunächst Prüfung des Gehörganges. Dann

4. **Schwabachscher Versuch:** Aufsetzen der Stimmgabel auf den Process. mastoideus. Vergleich der Wahrnehmungsdauer mit der des Gesunden. Verkürzung bei Krankheiten des inneren Ohres.

5. **Weberscher Versuch:** Eine tönende Stimmgabel*) wird auf die Mitte des Kopfes aufgesetzt; bei einseitiger Erkrankung des schalleitenden Apparates oder bei Verschluß eines Ohres wird sie auf dem erkrankten, resp. verschlossenen Ohr, bei zentraler Taubheit auf der Seite des anderen Ohres, bei Gesunden oberhalb des Kopfes gehört.

6. **Rinnescher Versuch:** Eine schwingende Stimmgabel wird auf den Kopf gesetzt, bis sie nicht mehr gehört wird. Dann rasch vor das Ohr geführt. Wird sie dort noch gehört (positiver Rinne), ist die Luftleitung besser als die Knochenleitung. Zentrale Störung. Erweist sich bei dem umgekehrten Verfahren, erst Ohr dann Kopf, die Knochenleitung besser als die Luftleitung, so liegt eine Schädigung

---

*) Preis von Stimmgabeln M. 3,—.

der letzteren vor (negativer Rinne). Man führt beim Rinneschen Versuch stets beide Methoden aus: Knochenleitung-Luftleitung, Luftleitung-Knochenleitung. Erweist sich bei der einen Prüfung die Luftleitung, bei der anderen die Knochenleitung als besser, so kann das als Beweis ungenauer Angaben gelten.

7. Gehörsfeld: Das Gehörsfeld, dessen Bedeutung ähnlich der des Gesichtsfeldes ist, prüft man mit Stimmgabelserien oder Pfeifen. Die obere Grenze (besonders bei Traumatikern wichtig) mit der Galtonpfeife. Prüfung in 10 cm Entfernung, der Untersuchte hat anzugeben, wenn ihm das blasende Geräusch des Pfeifchens in ein piependes übergeht *).

8. Überempfindlichkeit für Geräusche: Einführen des Barannyschen Lärmapparates oder der Ohroliven eines Shonendoskopes in beide Ohren. Das Geräusch kann bei letzterem Versuch in beliebigem Grade dadurch erzeugt werden, daß man Erbsenkörner aus langsam steigender Höhe auf die Schallplatte fallen läßt. Die Schmerzgrenze äußert sich wie bei den Labyrinthreizungen.

9. Kontrollprüfung: Bei Ertaubung des einzigen hörenden Ohres durch den Lärmapparat wird die Stimme des zum Lesen aufgeforderten Untersuchten unwillkürlich lauter. Bei simulierter Taubheit des freibleibenden Ohres fällt dieses Symptom aus, da die Kontrolle der Eigenwahrnehmung dann erhalten bleibt.

Geruchsinn.

Zur Prüfung geeignet Pfefferminz, Baldriantinktur, Perubalsam, Moschus, Tinctura asae foetidae oder Olfaktometer. Man prüft jedes Nasenloch einzeln unter Verschluß des anderen.

Geschmacksinn.

Man prüft an verschiedenen Abschnitten der herausgestreckten Zunge mit Sirup, Kochsalzlösung, Chininlösung und stark verdünnter Salzsäure. Die Zunge darf nicht zurückgezogen werden. Da der Kranke deshalb nicht sprechen kann, zeigt er die wahrgenommene Empfindung auf einem ihm vorgehaltenen Blättchen, das die Bezeichnungen süß, sauer, bitter, salzig, enthält. Die Substanzen trägt man mit Wattebauschen auf die Randpartien, nicht auf den Rücken der Zunge auf, und zwar in der Reihenfolge: süß, salzig, bitter, sauer.

---

*) Preis der Galtonpfeife M. 6,—.

Gleichgewichtssinn.

Zuleitende Bahnen: Sehbahnen, Empfindungs- und Gelenkempfindungsbahnen des Beines und der Fußsohle, hauptsächlich Vestibularapparat des inneren Ohres.

Zentralorgan: Kleinhirn.

Störungen des Sinnes:

Drehschwindel (bei Erkrankungen des Kleinhirns und des inneren Ohres), anfallsweises Taumelgefühl mit ängstlicher Unsicherheit im Stehen und Gehen, eventuell mit Erbrechen (Neurasthenie, traumatische Neurosen, Zirkulationsstörungen beim Bücken, bei raschem Erheben, Pressen, ferner beim Doppeltsehen).

Schwanken (Kleinhirn, Vestibularapparat; tabische und polyneuritische Störungen der Tiefensensibilität des Fußes). Die Richtung des Schwankens neigt bei einseitigen Vestibular- und Zerebellarstörungen meist nach der Seite der Störung, der Gang der Vestibularkranken ist steif, breitspurig.

Begleitende Störungen:

Nystagmus (bei Vestibularerkrankungen rhythmisch mit raschem Schlag nach rechts wenn die Erkrankung links ist, dann langsam zurückgehend — bei Kleinhirnkrankheiten schlägt die rasche Schlagrichtung nach der kranken Seite).

Gehörstörungen: (Ohrensausen, Schwerhörigkeit, Verstopftsein, Taubheit für hohe Töne, Verkürzung des Hörens für die Knochenleitung [beim Schwabachschen Versuch]).

Vasomotorische Störungen (beim epileptischen Schwindelanfall: Blässe, Pupillenstarre; beim neurasthenischen: Schwitzen, Pulsanomalien; beim Gefäßschwindel: hochroter Kopf, Aussetzen des Pulses).

Zwangshaltung des Kopfes (beim Drehschwindel: in der Richtung des Nystagmus; beim Bückschwindel: Hochhalten des Kopfes).

Prüfungsmethoden der Gleichgewichtsorgane.

1. Gehen, Stehen, Drehen und Sitzen und Aufstehenlassen mit offenen Augen, ob der Kranke nach einer bestimmten Richtung schwankt.

2. Zusammenstellenlassen der Fußspitzen, Erheben beider Arme nach den Seiten, wobei die ausgestreckten Fingerspitzen sich an die Finger des Untersuchers anlehnen. Darauf Schließenlassen der Augen, nach frühestens etwa 15 Sekunden allmähliches Loslassen der Fingerspitzen. Organisches Rombergsches Schwanken tritt erst beim Loslassen der Finger

auf. Bei psychogenen und neurasthenischen Gleichgewichtsstörungen tritt schon gleich nach dem Schließen der Augen Zittern, Pulsbeschleunigung, **starkes Lidflattern**, oft Blässe, nach einiger Zeit erschrecktes Aufreißen der Augen auf, dem unter Umständen Schwächeanfälle (bei Kommotionsneurosen) folgen können.

3. Erschwerte Gleichgewichtsprüfung. Bei geringer Reaktion Wiederholung des vorstehenden Versuches auf schwankender, erhöhter Unterlage (besonders bei Klagen über Stellagenschwindel).

4. Bei überstarker Reaktion Wiederholung des Rombergschen Versuches ohne Augenschluß mit Blick nach oben, oder unter Vorhaltung eines nach oben ablenkenden Prismas vor ein Auge.

Wegfall des Schwindels bei Ablenkung durch Sensibilitätsprüfung in einem der 3 vorstehenden Versuche beweist die Psychogenie, nicht aber die Vortäuschung der Störung.

5. Bückversuche. Erst in sitzender Stellung bücken lassen, etwa unter dem Vorwand: Sensibilitätsprüfung am Rücken. Dann in stehender Stellung unter dem Vorwand der Sensibilitätsprüfung des Kopfes, oder beim Anziehen der Stiefel, oder beim Aufheben eines heruntergefallenen Gegenstandes. Bei Bückschwindel wird der Kopf krampfhaft in die Höhe gehalten, der Rumpf nicht nach vorne gebeugt, sondern durch Kniebeuge gesenkt, das Gesicht wird hochrot, der Puls unregelmäßig, gewöhnlich erst verlangsamt, dann beschleunigt.

6. Drehversuche. 2-, 5-, 7maliges rasches Drehen des Untersuchten um sich selbst, mit nach vorn gesenktem Kopfe in größeren Pausen, entweder im Stehen oder auf einem Drehsessel oder auf einem drehbaren Untersuchungstisch in liegender Stellung. Bei nervöser Reizbarkeit tritt bei beiden Drehrichtungen gleichmäßig schon nach 3 Umdrehungen leichtes Taumeln nach der Seite der Umdrehung ein. Bei Wendung des Kopfes um 90 Grad nach der Seite der Umdrehung Taumeln nach hinten. Bei Wendung des Kopfes nach der Gegenseite Taumeln nach vorn. Bei Gesunden tritt nach der 5. bis 7. Umdrehung Nystagmus nach der Gegenseite der Umdrehung auf, die vorstehend genannte Gleichgewichtsstörungen erst in Rombergstellungen. Nach Commotio cerebri tritt die Störung häufig entweder nur einseitig auf oder der Nystagmus überwiegt sehr stark die Gleichgewichtsstörungen. Bei einseitiger Labyrintherkrankung fehlt gewöhnlich bei Drehung in deren Richtung die Reaktion ganz.

8. **Kalorische Reizung des Labyrinths nach Baranny.** Bei Ausspülung des Ohres mit Wasser, das am Ausfluß des Ohrtrichters gemessen, einige Grad wärmer ist als die Bluttemperatur, tritt Nystagmus nach der ausgespritzten Seite ein und Abweichen des nach einem Gegenstande zeigenden Fingers nach der entgegengesetzten Seite. Bei Kältereizung umgekehrt. Die genau in dieser Weise gemessene Temperaturdifferenz der Spülflüssigkeit gegenüber der Bluttemperatur darf nur ganz allmählich gesteigert werden, da bei Neurasthenikern schon bei Differenzen von 3 Grad Erbrechen, Ohnmacht und tagelange Schwindelzustände auftreten können. Das erkrankte Labyrinth reagiert auch hier nicht oder schwerer.

9. **Galvanische Reizung des Labyrinths.** Zwei verschiedene Methoden, entweder breite Kathode auf den Nacken, 10 qcm Annode auf ein Ohr oder Durchströmung von Ohr zu Ohr. Bei Stromschluß Abweichung des Auges, bei stärkeren Graden Nystagmus nach der Annodenseite, eventuell Vorbeizeigen, wie beim Barannyschen Versuch.

Die Labyrinthreizungen durch Drehversuche, Temperaturdifferenzen und galvanischen Strom müssen wegen der bei unvermuteter überstarker Reizbarkeit möglichen sehr schweren und andauernden Allgemeinerscheinungen mit großer Vorsicht und am besten nur bei klinischer Beobachtung ausgeführt werden. Als Vorversuch ist stets zu prüfen, ob der Zeigeversuch ohne die Labyrinthreizung gelingt: Berührenlassen eines Punktes mit dem Finger bei ausgestrecktem Arm, Senkenlassen des Armes, Schließen der Augen, rasches Wiederaufsuchen des Punktes. Während der Dauer der Vestibularreizung weicht der Finger beim Wiederaufsuchen nach der Seite der Reizung ab.

10. **Kontrollprüfungen zum Rombergschen Versuch.** Stellen Sie die Füße ganz zusammen, schließen Sie die Augen, und passen Sie genau auf. Sie sollen mir sagen, wenn ich Sie berühre und steche (Leppmann). Oder im Anschluß an die Prüfung der Gesichtssensibilität unter dem Vorwand einer Prüfung an den Liddeckeln (Rumpf). Oder bei Gelegenheit der Prüfung der Augenbewegungen dadurch, daß der Blick eine Zeitlang gegen die Decke gerichtet wird, wobei das Rombergsche Schwanken ebenso auftritt wie bei Augenschluß. Oder in Verbindung mit der Koordination, indem man beim Finger-Nasenversuch die Füße und die Augen schließen läßt. Ein Zeichen, daß das Schwanken echt ist, ist das von Bloch geschilderte Emporsteigen der Kniescheiben, bei der Anstrengung sich im Gleichgewicht zu halten.

Bewegungsvermögen.

Grobe Kraft der Extremitäten.

Man läßt Arme und Beine energisch beugen, strecken, drehen und leistet gegen diese Bewegungen durch Festhalten Widerstand. Speziell: Die Arme senkrecht emporheben lassen, sie herabdrücken. Die Finger spreizen und schließen lassen, Prüfung der Kraft durch Dazwischenschieben des Zeigefingers. Für die Prüfung des Händedruckes und der Unterarmbewegung sind Dynamometer zum Ziehen und Drücken brauchbar, die die für Gutachten wertvolle Messung der Störung ermöglichen. Die zum Ziehen eingerichteten Dynamometer ermöglichen außerdem die Prüfung fortlaufender Muskelarbeit. Man nehme Dynamometer, die eine Kilogrammeinteilung tragen und lasse sie durch angehängte Gewichte prüfen. Prüfung des Beines in Rückenlage: Beine anheben, Knie krumm machen lassen, während man sie niederdrückt; plötzlich loslassen. Ausstoßen mit dem Fuße bei Gegendruck auf die Fußsohle. — In Bauchlage: Beugen des Unterschenkels gegen Widerstand.

Passive Beweglichkeit: Prüfungen der passiven Beweglichkeit werden ausgeführt, indem man die gegeneinander zu bewegenden Gliedteile möglichst fest umfaßt und dann bald langsam, bald sehr rasch unter Ablenkung der Aufmerksamkeit des Kranken Beuge-, Streck-, Drehbewegungen ausführt.

Kontrollprüfung.

Organische Lähmungen kennzeichnen sich durch Abmagerung, elektrische Veränderung und Verteilung der Lähmung auf ein Gebiet, das von einem einzelnen Nervenstamm oder einem Rückenmarksabschnitt oder einem Gehirnbezirk versorgt wird (vgl. Zeichnungen und Tabellen). Das Babinskische Phänomen, echte Reflexsteigerung und Zitterkrampf des Fußes beweisen das Vorliegen einer organischen Läsion. Störungen der Empfindung und der Hautreflexe sprechen für eine hysterische Lähmung.

Für psychogene Lähmungen ist charakteristisch, daß nicht bestimmte Muskeln gelähmt sind, sondern daß bestimmte Bewegungsformen nicht ausgeführt werden können. Die Schwäche bei der Lähmung kann vorgetäuscht werden durch paradoxe Kontraktion der Antagonisten.

Entlarvung nach Stöstin, Münch. med. Wochenschr. 1902, S. 1521: Er verlangt die Ausführung einer bestimmten Bewegung, z. B. Beugung im Ellenbogengelenk, setzt der Ausführung einen mäßigen Widerstand entgegen und läßt plötzlich los. Bei Gesunden und leicht Gelähmten schnellt die Hand nach vorn, bei Simulation bleibt sie stehen (unzuverlässig bei schmerzhaften Gelenkerkrankungen). (Vgl. Niedner, Münch. med. Wochenschr. 1902.)

Bei Dynamometerprüfungen wird fast stets simuliert. Man kann die Simulation sehr häufig dadurch entlarven, daß bei fortgesetzter Arbeit in 10 Sekundenpausen nach 30 Einzelleistungen noch keine Ermüdung eintritt, wenn keine volle Kraft angewandt worden ist. Die Prüfung der Kraft der Arme muß unauffällig geschehen durch Beobachtung beim An- und Ausziehen namentlich der Stiefel,

Prüfung nach Erben, Wiener med. Presse 1901, S. 25: Man hebt den gelähmten Arm in die Höhe und mahnt „ihn langsam, damit er geschont werde, sinken zu lassen". Eventuell mit Unterstützung eines Fingers.

Prüfung nach Sachs und Freund: Man läßt den Kranken bald in Rücken-, bald in Bauchlage auf schmalem Untersuchungstisch liegen, so daß die Arme herunter hängen, und läßt dann die angeblich gelähmten Bewegungen ausführen. Für die verschiedenen Situationen und die Wirkung der Schwerkraft ist kein Mensch imstande, sich in der Geschwindigkeit die Funktionen zu überlegen, die ausfallen müssen.

Kontrakturen kann man durch einen Ermüdungsversuch auf ihre Echtheit prüfen. Man legt z. B. bei Streckkontraktur des Kniegelenks den Untersuchten so auf den Tisch, daß das gesunde Bein auf einer Fußstütze ruht, das kontrakturierte vom Knie ab in der Luft schwebt. Bei echter organischer und bei hysterischer Kontraktur treten Ermüdungserscheinungen auch nach Stunden noch nicht auf, der Simulant wird schon nach Minuten durch tiefere und unregelmäßige Atmung seine Ermüdung verraten und das Knie senken müssen.

Koordination.

Prüfung des Gehens: Man läßt auf einer Dielenritze oder auf einem Kreidestrich gehen, so daß die Füße hart voreinander gesetzt werden müssen, oder läßt die Fußspitzen oder die Hacken beim Gehen anheben.

Prüfungen in der Bettlage. Kniehackenversuch: Mit der Ferse des einen Fußes das Knie des anderen Beines berühren. Gehbewegungen, Kreiszeichnen mit erhobenem Fuß in der Luft. Nach der Hand des Untersuchenden stoßen. Alle Prüfungen werden zunächst mit offenen, dann mit geschlossenen Augen ausgeführt.

Koordination der Hand: Man läßt mit 2 Fingern nach einem schmalen Objekt (Öffnung des Stethoskops, Nase des Kranken, Finger der anderen Hand) greifen. Die Bewegung soll auf möglichst großem Wege, also aus dem herabhängenden Arm, und zunächst rasch, dann langsam, zunächst mit offenen, dann mit geschlossenen Augen ausgeführt werden. Ferner rasch hintereinander folgendes Pronieren und Supinieren (Diadokokinesis). Öffnenlassen von Knöpfen, Haken, bei geschlossenen Augen.

Zitterprüfungen.

Auflegen eines ziemlich steifen Bogens Kanzleipapier auf die gespreizten Finger des ausgestreckten Armes.

Man stellt sich aus Blumendraht durch Aufrollen desselben auf dem Stethoskoprohre eine Spirale her, die man so abschneidet und auseinander zieht, daß etwa 5 freie Windungen über die Fingerspitze herausragen, während der Rest der Spirale auf die zu prüfende Fingerkuppe gestülpt wird. Mit dem zu einer kurzen Spitze ausgezogenen Ende der Spirale weist der Untersuchte auf einen markierten Punkt eines Stückes Millimeterpapier, jedoch ohne dasselbe zu berühren. Die Schwankungen betragen dann bei aufgestützter Hand normal bis 2 mm nach jeder Seite, bei aufgestütztem Ellbogen normal bis 4, bei ganz freiem Arm normal bis 6 mm. Bei Augenschluß ergibt sich dabei eine gute Prüfung der Tiefensensibilität.

Kontrollprüfung des Zitterns.

Simulierbar sind Zitterbewegungen, die grobschlägig oder von ungleichmäßiger Schlagstärke, langsam schlägig und koordiniert, durch Zusammenwirken mehrerer antagonistischer Muskeln entstehen. Die entsprechenden Muskelgruppen sind dann in starker Muskelspannung. Wenn das Zittern aufhört, sobald man die aktive Muskelspannung unmöglich macht, z. B. durch Verbringen in Bauch- oder Seitenlage mit rechtwinklig gelegenem Knie (Seeligmüller) oder den betreffenden Körperteil der Stütze beraubt, ist es der Simulation verdächtig.

Elektrische Untersuchung.

Methodik: Elektroden gut durchfeuchten, wenn möglich mit warmem Salzwasser. Indifferente Elektrode von 50—100 qcm auf Sternum oder Rücken. Reizelektrode mit Unterbrecher, geöffnet aufsetzen, dann ohne Erschütterung schließen.

Elektrische Untersuchung. 145

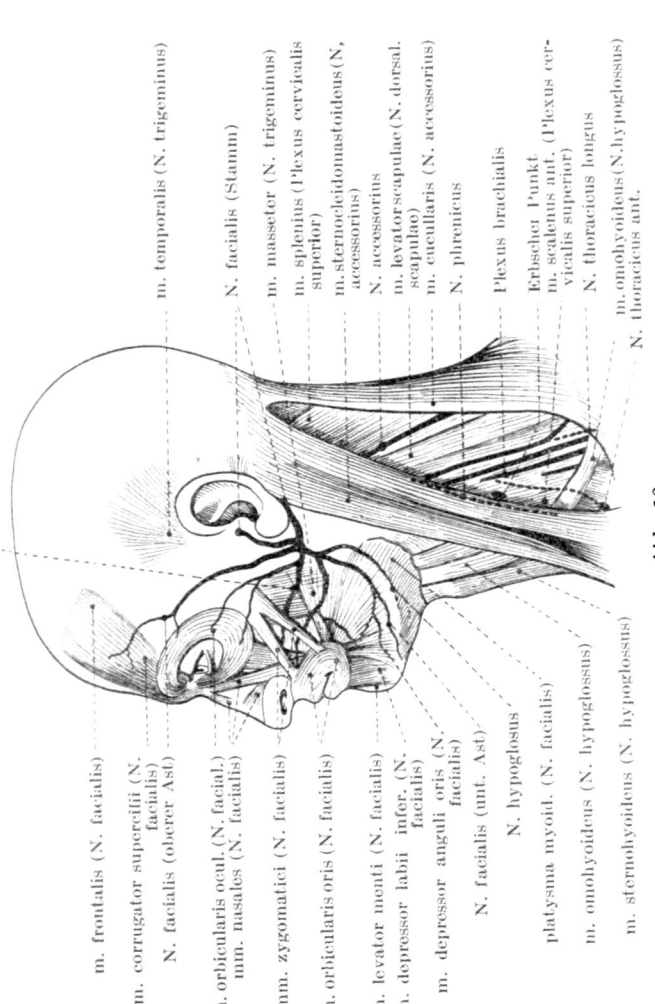

Abb. 10.
Muskeln, Nerven und elektrische Reizpunkte am Kopf und Hals nach Toby Cohn, Elektrodiagnostik — Elektrotherapie, 3. Aufl., Berlin.

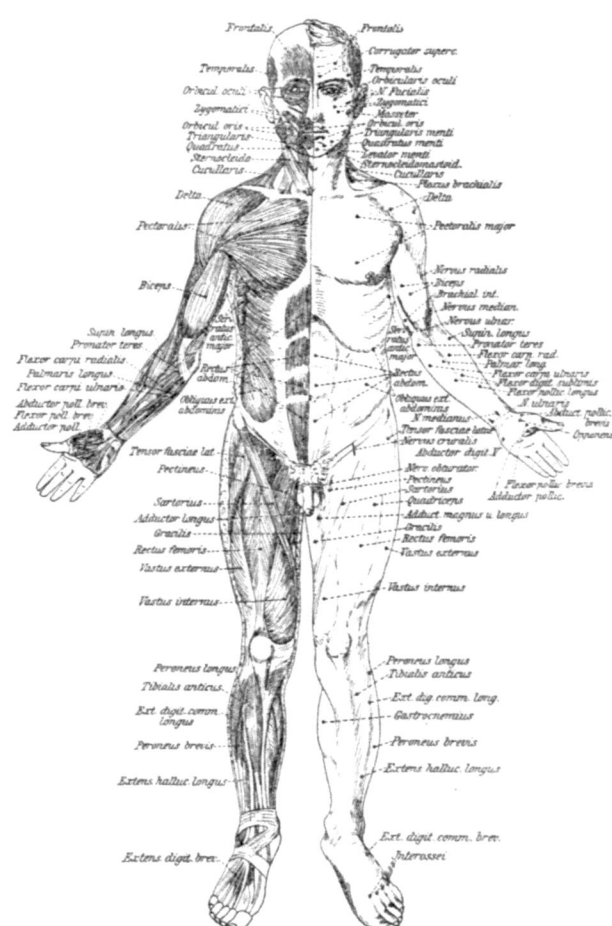

Abb. 11.

Elektrische Reizpunkte der
Aus Kramer, im Handbuch der Neurologie

Ob.Plexuslähmung. Musc. deltoideus, biceps brachialis, supinator, long. ballen. — *Radialislähmung.* Musc. supinator long., triceps, indicator, digit, I. long. et brev., digit. V. — *Medianuslähmung.* Musc. pro- sublimis, pollic. brev. et long. — *Ulnarislähmung.* Musc. flexor *Cruralislähmung.* Musc. ileopsoas, tensor fasciae, sartorius, quadri- surae, flexores digit. commun. long. et brev., halluc. long. et brev.- et brev., extens. digit. comm,

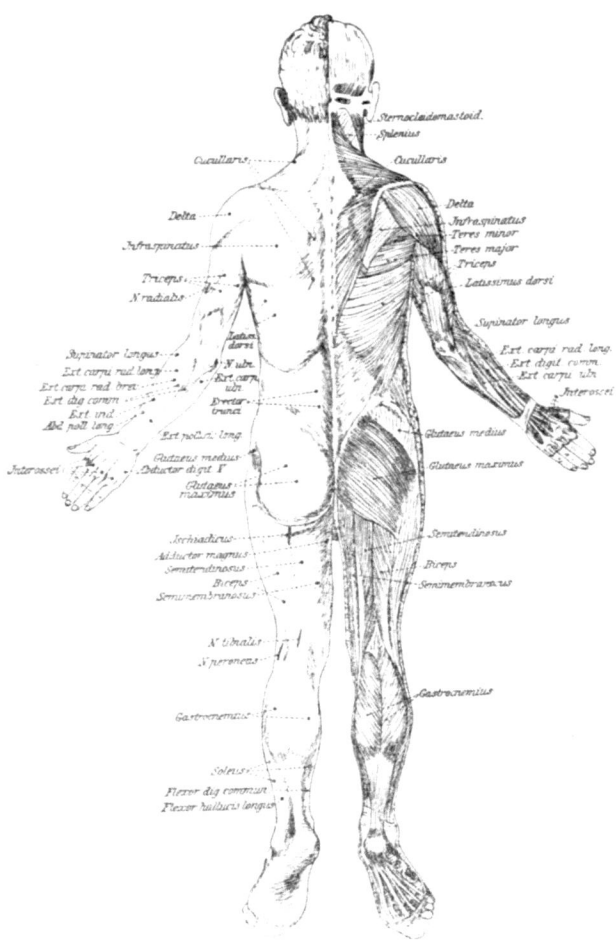

Abb. 12.

Muskeln und Nerven.

von M. Lewandowsky, Berlin, 1910—1913.

— *Untere Plexuslähmung.* Musc. interossei, Daumen und Kleinfinger-abductor pollic. long., extensores carpi, rad. et uln., digit. commun., nator teres, palmaris long., opponens, flexores carpi radialis digitorum carpi ulnaris, interossei, adductor pollic., adductor digit. V. — ceps (vasti et recti femoris). — *Tibialislähmung.* Musc. triceps interossei, — *Peroneuslähmung.* Musc. tibial. antic., peroneus long. long., extens. halluc. long.

Beginn mit dem faradischen Strom, erst Muskelpunkte, dann Nervenpunkte. Mit kleinen Strömen beginnen, Steigerung bis zur Minimalzuckung. Messung in Zentimeterrollenabstand. Galvanische Erregbarkeit in derselben Weise unter langsamer Steigerung der Stromstärke. Die Reizelektrode ist Kathode (Prüfung der Kathode: Färbt Elektrodenpapier rot. In einem Glase Wasser, in das beide Drähte getrennt hineingeführt werden, steigen bei stärkerem Strom nach einigen Sekunden von der Kathode Blasen auf). Messung des galvanischen Stromes in Milliampère. Elektroden dabei unverrückt auf der Reizstelle lassen, ablesen bei geschlossenem Strom. Danach kontrollieren durch neue Unterbrechung.

Quantitative Veränderungen: Steigerung, Herabsetzung, Aufhebung. Vergleichung mit der anderen Seite. Bei doppelseitigen Störungen Vergleichung der Werte mit einem Gesunden. Qualitative Veränderungen: Entartungsreaktion.

Entartungsreaktion: Faradischer Strom: Jede Reizung erlischt. Galvanisch: Träge, wurmförmige Zuckungen mit Umkehrung der Zuckungsformel. Normale Zuckungsformel Ka.S.Z. / An.S.Z. / An.Ö.Z/. Umkehrung der Zuckungsformel: An.S.Z. / Ka.S.Z. / An.Ö.Z/. Prognostisch ungünstig, wenn nach 6—30 Wochen weder Bewegung noch normale Reizbarkeit zurückkehren.

Normale Erregbarkeit.

Mittlere galvanische Erregbarkeit der der Reizung zugänglichen Nerven nach Stintzing: N. musculo-cutaneus 0,17 M.A., N. accessorius 0,27 M.A., N. ulnaris I 0,55 M.A., N. medianus 0,9 M.A., N. cruralis 1,05 M.A., N. peroneus 1,1 M.A., N. tibialis 1,45 M.A., N. ulnaris II 1,6 M.A., N. facialis 1,75 M.A., N. radialis 1,8 M.A., N. axillaris 2,8 M.A.

Grenzwerte, innerhalb welcher die Minimal-Zuckung bei Kathodenschluß bei einigen Muskeln auftritt: Pectoralis minor 0,1—2,5 M.A., Vastus internus 0,3—1,3 M.A., Extensor digit. communis 0,6—3,0 M.A., Supinator longus 1,1—1,7 M.A., Deltoideus 1,2—2,0 M.A., Extensor pollicis brevis 1,5 bis 3,5 A.M., Trapezius 1,6—2,0 M.A., Tibialis anticus 1,8 bis 5,0 M.A., Pronator teres 2,5—3,8 M.A.

Schema der pathologischen Erregbarkeit der Muskeln und motorischen Nerven.

I. Komplette EaR: leichte und mittelschwere Form.

	Indirekte (Nerven) Erregbarkeit:		Direkte (Muskel) Erregbarkeit:	
	farad.	galvan.	farad.	galvanisch
1. Woche	gegen Ende herabgesetzt	gegen Ende herabgesetzt	etwas später herabgesetzt	etwas später herabgesetzt
ca. 2.—15. Woche	erloschen	erloschen	erloschen	erhöht, träge Zukkung (An > Ka)
ca. 16.—30. Woche	gegen Ende wiederkehrend	gegen Ende wiederkehrend	gegen Ende wiederkehrend	sinkend bis normal raschere Zuckung (An = bis < Ka)
später	normal oder subnormal	normal oder subnormal	normal oder subnormal	normal oder subnormal (keine qualitativen Veränderungen mehr)

II. Komplette EaR: schwere Form.

6.—x Woche	bleibt erloschen	bleibt erloschen	bleibt erloschen	sinkend, bis erlöschend, Zuckung bleibt träge (An > Ka)

III. Partielle EaR.

1. Woche	normal, erhöht od. herabgesetzt	normal, erhöht od. herabgesetzt	normal, erhöht od. (etw. später) herabgesetzt	normal, erhöht oder (etwas später) herabgesetzt
2.—5. Woche	normal oder herabgesetzt	normal oder herabgesetzt	normal oder herabgesetzt	erhöht träge Zuckung (An > Ka)
6.—ca. 12. Woche	wird normal	wird normal	wird normal	wird normal

oder aber (bei langsam verlaufenden Prozessen):

6.—x Woche	sinkend bis erlöschend	sinkend bis erlöschend	sinkend bis erlöschend	sinkend bis erlöschend, Zuckung bleibt träge (An > Ka)

Wichtigste Krankheiten mit Entartungsreaktionen.

Die Erkrankungen der Vorderhörner: Poliomyelitis ant. acuta, Poliomyelitis anterior subacuta und chronica, Sclerosis lateralis amyotrophica, spinale Form der progressiven Muskelatrophie, Gliosis spinalis, Myelitis diffusa cervicalis, lumbosacralis (mit Beteiligung der grauen Substanz), ferner die Erkrankungen der den Vorderhörnern entsprechenden Bulbärnervenkerne (progressive Bulbärparalyse, Polioencephalitis inferior, acuta etc.).

Die Erkrankungen der vorderen Wurzeln: Kompression durch Geschwülste und die geschwulstartig verdickten Meningen; z. B. bei Lues, Pachymeningitis cervicalis hypertrophica. Kompression in den Foramina intervert. bei Wirbelkrankheiten (Karies, Geschwülste, Fraktur, Luxation).

Die schweren Erkrankungen der peripheren Nerven: Die traumatischen (Durchschneidung, starke Quetschung, Druck durch Geschwulst). Die rheumatischen (z. B. Facialislähmung). Die toxischen und infektiösen (Bleilähmung. Alkohollähmung, Arseniklähmung und die infektiösen Formen der multiplen Neuritis usw.).

Empfindungsvermögen.

Schmerzen.

Bei Klagen über Schmerzen fragt man nach Intensität, ob sie den Schlaf hindern. Qualität, ob stechend, brennend, klopfend. Auftreten, dauernd oder intermittierend, periodisch, nur bei Bewegungen. Man prüft weiter, ob über der schmerzhaften Gegend Überempfindlichkeit auf mechanischen Reiz besteht und ob dieselbe betrifft a) die Haut (Hautfalte erheben und leicht kneifen); b) die tieferen Weichteile direkter Druck); c) Gelenkteile oder Nervenstämme (Valleixsche Druckpunkte).

Empfindungsvermögen der Haut.

Berührungsempfindung: Prüfung der Berührungsempfindung geschieht 1. mit einem Pinsel, Wattebausch, Fingerkuppe oder Nadelkopf. Die Augen des Patienten werden bedeckt. Jede Berührung wird mit einem „jetzt" angekündigt, doch werden einige Ankündigungen in unregelmäßigen Pausen ohne Berührung, einige Berührungen ohne Ankündigungen ausgeführt. Der Patient hat mit „ja" zu antworten, wenn er irgendeine Berührung fühlt (eventuell an den Punkt zu zeigen, wo er sie fühlt), mit „nein", wenn er nichts empfunden hat. Fehler werden mit bestimmten Zeichen auf der Haut vermerkt. 2. Mit Nadelkopf und Spitze ebenso wie oben, nur hat der Untersuchte spitz und stumpf zu unterscheiden. 3. Mit dem faradischen Strom: Auf der Haut werden die beiden Elektroden von der sekundären Spirale eines Schlitteninduktoriums aufgesetzt und der Strom so lange verstärkt, bis ein eben merkliches Prickeln auf der Haut entsteht; d. h. bis der Patient durchgehenden Strom und Unterbrechung unterscheiden kann. Der Rollenabstand an diesem Punkte gibt ein zahlenmäßiges Maß der Empfindlichkeit. 4. Mit Herings Ästhesiometer: 12 zylindrische Stäbchen, eines glatt, die übrigen durch Umwickelung mit Draht von steigender Rauhigkeit. Man untersucht, welches der Stäbchen noch als rauh empfunden wird.

Schmerzgefühl: Der Untersuchte wird instruiert, den Schmerz nicht zu unterdrücken, sondern anzugeben, ob er den Reiz empfindet als „Berührung", als „unangenehm", als „schmerzhaft". Er habe auch das Ansetzen der Nadel und den Eintritt des Schmerzes zunächst sofort mit jetzt zu beantworten, erst nachträglich die Art der Empfindung zu bezeichnen. Neben der Angabe achte und protokolliere man Abwehrbewegungen, Mannkopfsches Zeichen und mimischen Ausdruck. Normal wird Eindrücken einer stumpfen Nadelspitze in die Haut als schmerzhaft empfunden. Muß die Nadel eingestochen werden, den Schmerz zu erzeugen, so ist das Gefühl herabgesetzt, muß eine Hautfalte durchstochen werden, hochgradig herabgesetzt. Besser mit dem faradischen Strom. Hierbei wird der Strom so lange verstärkt, bis Schmerz entsteht und der Grad der Herabsetzung in Rollenabstand abgelesen.

Präzisionsprüfung: Ein Stab von 1 qmm oder 10 qmm Grundfläche und 100 g Gewicht wird mit einer Gewichtsschale versehen*). Dabei läßt sich ohne Verletzung der Haut eine genaue dosierbare Beobachtung ausüben. Schmerzempfindung bei Gesunden mit 1000—1600 g, bei Schmerzpunkten 200—600 g, bei psychogenen Analgesien über 4000 g bis 20 kg qro 1 qmm.

Ortssinn: Man prüft durch gleichzeitiges Aufsetzen zweier Zirkelspitzen, indem man den Abstand derselben so lange vergrößert, bis sie getrennt als zwei Berührungen empfunden werden. Die zur Doppelempfindung notwendigen Abstände sind an den verschiedenen Körperstellen sehr verschieden, ferner in der Längsrichtung der Glieder größer als in der Querrichtung, sie werden durch Übung verringert und durch Ermüdung vergrößert.

---

*) Käuflich bei E. Zimmermann, Berlin.

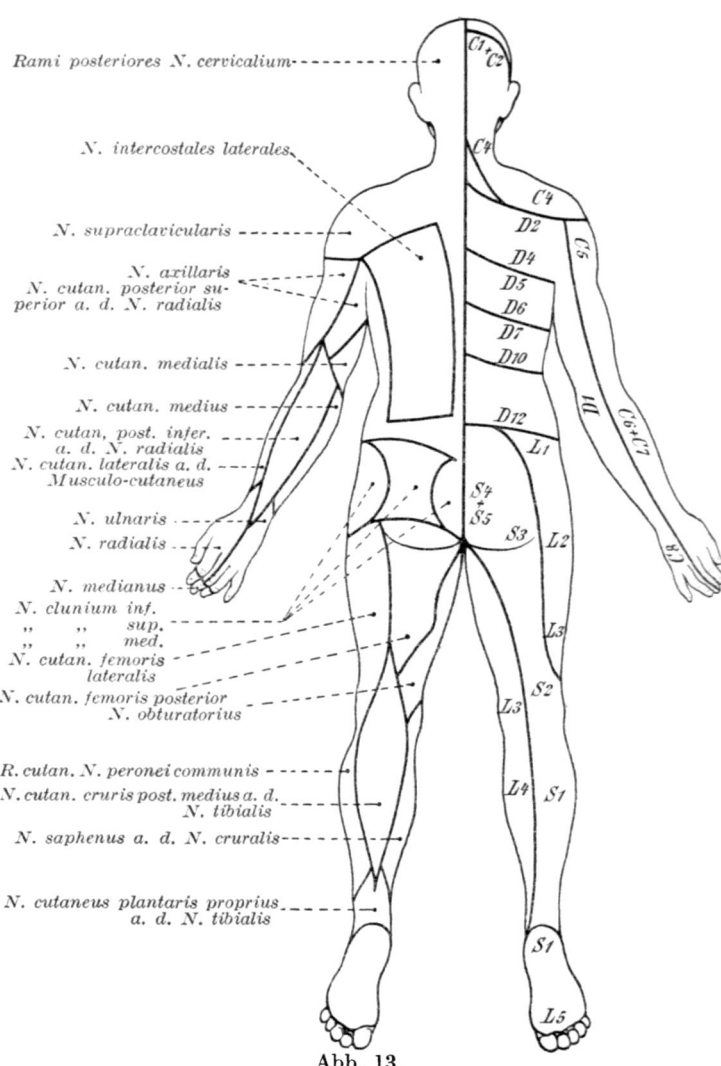

Abb. 13.

Sensible Innervation des Körpers durch die peripheren Nerven (nach

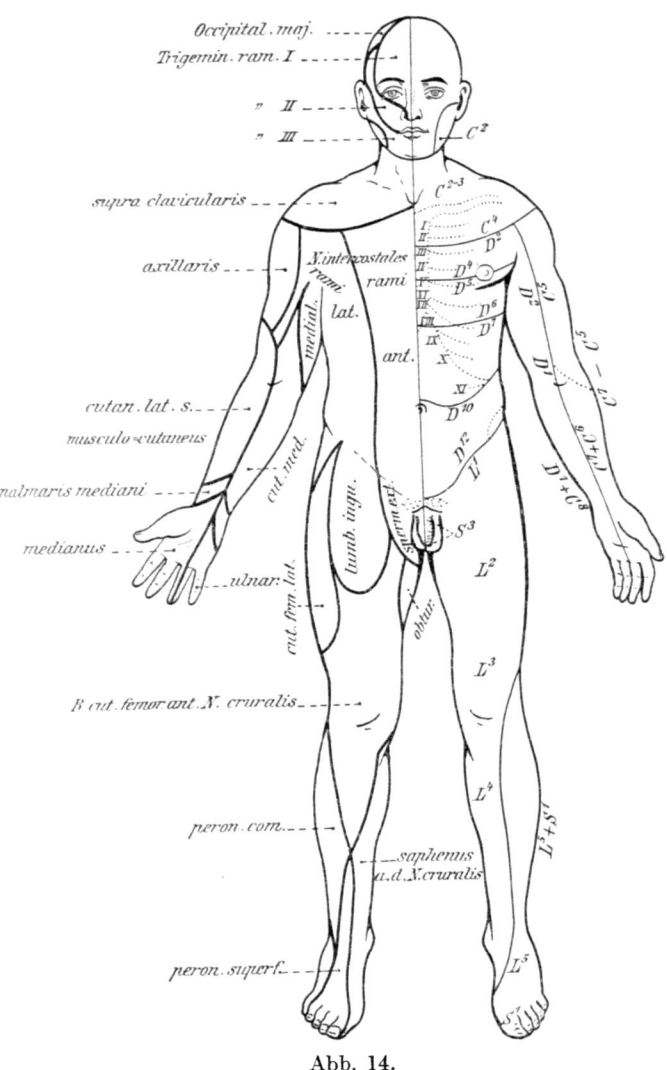

Abb. 14.

Freund) und durch die Rückenmarksabschnitte (nach Seiffert).

Auszug aus der Weberschen Tabelle für die Größe der Empfindungskreise *):

	mm		mm
Zungenspitze	1	Roter Teil der Lippe	4
Nasenspitze	6	Unterer Teil der Stirn	22
Nacken	52	Haut über dem Brustbein	44
Rückgrat	52	Mitte des Rückens	65
Mitte des Oberarms	65	Unterarm	39
Handrücken	28	Handfläche	11
Daumenballen	9	Endphalanx d.Finger:Dorsal	6,5
		Volar	2
Oberschenkelmitte	65	Unterschenkel	39
Plantarfläche des Fußes	15	(Sievekingscher Tasterzirkel, Preis M. 14,60).	

Die Lokalisation der Eindrücke wird geprüft, indem man den Kranken auf eine berührte Hautstelle weisen läßt und die Fehlerdistanz mit dem Zentimetermaße mißt. Die Fehlergröße ist normal entsprechend der Weberschen Tabelle an verschiedenen Körperstellen verschieden.

Zur Prüfung des Temperatursinns benutzt man zwei Reagenzgläser mit kaltem und warmem Wasser, die man 2—3 Sekunden auf die Haut aufsetzt. Wird Temperaturempfindung richtig angegeben, so prüft man durch Vergleichung mit der anderen Körperhälfte, ob die Empfindung erheblich geringer ist wie dort. Eine oberflächliche Prüfung kann man ohne Instrumente durch Anhauchen (warm) und Anblasen (kalt) vornehmen oder mit dem Holz-, Gummi- und dem Metallteil eines Perkussionshammers. Präzisionsprüfung mit dem Thermästhesiometer nach Eulenburg.

Tiefensensibilität (Muskelsinn).

Bewegungsempfindung: Augen schließen! Man umfaßt das betreffende Glied oberhalb und unterhalb des Gelenkes mit kräftigem Druck der vollen Hand. Führt im Gelenk, nicht ruckweise, mit mäßiger Geschwindigkeit leichte Bewegungen aus, übt dazwischen manchmal zur Kontrolle einfachen Druck aus. Erst große, dann immer kleinere Exkursionen. Der Untersuchte soll die Glieder völlig schlaff lassen und angeben, ob er nur Druck oder Bewegung spürt.

Lageempfindung: Augen schließen. Man umfaßt ein Glied fest mit voller Hand und bringt es in beliebig gewechselte passive Lagen. Der Untersuchte hat die passiv

---

*) vgl. psychologische Messungen, S. 106.

gegebene Haltung aktiv zu wiederholen oder nach einem bestimmten Teil des Gliedes hinzuweisen.

Schweree mpfindung: Man läßt Gegenstände von verschiedener Schwere und gleicher Größe und Gegenstände von gleicher Schwere und verschiedener Größe beurteilen (Barästhesiometer nach Eulenburg und nach Boas, Hitzigsche Holzkugeln mit verschiedener Bleifüllung).

Vibrationsgefühl: Eine auf einen Extremitätenknochen aufgesetzte große schwingende Stimmgabel ruft ein summendes Gefühl hervor. Messung des Grades der Herabsetzung durch Aufsetzen auf die entsprechende Stelle des eigenen Körpers oder der anderen Körperhälfte des Untersuchten.

Kontrollprüfungen der Sensibilitätsstörungen.

Abstumpfung (Anästhesie, Hypästhesie): Man prüft die Kitzelreflexe an den Nasenlöchern, Achselhöhlen, den seitlichen unteren Teilen des Brustkorbes und des Bauches und an den Fußsohlen, ferner die Schleimhautreflexe an den Hornhäuten, den Bindehäuten und dem Rachen. Positiver Ausfall beweist, daß in der zugehörigen Region die Tastempfindung erhalten ist.

Man zieht auf der Haut in großer Ausdehnung Striche und Figuren, die zum wesentlichen Teil auf dem angeblich anästhetischen Gebiet liegen oder es durchziehen. Erkennt der Untersuchte die Form des Striches auch bei den ganz oder teilweise im unempfindlichen Gebiet liegenden Figuren (Kreuze, Kreise, Zahlen), so ist erhaltene Berührungsempfindung bewiesen (Thiem).

Schmerz. Das charakteristische Merkmal des Schmerzes ist die blitzartig einsetzende Fluchtbewegung bei abgelenkter Aufmerksamkeit. Zur Ablenkung der Aufmerksamkeit brauche man bei Untersuchungen am Kopf das Augenspiegeln, an den oberen Extremitäten oder Rumpf die Lungenuntersuchung. Man prüft die Schmerzpunkte, indem man sich unauffällig mit der Hand an der fraglichen Stelle festhält und einen schmerzhaften Reiz dabei ausübt. Weitere Zeichen der Schmerzempfindung sind: Die Blutwallung zum Gesicht (Bechterew), Pupillenerweiterung (Parrot) und Pulsveränderung (Rumpf-Mannkopf). Zur Ausführung der Rumpf-Mannkopfschen Prüfung ist notwendig, daß der Kranke längere Zeit vorher ruhig liegt, schon untersucht worden ist, daß seine Herztätigkeit gleichmäßig, nicht über 100 Pulse ist und daß Untersuchungen an anderen Körperstellen keine Pulsbeschleunigung ergeben. Unter diesen Voraussetzungen bewirkt eine schmerzhafte Reizung entweder eine Beschleunigung der Herztätigkeit oder eine kurzdauernde Verlangsamung mit rasch folgender Beschleunigung, oder ein Kleinwerden des Pulses, oder ein Unregelmäßigwerden desselben. (Münch. med. Wochenschr. 1907.) Die Pupillenerweiterung (Parrot) kann auch schon bei Erwartung des Schmerzes eintreten, ist also wenig brauchbar (Kramer in Deutsche med. Wochenschr. 1901). Die vorstehenden Zeichen können unter entsprechender Modifikation sowohl für schmerzunempfindliche wie für schmerzüberempfindliche Stellen verwandt werden.

Hyperalgesie. Bei echter Hyperalgesie ist der Schwellenwert der Schmerzhaftigkeit des faradischen Stromes herabgesetzt, d. h. ein verhältnismäßig geringer Rollenabstand, der an gesunden Teilen noch unangenehm ist, ruft Schmerzen hervor. Für Hyperalgesie ferner verwendbar: Die Lehre von den Empfindungskreisen. Man setzt innerhalb des Empfindungskreises neben dem Schmerzpunkt den einen Finger fest auf, dann einen zweiten auf den Schmerzpunkt und läßt den ersten los. Bei echtem Druckschmerz wird der zweite Finger im Gegensatz zum ersten als schmerzhaft empfunden, von Simulanten nicht (Müller in Monatsschr. f. Unfallheilk. 1894, Nr. 1).

Spontaner Schmerz äußert sich in Haltung, gespanntem Gesichtsausdruck, Schlaflosigkeit, Appetitlosigkeit, Gewichtsverlust. Abgegrenzte Schmerzanfälle rufen das Rumpf-Mannkopfsche Zeichen hervor, ferner Schweißausbrüche, Blässe oder Kongestion. Fehlen der geschilderten physiognomischen Merkmale beweist die Abwesenheit behaupteter spontaner Schmerzempfindungen mit ziemlicher Sicherheit.

Analgesie. Prüfung mit dem faradischen Strom. Eine lange Drahtbürste wird quer über die Grenze zwischen fühlendem und gefühllosem oder zwischen überempfindlichem und normalempfindendem Hautgebiet gelegt. Darauf läßt man den Strom bis zum Beginn deutlichen Schmerzes ansteigen und hebt nun die Bürste abwechselnd auf der einen und der anderen Seite leise von der Haut ab. Auf der empfindenden Stelle wird der Schmerz dabei verdoppelt, auf der unempfindlichen Stelle muß die Empfindung aufhören.

Empfindungsstörungen bei der Erkrankung innerer Organe

Organ	Headsche Zonen*) vorn	Headsche Zonen*) hinten	Ausstrahlende Schmerzen
Lungen	D 1 – D 7	D 1 – D 6	Kehlkopf.
Trachea	Schlüsselbeingruben	Okzipital-Knorren	Oberster Teil des Rückens.
Herz	C 3, D 1	C 3, D 3, D 6	Linke Brustwand. Rücken zwischen den Schulterblättern. Linker Arm.
Aorta			Brennen hinter dem Brustbein. Druck in der Herzgrube.
Magen	D 6 – D 9	D 5 – D 8	Rücken links neben der Wirbelsäule.
Speiseröhre	D 4, D 6, D 8	D 4, D 5, D 7	Kloßgefühl im Halse Globus.
Darm	D 10 – D 12	D 9, D 10	Mac Burneyscher Punkt.
Leber und Milz	D 7 – D 12	D 7 – D 12	Schultergegend, links bei Milz.
Nieren und Harnleiter	D 12 – L 2	D 12	Lumbalgegend des Rückens und Geschlechtsteile. Blasenkrämpfe bei Cystitis strahlt ins Rektum aus.
Gebärmutter	D 12	D 12	Unterster Lumbalteil des Rückens und Kreuzgegend. Innenseite der Oberschenkel, Ischiatische Schmerzen, Brennen in der Magengrube.
Hoden und Eierstöcke	D 12	D 7	Kreuz, Leistengegend und Seiten beider Brüste.
			Außer vorstehenden überwiegend vorkommenden Schmerzausstrahlungen kommen individuell ganz verschiedene Mitempfindungen bei den verschiedensten Schmerzen und Störungen der Organe vor.

---

*) Wegen der Bezeichnungen D 1, C 1 usw. vergleiche die Sensibilitätsverteilung der Rückenmarksegmente, S. 152.

Reflexe.

(Unter gütiger Mitwirkung von Herrn Dr. Trömner-Hamburg.)

1. Schleimhautreflexe.

Skleralreflex, Blinzeln oder Lidschluß bei Berührung der Konjunktiva mit einem spitzen Glasstäbchen oder dem Knopf einer Nadel.

Cornealreflex; derselbe Reflex bei vorsichtiger Berührung der Cornea eventuell mit spitz zugedrehter Watte.

Gaumenreflex; Hebung des Zungenrückens bei Berührung des Gaumendaches mit Glas- oder Holzstäbchen.

Rachen- oder Würgreflex; Würgbewegung bei Bestreichen der hinteren Rachenwand.

Saugreflex: bei Säuglingen, Idioten und bei gewissen organischen Gehirnleiden; (Pseudo-Bulbärerkrankungen, Dementia paral. u. a.); saugende Lippenbewegung bei Bestreichen des vorderen Gaumens.

Analreflex: Kontraktion des Sphinkter beim Versuch in den Anus einzudringen.

2. Hautreflexe.

Gänsehautreflex: Erhebung der Haarmündungen infolge von Kontraktion der Erectores pilorum nach Strich über die Haut mit einem Stift.

Kapillarreflex (Vasomotorenreflex): nach Strich über die Haut mit einem Stift oder Hammerstiel erst Erblassen, dann Erröten des Striches (Dermatographie), seltener mit leisten- oder plattenartiger Erhebung der gereizten Hautgegend (Urticaria factitia).

Inframammalreflex (Trömner): Kontraktion der obersten Rektusfasern nach Querstrich unterhalb der Mammilla.

Bauchreflex, oberer, mittlerer, unterer: bei schnellem Querstrich über das mit der flachen Hand gespannte Epi-, Meso- und Hypogastrium Kontraktion der darunter gelegenen Muskeln.

Kremasterreflex: nach Strich längs der Oberschenkelinnenseite Kontraktion des gleichseitigen Kremaster.

Skrotalreflex: derselbe Reiz bewirkt später, nach etwa 5 Sekunden, eine wurmförmige Zusammenziehung des gleichseitigen Testis (glatte Muskeln der Tunica dartos).

2. Tiefe Reflexe.

(K bedeutet konstant, I inkonstant.)
(Sehnen-, Gelenk-, Periost-Muskelreflexe.)

Masseterreflex: durch Schlag auf einen bei halbgeöffnetem Munde auf die Zähne gelegten Spatel; Reflexzuckung des Masseter und Temporalis. (K.)

Trizeps-(Ellbogen-)Reflex; Patient legt liegend seinen Arm halbgebeugt über die Brust; dem Schlag oberhalb des Olecranon folgt eine, manchmal nur schwache, Trizepskontraktion. (K.)

Ulnareflex: dieselbe Trizepszuckung durch Schlag auf das untere Ende der Ulna bei gebeugt gehaltenem Arm. (I.)

Bicepsreflex: Kontraktion des Bizeps nach Schlag auf seine, am besten zwischen zwei Fingern isoliert gehaltene Sehne. (K.)

Radiusreflex: Zuckung des Supin. long. und eventuell Bizeps nach Schlag auf die Daumenwurzel oder das untere Radiusende bei gebeugt gehaltenem Unterarm. (K.)

Pronatorreflex: wenn man bei gebeugt gehaltenem Unterarm in volarer Richtung, also in Richtung nach außen gegen das untere Radiusende schlägt, so folgt kurze Pronationsbewegung. (I.)

Extensoren- und Flexorenreflex lassen sich bei gesteigerter Erregbarkeit durch Schlag auf die volare oder dorsale Seite des Handgelenks hervorrufen. (I.)

Palmarisreflex: Beugung der Hand und der Finger bei Beklopfen des Handtellers. (K.)

Adduktorreflex: Schlag auf die Knieinnenseite oder auf den Maleolus int. bewirkt Zuckung der Adduktoren; bei Reflexsteigerung auch auf der anderen Seite. (K.)

Patellarsehnenreflex: (Fehlen: Westphals Phänomen): Wird geprüft im Sitzen, indem man den Fuß des Kranken mit dem eigenen Fuß so weit nach vorn schiebt, daß er leicht auf dem Boden ruht, die Muskulatur des Oberschenkels entspannt ist und die Patellarsehne gut fühlbar ist. (Am besten in einem stumpfen Winkel, 120—150°.) Zum Beklopfen der Sehne, die genau getroffen werden muß, benutze man einen möglichst schweren Perkussionshammer*). Die freie Hand ruhe leicht auf dem Oberschenkel. In Rückenlage hebe man mit der linken Hand den Oberschenkel im Knie leicht an und fordert den Kranken auf, das Bein fallen zu lassen. Spannt der Kranke trotzdem die Muskulatur an, so lenkt man ihn ab durch Vorlesen, Rechnen oder Blick

---

*) Trömners sehr brauchbarer Reflexhammer bei Cassel, Frankfurth.

nach oben. Wenn auch dies vergeblich, Jendrassikschen Kunstgriff: Man fordert den Kranken auf, vor der Brust oder hinter dem Kopfe die Hände zu falten und auf Kommando auseinanderzureißen, ohne sie aber loszulassen. Im Augenblick des Kommandierens beklopft man die Sehne.

Achillessehnenreflex: Man hebt im Liegen die Fußspitze bei gebeugtem Knie an und beklopft die Sehne oder man läßt den Patienten in „Betstuhlstellung" auf einen Stuhl knien mit den Fußspitzen abwärts, drängt in dieser Stellung den Fuß leicht dorsalwärts, nachdem man sich überzeugt hat, daß die Muskulatur nicht angespannt ist und beklopft die Sehne.

Patellarklonus: Man zieht die Kniescheibe ruckweise nach unten und hält sie fest.

Fußklonus: Rückenlage, Knie leicht anheben, Fuß stützen mit der anderen Hand, die Fußspitze und die Zehen leicht umfaßt. Kurzer kräftiger Ruck nach oben.

Tibiareflex: Kontraktion des Quadriceps femoris und der Adduktoren bei Beklopfen der vorderen Tibiafläche.

Kontrollprüfung der Sehnenreflexe: Speziell die allgemein bekannten des Kniescheibenbandes können durch Anspannen der Muskulatur verhindert werden. Vorzutäuschen, daß sie fehlen, ist unmöglich. Die Erhöhung des Kniereflexes wird gewöhnlich in der Weise vorzutäuschen gesucht, daß der Unterschenkel eine ausfahrende Bewegung macht, die jedoch meist vor oder nach dem eigentlichen Reflex fällt und von ihm bei genauer Beobachtung leicht abgrenzbar ist.

Pathognostische Zeichen für die organische Schädigung der Pyramidenbahnen.

Babinski. Langsames Streichen am äußersten Fußrand entlang von der Ferse zu den Zehen: Langsame isolierte Dorsalstreckung der großen Zehe unter gleichzeitiger Beugung und Spreizung der übrigen Zehen.

Oppenheim: Streichen an der Innenseite des Unterschenkels, Reaktion wie Babinski.

Bechterew-Mendel: Schlag auf die äußere Mittelfußkante oder das vierte Fußgelenk. Zehenbeugung plus Spreizung.

Rossolimo: Schlag gegen die Zehenballen von unten; Reaktion wie vorstehend.

Trömner: Umgreifen der Wade mit Streichen abwärts: Zehenstreckung mit Fußbeugung.

Untersuchung der organischen Störungen der Sprache. 161

Strümpell: Beugung des Oberschenkels gegen Widerstand: Reaktion wie vorstehend.

Remık: Streichen der Oberschenkel: Dorsalfektion des Fußes und Emporziehen des Beines.

Untersuchung der organischen Störungen der Sprache, des Erkennens und des Handelns.

Störung der Aussprache.

Kernlähmung der Sprachmuskeln. Dysarthrie. Sprache klingt nasal, verwaschen.

Aus den Buchstaben, die besonders schlecht hervorgebracht werden, sind Rückschlüsse auf die gelähmten Muskelgruppen möglich.

d, l, r, s, t . . Zungenmuskulatur.
b, f, m, p, w . . Lippenmuskulatur.
ch, g, t, k, ng . Gaumenmuskulatur.

Silbenstolpern, Ataxie der Sprachmuskeln.

Skandieren, verlangsamt, die einzelnen Silben zerhackt.

Häsitieren, stecken bleiben.

Schmieren, unscharfe Aussprache.

Stottern, Verwechseln einzelner Buchstaben.

Prüfung durch Probeworte (Elektrizität, Popokatepetel, Flanellappen, dritte reitende Artilleriebrigade).

Wortverständnis.

Aufforderung, die Hand auf die Stirn zu legen, sich ans Ohr zu fassen, dem Arzte die Hand zu geben. Bei der Aufforderung muß der Mund bedeckt werden und das Hinsehen nach dem betreffenden Körperteil vermieden werden.

Untersuchungen auf Aphasie.

Spontansprache: Prüfung durch Fragen, Zählen lassen.

Nachsprechen vorgesprochener Worte, Silben und Buchstaben, z. B. Stuhl, Buch, Bleistift usw.

Lesen: Aufforderung zu lautem Vorlesen von Worten und Sätzen, Aufschreiben schriftlicher Aufträge, Abfragen vorgeschriebener Worte: heißt das Schlüssel, Bleistift usw. Unterstreichenlassen bestimmter Worte. Aufforderung, aufgeschriebene Gegenstände aus einer größeren Zahl herauszusuchen. Vorschreiben von Buchstaben, Heraussuchenlassen derselben Buchstaben aus größerer Reihe. Aufschreiben von Zahlen, Hochheben der entsprechenden Zahl von Fingern.

Schreiben: Spontanschrift des Namens, Alters usw. Diktatschrift, Abschrift, Nachzeichnen einfacher Figuren + □ usw.

Optisches Erinnerungsvermögen.

Verständnis für die Gebrauchsweise, optisch wahrgenommener Gegenstände. Aufforderung, die Dinge zu benutzen bei einem Schlüssel, Blei, Löffeln und zwar jedesmal mit der rechten sowohl wie mit der linken Hand.

Fragestellung: Vorzeigen eines Hutes, trinkt man daraus, ißt man damit, schreibt man damit, zieht man das über die Füße, über den Kopf, über die Hände. Vorzeigen eines Bleistifts: Ist das ein Federhalter, Thermometer, ein Hut, ein Bleistift, eine Schere, dient es zum Rudern, zum Anziehen, zum Schreiben, zum Zuschließen usw.

Farben sortieren lassen (Empfindung) — benennen lassen (optische Aphasie) und abfragen, z. B. welche Farbe hat der Laubfrosch (Farbenerinnerung).

Taktile Agnosie.   Tastlähmung.

Dem Pat. wird bei geschlossenen Augen in jede Hand besonders ein Gegenstand gegeben, Schlüssel, Portemonnaie, Spiegel, Gummi, Bleistift, Uhr, Ring, Bürste, darauf Fragestellung bei jeder Hand besonders.

Wissen Sie wie das Ding heißt, ist es ein Taschentuch, Bleifeder usw. Nun zeigen Sie, wie man es gebraucht.

Buchstaben und Figuren auf die Haut zeichnen (Kreuz, Kreis, 4, 3, L). Kitzeln, anblasen, kratzen, streicheln, kneifen, aufträufeln. Mit Sammet, Seide, Bürste, Metall über die Haut streichen.

Apraxie [*]).

Aufforderung zu elementaren, zu mimischen und zu Ausdrucksbewegungen: Faust machen, in die Hände klatschen, Hände falten, knipsen, Finger spreizen — Zunge zeigen, Backen aufblasen, Zähne fletschen, lachen — drohen, winken, etschen, lange Nase machen, Kußhand werfen, militärischer Gruß, Schwur, Gebetshaltung.

Aufforderung zum Markieren von Zweckbewegungen: Markieren, wie man an eine Tür klopft, Fliegen fängt, Klavier spielt, Taktstock schlägt, klingelt (Zug- — Handklingel), Geld aufzählt, Drehorgel spielt, Schwimmbewegung macht.

Zweckbewegungen: Manipulieren mit Objekten, wie Zigarre rauchen, Licht anzünden, Wasser in ein Glas ein-

---

[*]) Nach Liepmann, Kleine Hilfsmittel bei der Untersuchung von Geisteskranken. Deutsche med. Wochenschr. 1905. S. 1492.

gießen, siegeln, eine Marke auf ein Kuvert kleben, Knoten machen, würfeln, einen Quirl handhaben, Musikinstrumente spielen usw.

Nachahmen lassen einfacher und komplizierter Bewegungen: a) optisch gegebener, eventuell b) kinästhenisch gegebener (man führt Patienten Arm und Hand).

Sehprüfung bei Aphatikern.

Ziffern vorlegen, durch die Fingerzahl anzeigen lassen, kleine Figuren sortieren lassen, Körnchen von verschiedener Größe auflesen lassen (Sago — Graupen — Reis — Erbsen — Bohnen). Die nicht mehr gesehenen, liegen bleibenden, geben ein Maß des Sehvermögens.

Gesichtsfelduntersuchung bei Aphatikern: Erbsen auf den Tisch in langer Reihe streuen, auflesen lassen. Linien halbieren lassen, Finger von dem gestörten Gesichtsfeld her ans Auge führen (Blinzelreflex).

Wortverständnis bei Apraktikern.

Man versucht den Kranken zunächst durch Worte, dann durch Gesten zum Nachahmen vorgemachter Bewegungen zu veranlassen.

Aufforderungen: Legen Sie die Hand auf die Stirn, fassen Sie sich ans Ohr, geben Sie mir die Hand, legen Sie die Beine übereinander, spreizen Sie die Beine, machen Sie die Augen zu, den Mund auf, zeigen Sie die Zunge, spitzen Sie den Mund, blasen Sie die Backen auf, runzeln Sie die Stirn.

Fragen mit affektiver Betonung: Verstehen Sie mich, möchten Sie gern eine Zigarre, sind Sie ein Dieb, sollen wir Sie operieren?

Lumbalpunktion.

Gewinnung nach Quincke Patient liegt auf der Seite, Rücken stark gekrümmt, Kopf gebeugt, Knie angezogen. Lendenwirbel abtasten. Einstichstelle ist der Zwischenraum zwischen viertem und fünftem oder drittem und viertem Lendenwirbel. Der vierte Lendenwirbel liegt genau in der Höhe der beiden Crist. iliacae. Das Rückenmark reicht nur bis zum zweiten Lendenwirbel. Haut sorgfältig desinfizieren. Troikart *) auskochen. Einstechen senkrecht, dann die Nadel leicht tastend zwischen den Wirbeln durchführen. Durch-

---

*) Preis des Quinkeschen Bestecks M. 27,50.

bohrung des Duralsackes ist durch leichten Ruck deutlich fühlbar. Dann Mandrin herausziehen, wenn Flüssigkeit kommt sofort Steigrohr durch das eingepaßte Metallstück und kurze Gummiverbindung anschließen. Vorsichtig in ein steriles Glasröhrchen tropfen lassen.

Druckmessung mit dem Zentimetermaß von der Einstichstelle bis zum Flüssigkeitsspiegel. Normal 50—120 mm. Pathologisch bis 900. Man entnimmt höchstens 10 ccm, gewöhnlich nur 5. Bei plötzlicher Abnahme des Druckes oder bei Zuströmen von Blut Vorsicht. Sofort unterbrechen, Wunde mit Pflaster verschließen. Nach der Operation mindestens 24 Stunden Bettruhe, möglichst wenig transportieren, keine alkoholischen Getränke. Zu beachten ist, daß das Flüssigkeitsniveau im Steigröhrchen nicht pulsiert, wenn Spinalraum nicht mit dem zerebralen kommuniziert.

Verwertung der Cerebrospinalflüssigkeit.

Normal: Wasserhell, klar. Blutbeimischung: 1. Wenn zufällig bei der Punktion durch Verletzung eines Äderchens: verschwindet beim Zentrifugieren. 2. Oxyhämoglobinbeimischung durch ältere, krankhafte Blutungen bleibt beim Zentrifugieren gelb, fällt aus durch konz. Ammonsulfat in der Kälte.

1. Chemische Untersuchungen:

a) Eiweißgehalt nach Nißl: Besondere Röhrchen (Dittmar & Vierth, Hamburg. 25 Pfg. pro Stück) mit Gradeinteilung. 2 ccm Liquor — 1 ccm Esbachs Reagens. $\frac{3}{4}$ Stunden zentrifugieren. 1—2 Teilstriche normal. Paralyse 2 bis 10 Teilstriche.

b) Globulin: Nach Nonne - Apelt*). Ammonsulfatlösung: 85 g Ammonii sulf. purissim. neutralis (!!) Merck werden mit 100 g Aq. dest. im Erlenmeyerschen Kölbchen übergossen und so lange gekocht, bis nichts mehr in Lösung geht, dann erkalten lassen, filtrieren. 2 ccm Ammonsulfatlösung + 2 ccm Spinalflüssigkeit im Reagenzglas msichen, nach 3 Minuten mit unvermischtem vergleichen.

Sind beide Röhrchen gleich — Reaktion negativ.

Ist ein Unterschied erkennbar, wenn Licht nur von oben in die Röhrchen fällt, nicht auch bei durchfallendem Licht — Spur Opaleszenz.

Ist ein Unterschied auch bei durchfallendem Licht eben deutlich — Opaleszenz.

Trübung unverkennbar — Trübung.

---

*) Archiv f. Psych. Bd. 43, 2.

2. Mikroskopische Untersuchung:

Zellzählung nach Nißl. 5 ccm Spinalflüssigkeit ¾ Stunden lang zentrifugieren bei mindestens 3000 Umdrehungen in der Minute. Flüssigkeit abgießen, Haarpipette auf den Boden führen, die sich vollsaugt. Inhalt auf Objektträger ausblasen, Luft trocknen lassen, durch Alkoholäther fixieren, abspülen, dann färben mit Unnas polychromem Methylenblau (Nißl, Zentralbl. f. Nerv. u. Psych. 1904, Bd. 1, S. 71). Differenzieren mit 96 proz. Alkohol. Nach Alzheimer: Die Spinalflüssigkeit auffangen in 96 proz. Alkohol, Eiweiß gerinnt in Flocken, zentrifugieren, Alkohol, Äther, Zelloidin einbetten, schneiden, färben mit Unna-Pappenheimschem Karbol — Methylgrün — Pyronin (Grübler-Leipzig).

Zuverlässige Zählung nur mit der Fuchs-Rosenthalschen Zählkammer. Normale Ziffern im cmm 0—5 pathol. mehr als 10.

Topographisch-diagnostische Übersichts-Tabellen.

Für die topische Diagnostik wichtige Symptomenkomplexe.

Symptomenkomplex	Lokalisation der Störung
A. Degenerative Muskellähmungen mit Ausfallserscheinungen zugehöriger Empfindungsgebiete nach peripherer Verteilung.	Periphere Nerven und Nervenplexus.
1. Interossei, Daumen- u. Kleinfingerballen.	Untere, Klumpkesche Lähmung.
2. Deltoideus, Bizeps, Brachialis, Supinator longus.	Obere, Erbsche Lähmung.

Die Symptome der peripheren Nervenlähmungen geht aus den Zusammenstellungen auf S. 171 hervor.

Bei Herden im Plexus lumbalis kombinieren sich die Ausfallserscheinungen der Nervi — Cruralis, Ileohypogastricus, Obturatorius und Femoralis; im Plexus sacralis die der Nervi ischiadicus, Cutaneus femoris und der Glutaei. cf. daher diese.

B. Doppelseitige Muskel- und Empfindungslähmungen in segmentäre Anordnung.	**Rückenmarkssubstanz und Rückenmarkswurzeln.**
Degenerative Muskel- und totale Empfindungslähmung im Segmentgebiet des Herdes, spastische Lähmung in den segmentär unterhalb des Herdes versorgten Muskeln.	Reine, mehr oder weniger vollständige Querschnittlähmung des Rückenmarkes.
Örtliche oder segmentäre Parästhesien und Schmerzen, eventuell vasotrophische Störungen, z. B. Herpes zoster.	Hintere (sensible) Rückenmarkswurzeln.

Symptomenkomplex	Lokalisation der Störung
Mit einem oder beiden Komplexen kombiniert: Lokale Schmerzen, entweder spontan oder bei Stauchung, bei breitem Beklopfen, Bestreichen mit heißem Wasser oder mit der faradischen oder negativen Elektrode („subjektive" Knochensymptome).	Bes. bei Geschwülsten zwischen den Wirbeln und im freien Wirbelkanal, die letzteren bes. bei Erkrankungen d. Wirbels selbst.
Verschmelzung der Knochenschatten im Röntgenbild, Abknickungen, Venektasien und Ödeme über dem erkrankten Wirbel.	Karies und Geschwülste der Rückgratswirbel.
C. Gekreuzte Lähmungen.	**Kleine, streng halbseitige Herde in Hirnstamm und Rückenmark.**
1. Spastische Halbseitenlähmung der Rumpf- u. Extremitätenmuskeln mit gekreuzter Oculomotoriuslähmung.	Weber-Gublersche Hemiplegia alternans superior — Herd im Hirnschenkelfuß auf der Seite der Oculomotoriuslähmung.
2. Spastische (Parese), Ataxie und Chorea mit gekreuzter Oculomotoriuslähmung.	Benediktsches Symptom. — Komplizierter Herd in der Haube unterhalb der Vier-Hügel auf seiten der Oculomotoriuslähmung (Unterbrechung der cerebellothalamischen Bahn.
3. Spastische Halbseitenlähmung mit gekreuzter Lähmung des Nerv. facialis und Abducens.	Millard - Gublersche Hemiplegia alternans inferior — Herd im mittleren und unteren Drittteil der Pons auf seiten der Hirnnervenlähmung.
4. Spastische Halbseitenlähmung mit gekreuzter meist degenerativer Lähmung der Nn. hypoglossus und Accessorius.	Hemiplegia alternans infima, Herd auf seiten der Hirnnervenlähmung in der Medulla oblongata.
5. Halbseitige Empfindungslähmung des Körpers mit gekreuzter Empfindungslähmung des Gesichtes.	Hemianaesthesia cruciata — Herd auf seiten der Gesichtsempfindungsstörung in der Brückengegend der Schleife und der Trigeminuswurzeln.
6. Halbseitige im Herdgebiete schlaffe, unterhalb desselben spastische Muskellähmung mit gleichseitiger Lähmung der Vasokonstriktoren und der Tiefenempfindung (Lage- und Bewegungssinn) und mit gekreuzter Störung der Oberflächenempfindung (für Berührung, Schmerz und Wärmereize).	Brown-Sequardsche Halbseitenläsion des Rückenmarkes auf seiten der Oberflächenanästhesie.

Symptomenkomplexe	Lokalisation der Störung
7. **Monoparesen** (ev. motorische Aphasie) oder spezifische Hemiparesen mit gleichseitigen Jacksonschen Krämpfen u. gekreuzten Lähmungen des Nerv. olfactorius, oder Abducens, oder Trigeminus, oder Oculomotorius, oder des Opticussystems.	Stirnhirngeschwülste mit Übergreifen auf die in der vorderen Schädelgrube liegenden Hirnnerven — auf seiten der Hirnnervenlähmung.
D. Spastische Halbseitenlähmungen mit gleichseitigen sensiblen oder sensorischen Störungen.	**Herde in den Leitungsbahnen der der Lähmung gekreuzten tieferen Marksubstanz — zwischen äußerer Kapsel und Hirnschenkeln.**
1. Halbseitenlähmung mit Gleichgewichtsstörungen, Dysarthrie eventuell Aphasie.	Vorderer Schenkel der inneren Kapsel.
2. Halbseitenlähmung nach der Verteilung der Bahnen in der inneren Kapsel (von vorn nach hinten: Facialis, Hypoglossus, Arm, Bein.	Vorderer Abschnitt des hinteren Schenkels der inneren Kapsel.
3. Halbseitenlähmung mit gleichseitiger Hemianästhesie und gleichhirniger Hemianopsie (Ausfall des nach der gelähmten Seite liegenden Sehfeldes.	Hinterster Abschnitt der inneren Kapsel.
4. Leichte Halbseitenschwäche mit gleichseitigem Hemichorea und Hemiataxie, Hemianästhesie und meist heftigen gleichseitigen Parästhesien u. Schmerzen.	Déjérine-Roussyscher Syndrome thalamique — Herd im Thalamus opticus der gekreuzten Hemisphäre.
E. Monoplegien eines oder mehrerer Gliedabschnitte in der Verteilung der Zentren conf. Abb. 5, S. 122 mit Jacksonschen Krämpfen in den gleichen Gliedmaßen.	Kleine strengumgrenzte Herde in den Rindenregionen der der Lähmung gekreuzten Hemisphäre.
F. Gleichgewichts- und Koordinationsstörungen.	**Kleinhirn und Kleinhirnbahnen (und Labyrinth).**
Zickzackartiger (betrunkener) Gang mit anfallsweisem Drehschwindel, mit vertiginösen Scheindrehbewegungen der Gegenstände vor dem Auge, mit Unfähigkeit zu raschem Ausführen schwieriger Zielbewegungen (Adiadokokinese), mit Schlaffheit und Ataxie.	Herd im oder neben dem Kleinhirn der ataktischen Seite.
Gleichartige Richtung d. Scheindrehbewegungen und d. Eigenfallrichtung des Körpers beim Schwindelanfall.	Herde im Kleinhirn auf der der Fall- und Bewegungsrichtung abgewandten Seite.

Für d. topische Diagnostik wichtige Symptomenkomplexe. 169

Symptomenkomplex	Lokalisation der Störung
Entgegengesetzte Richtung der Scheinbewegungen und des Falls.	Herde außerhalb des Kleinhirns auf der der Fallrichtung abgewandten Seite.
Gleichgewichtstörungen mit gleichseitiger Lähmung der Hirnnerven Facialis, Abducens, Acusticus oder Trigeminus mit Aufhebung des gleichseitigen Kornealreflexes und gleichseitiger Blicklähmung.	Herde im Kleinhirnbrückenwinkel, gleichseitig mit den Hirnnervenlähmungen. Wegen der mit Halbseitenlähmung kombinierten Gleichgewichtsstörungen bei Kapselherden, cf. D., wegen der Differentialdiagnose mit Labyrintherkrankungen cf. S. 139—141.
Organische Seelenlähmungen und ihre Kombinationen (nach Liepmann u. M. Rothmann).	**Herde in der linken Großhirnhälfte.**
Organische Lähmungen d. Sprache und des Verstehens, des Erkennens und der Zweckhandlungen. (Der Ausdruck Seelenlähmungen ist gewählt in Ermangelung eines zusammenfassenden, anderen gebräuchlichen Begriffs, nach Analogie der Tastlähmung und der Seelenblindheit).	
Totale motorische Aphasie [vollständige Wortstummheit].	Brocas Zentrum, hintere Zweidrittel der linken unteren Stirnwindung.
Subkortikale motorische Aphasie (reine Wortstummheit).	Ausgedehntere Herde im Marklager des hintersten Teils der dritten Stirnwindung.
Totale sensorische Aphasie (Wernicke, vollständige Worttaubheit).	Wernickes Zentrum, hinteres Drittel der ersten Schläfenwindung.
Subkortikale sensorische Aphasie (reine Worttaubheit).	Linker Schläfenlappen mit Ausnahme des Wernickeschen Zentrums.
Totale Aphasie und Leitungsaphasien.	Herde im Marklager der Insel und den angrenzenden Gebieten des Stirn- und Schläfenlappens.
Reine Alexie mit Hemianopsie.	Marklager des Gyrus angularis nahe der medialen Oberfläche.
Alexie plus Agraphie.	Rinde und oberflächliches Mark des Gyrus angularis.
Reine Agraphie der rechten oder beider Hände.	Verbindung der Zentralwindung (Handzentrum) mit dem Hinterhauptslappen. Nahe dem Handzentrum nur rechtsseitige A.; nahe dem Sehzentrum beiderseitige Agraphie.
Optische Agnosie (Seelenblindheit).	Hinterhauptslappen (Sehzentrum).
Akustische Agnosie (Seelentaubheit).	Schläfenlappen.

Symptomenkomplex	Lokalisation der Störung
Taktile Agnosie (Tastlähmung).	Parietallappen und hintere Zentralwindung.
Totale Agnosie oder Asymbolie.	Ausgedehnte Herde des Hinterhaupt-, Schläfen- und Scheitellappens.
Dyspraxie der linken Hand mit Lähmung der rechten Hand.	Herd mit totaler Zerstörung des linkshirnigen Handzentrums.
Dyspraxie der linken Hand.	Balkenherd, Zerstörung der Associationsbahnen zwischen rechtem und linkem Handzentrum.
Ideokinetische Apraxie d. rechten Hand, Dyspraxie d. linken Hand.	Herd im Scheitellappen hinter dem Herdzentrum.
Lähmung der rechten Hand ohne Dyspraxie der linken Hand.	Herd in der inneren Kapsel oder in der Verbindung zwischen innerer Kapsel und Handzentrum.

Diagnostische Übersicht über die Symptome der einzelnen Seelenlähmungen.

Diagnose	Verloren	Erhalten
Vollständige Wortstummheit (totale motorische Aphasie).	Willkürliche Sprache, Nachsprechen, laut lesen u. alles schreiben.	Sprachverständnis, Kopieren.
Reine Wortstummheit (subkortikale motorische Aphasie).	Willkürliche Sprache, Nachsprechen, Lautlesen.	Schreiben, Sprachverständnis, Leseverständnis, Diktatschreiben, Kopieren.
Totale sensorische Aphasie (vollkommene Worttaubheit).	Sprachverständnis, Lesen, Nachsprechen.	Kopieren. Schwer verändert: willkürliche Sprache (Sprechdrang mit Paraphasie und Schriftparagraphie).
Reine Worttaubheit (subkortikale sensorische Aphasie).	Nachsprechen, Sprachverständnis, Diktatschreiben.	Willkürliche Sprache, Lesen, willkürliches Schreiben und Kopieren.
Totale Aphasie.	Alles außer	Kopieren.
Alexie.	Laut lesen, Leseverständnis.	Alles übrige.
Agraphie.	Schreiben, meist auch Apraxie der gleichen Hand.	Alles übrige.

Diagnose	Verloren	Erhalten
Seelenblindheit.	Verständnis für das Gesehene plus Alexie.	Sehvermögen, Fähigkeit gleiche Dinge zu sortieren, Nachzeichnen.
Seelentaubheit.	Verständnis für die Geräusche, auch die nicht sprachlichen, z. B. Geldklirren.	Hörvermögen und Tonunterscheidung.
Tastlähmung.	Deutung der Tasteindrücke.	Alle übrigen Empfindungen.
Asymbolie oder totale Agnosie.	Erkennen auf allen oder den meisten Sinnesgebieten.	Alle übrigen Empfindungen.
Dyspraxie.	Alle feineren Funktionen, z. B. Pfeifen, Rufen, Pusten.	Grobe Bewegungen richtig, wenn auch leicht ataktisch.
Ideokinetische Apraxie.	Fast alle willkürlichen Bewegungen, statt derselben Fehlreaktionen, z. B. Strammstehen statt Handgeben.	Automatisches Handschließen, wenn die Hand etwas hält.

(Die lokalisatorisch noch nicht verwendbaren und klinisch oder hypothetisch gestützten Gruppen der Seelenlähmungen sind in vorstehender Übersicht nicht berücksichtigt.)

Die Körpermuskeln, ihre Innervation, Funktion, Prüfung und die Zeichen ihrer Lähmung.

Nervus facialis.

M. frontalis.
  Funktion: Runzelt die Stirn in Querfalten.
  Prüfung: Stark nach oben sehen! Augenbrauen hinaufziehen!
  Ausfall bei Lähmung: Bei genannter Aufforderung Ausbleiben der Faltung auf der kranken Seite.

M. occipitalis.
  An der Faltung von Stirn und Kopfhaut beteiligt.
  Verhalten und Prüfung wie vor.

M. corrugator supercilii.
  Funktion: Runzelt die Stirn in Längsfalten.
  Prüfung: Stirnrunzeln.
  Ausfall bei Lähmung: Bei einseitiger Lähmung ein oft wenig deutliches Fehlen der Faltung bei der Prüfung.

---

*) Aus Schönborn, in Curschmann, Lehrbuch der Nervenkrankheiten. Berlin 1909.

M. orbicularis oculi.
  Funktion: Augenschluß.
  Prüfung: Augen fest schließen!
  Ausfall bei Lähmung: Lidspalte kann nicht völlig geschlossen werden. Lagophthalmus.
M. compressor nasi, levator alae nasi, zygomaticus, risorius, levator labii sup.
  Funktion: Heben der Nasenflügel und der Mundwinkel.
  Prüfung: Naserümpfen!
  Ausfall bei Lähmung: Entsprechend; vor allem Wegfall der Nasolabialfalte.
M. orbicularis oris.
  Funktion: Spitzen des Mundes, Pfeifen.
  Prüfung: Entsprechende Aufforderung.
  Ausfall bei Lähmung: Mehr oder weniger Bewegungsunfähigkeit der Lippen.
  Atrophie der mimischen Muskeln führt zum Einsinken der betr. Gesichtspartie.

Motorischer (3.) Ast des Nervus trigeminus.

Mm. masseter und temporalis.
  Funktion: Kaubewegung.
  Prüfung: Zähne fest aufeinander beißen!
  Ausfall bei Lähmung: Fühlbare Lücke an Stelle der beiden Muskeln auf der erkrankten Seite. Besonders deutlich bei gleichzeitiger Atrophie.

Nervus hypoglossus.

Zungenmuskeln.
  Funktion: Sämtliche selbständige Zungenbewegungen.
  Prüfung: Zunge herausstrecken, nach rechts, links bewegen, nach oben (und unten) rollen!
  Ausfall bei Lähmung: Bei einseitiger Lähmung weicht die hervorgestreckte Zunge mit der Spitze nach der gelähmten Seite ab (infolge der eigentümlichen radiären Ausbreitung der M. genioglossus). Die Zungenbewegungen sind alle mehr oder weniger behindert, doch ist die isolierte Prüfung der übrigen Zungenmuskeln (M. lingualis, M. transversus linguae) ohne erhebliche Bedeutung. Bei doppelseitiger Lähmung Bulbärparalyse usw.) bleibt die Zunge bewegungslos auf dem Boden der Mundhöhle liegen. Atrophie der Zungenmuskulatur führt zu dem ganz charakteristischen Bilde der gerunzelten Zunge, die halb- oder beiderseits Querfalten, unregelmäßige Erhebungen und Täler aufweist und sich abnorm weich anfühlt.

Die Körpermuskeln.

Cervikalnerven 1—4.

Rückenmuskeln.
Mm. splenii, biventer, recti capitis postici.
  Funktion: Rückwärtsbewegung des Kopfes und der Halswirbel.
  Prüfung: Kopf gegen die angestemmte Hand des Untersuchers nach hinten über legen!
  Ausfall bei Lähmung: Schiefe und unvollkommene Ausführung dieser Bewegung.

Nervi spinales posteriores.

Mm. sacrolumbalis, M. longissimus dorsi, M. spinalis-dorsi.
  Funktion: Streckung der Wirbelsäule.
  Prüfung: Aufrichten aus gebückter Stellung gegen die Widerstand leistende Hand des Untersuchers, ohne Zuhilfenahme der Hände!
  Ausfall bei Lähmung: Behinderung oder Unmöglichkeit des Aufrichtens bei genannter Prüfung. Bei einseitiger Lähmung: dorsolumbale Skoliose (oft mit Lordose) mit Konvexität nach der gelähmten Seite. Bei doppelseitiger Lähmung: im Stehen starke lumbale Lordose (Gang der Dystrophiker!), im Sitzen oft (nicht immer) Kyphose.

Nervi dorsales 8—12.

Bauchmuskeln (recti, obliqui, transversus abdominalis).
  Funktion: Bauchpresse; Aufrichten des Körpers aus Rückenlage, Beugung der Wirbelsäule nach vorn.
  Prüfung: Pressen wie zum Stuhlgang! Aufrichten aus Rückenlage ohne Zuhilfenahme der Hände!
  Ausfall bei Lähmung: Unmöglichkeit des erwähnten Aufrichtens. Erschwerung der Stuhl- und Urinentleerung. Lumbale Lordose, Hängebauch. Bei einseitiger Lähmung bisweilen Verziehung von Linea alba und Nabel nach der gesunden Seite.

Plexus cruralis.

M. quadratus lumborum.
  Funktion: Seitwärtsbewegung der Wirbelsäule.
  Prüfung: Entsprechend der Funktion.
  Ausfall bei Lähmung: Entsprechend, gewöhnlich unerheblich.

N. phrenicus, C 4.

Diaphragma.
  Funktion: Verlängerung des Thoraxraumes bei der Inspiration.

Prüfung: Tief inspirieren!
Ausfall bei Lähmung: Fehlen der epigastrischen Vorwölbung, des Tiefertretens der Baucheingeweide und des Zwerchfellphänomens (sichtbarer, herabsteigender Schatten bei seitlicher Beleuchtung) bei der Inspiration; Dyspnoe.

N. accessorius, C. 2, 3.

M. sterno-cleido-mastoideus.
Funktion: Drehung und teilweise Vorwärtsbewegung des Kopfes.
Prüfung: Kinn fest auf die untergelegte Faust des Untersuchenden drücken!
Ausfall bei Lähmung: Der Kopf wird unvollkommen gedreht und schief nach vorn gebeugt (Kinn weicht nach der gelähmten Seite ab). Bei der erwähnten Prüfung springt der charakteristische Strang des Muskels nur auf der gesunden Seite hervor.

Schultergürtel- und Armmuskeln.
M. cucullaris s. Trapezius.
Funktion: Hebt das Schulterblatt und nähert es der Mittellinie.
Prüfung: Schultern heraufziehen („Achseln zucken")!
Ausfall bei Lähmung: Da nicht selten nur eine der drei Portionen des Muskels gelähmt ist, kann das Bild ein verschiedenes sein. Das Charakteristikum der Cucullarislähmung, die Beschränkung der Schulterhebung, gehört eigentlich der mittleren Portion allein an, während die oberste (klavikulare) nur bei fixierter Schulter den Kopf etwas nach hinten zieht und die unterste die Schulter der Wirbelsäule nähert. Das typische Bild der kompletten Lähmung des Muskels ist: Tiefstand des Akromion, Herabsinken der Schulter (und des Armes) nach vorn unten, mehr oder weniger ausgesprochene Horizontalstellung des Schlüsselbeins und Entfernung der Scapula von der Wirbelsäule. Die meist vorhandene Atrophie des Muskels führt zu einer Abflachung der Schulter-Nackenlinie und einem deutlichen Hervortreten der Konturen der Scapula (vor allem der Spina). Die erwähnte Stellung des Schulterblattes wird als „Schaukelstellung" bezeichnet.

Nerv. dorsal. scapulae, C. 3, 4, 5.

M. levator scapulae.
Funktion: Hebt den inneren oberen Winkel der Scapula.
Prüfung: Schulter heben! (Meist bei erhaltenem Cucul-

laris nicht gut erkennbar); ersetzt teilweise bei gelähmtem Cucullaris dessen Wirkung.
Ausfall bei Lähmung: Gering (sofern sie isoliert ist). Bei Kombination mit Cucullarislähmung: Unmöglichkeit der Hebung der Scapula.

Mm. rhomboidei.
Funktion: Nähern der Scapula an die Wirbelsäule (besonders den unteren Winkel).
Prüfung: Schultern hinten zusammennehmen!
Ausfall bei Lähmung: Abstehen des inneren Schulterblattrandes vom Thorax (deutlich fast nur bei gleichzeitiger Cucullarislähmung).

N. thoracius longus, C. 5, 6, 7.

M. serratus anticus major.
Funktion: Dreht die Scapula um die Sagittalachse und fixiert sie bei vertikal erhobenem Oberarm, dient überhaupt mit zur Fixation der Scapula am Thorax, auch in der Ruhelage.
Prüfung: Arm über die Horizontale heben! Arm vorwärts gegen einen Widerstand drücken (stoßen)!
Ausfall bei Lähmung: In der Ruhe häufig eine Schiefstellung der inneren Kante der Scapula, die sich unten der Wirbelsäule nähert und dabei etwas vom Thorax abhebt. Der Arm kann wegen der mangelnden Fixation der Scapula nicht mehr über die Horizontale erhoben werden.

N. thoracici ant. C. 5 und 6.

M. pectoralis major und minor.
Funktion: Ziehen den Arm an den Thorax heran.
Prüfung: Die vorwärts ausgestreckten Arme gegen einen Widerstand (Hände des Untersuchers) zusammenpressen!
Ausfall bei Lähmung: Meist nur Schwäche in der genannten Adduktionsbewegung, da Deltoideus und teres major teilweise Ersatz liefern. Bei starker Atrophie können die oberen Rippen deutlich hervortreten.

N. subscapularis C. 5—8.

M. latissimus dorsi.
Funktion: Zieht den Oberarm nach hinten und unten.
Prüfung: Mit horizontal erhobenem Oberarm die untergelegte Hand des Untersuchers nach unten hinten drücken!

Ausfall bei Lähmung: Kraftlosigkeit bei der genannten Prüfung.

M. subscapularis, teres major.
Funktion: Rollen den Arm nach innen.
Prüfung: Den ausgestreckten Arm nach innen rollen (gegen Widerstand)!
Ausfall bei Lähmung: Kraftlosigkeit der genannten Bewegung.

N. suprascapularis C. 4, 5.

Mm. supraspinatus, infraspinatus, teres minor.
Funktion: Rollen den Arm nach außen.
Prüfung: Den ausgestreckten Arm nach außen rollen (gegen Widerstand)!
Ausfall bei Lähmung: Kraftlosigkeit der genannten Bewegung. Manchmal Schreibstörung. Die häufige gleichzeitige Atrophie ist an der Abflachung der hinteren Schulterblattwölbung zu erkennen.

N. axillaris C. 5, 6.

M. deltoideus.
Funktion: Hebt den Arm bis etwas über die Horizontale.
Prüfung: Arm bis zur Horizontale heben (eventuell gegen Widerstand)!
Ausfall bei Lähmung: Der Arm kann nicht gehoben werden. Die gleichzeitig meist bestehende Atrophie charakterisiert sich durch Wegfall der Schulterwölbung und Hervortreten von Akromion und Caput humeri.

N. musculocutaneus C. 5, 6.

Mm. biceps, brachialis internus.
Funktion: Beugung des Unterarms gegen den Oberarm ohne nnenenswerte Drehung des Unterarms (leichte Supination).
Prüfung: Beugt den Unterarm in supinierter Stellung (gegen Widerstand)!
Ausfall bei Lähmung: Unmöglichkeit der Beugung in dieser Stellung, es tritt dann sofort eine Pronation des Vorderarms ein. Atrophie dieser Muskeln ist durch den Wegfall der Bizepswölbung leicht erkennbar, der Umfang des Oberarms nimmt merklich ab.

N. radialis C. 5—8.

M. supinator longus.
Funktion: Beugt den Unterarm gegen den Oberarm in halb pronierter Stellung (die Mittelstellung zwischen Pronation und Supination).

Prüfung: Unterarm gegen Widerstand beugen bei halb pronierter Hand (Handflächen nach innen stehend)!
Ausfall bei Lähmung: Beim Versuch der Beugung wird die Hand sofort supiniert. Atrophie leicht erkennbar an einer auffallenden Lücke der Muskulatur an der radialen Seite der Ellenbogenbeuge.

M. triceps.
Funktion: Streckt den Vorderarm.
Prüfung: Den gebeugten Arm gegen Widerstand strecken!
Ausfall bei Lähmung: Unmöglichkeit genannter Bewegung bei Widerstand.

Mm. extensores carpi.
Funktion: Streckt (bzw. überstreckt) die Hand gegen den Vorderarm.
Prüfung: Hand gegen Widerstand (am Metacarpus) strecken!
Ausfall bei Lähmung: Unmöglichkeit genannter Bewegung; Hand hängt bei ausgestrecktem, proniertem Unterarm schlaff herab.

Mm. ext. digit. comm., indicator, ext. digit. V.
Funktion: Strecken der Grundphalangen des 2. bis 5. Fingers.
Prüfung: Streckung der Finger gegen Widerstand (an den Grundphlangen).
Ausfall bei Lähmung: Unmöglichkeit genannter Bewegung. — Die Atrophie aller unter 23 und 24 genannten Muskeln bewirkt eine gewöhnlich mäßige Abmagerung der Dorsalseite des Unterarms.

Mm. extensor pollicis brevis et longus, M. abductor pollicis.
Funktion: Streckung, bzw. Abduktion des Daumens und des Metacarpus.
Prüfung: Den gebeugten Daumen gegen Widerstand strecken und abduzieren!
Ausfall bei Lähmung: Schwäche der genannten Bewegung. Daumen fällt in die Hohlhand.

N. medianus C. 6 bis D. 1.

Mm. flexores digit. long. subl. et profund.
Funktion: Beugung der Mittel- (sublimis) und Endphalangen (profundus).
Prüfung: Händedruck (unter Mitwirkung der Lumbricales und Interossei); eventuell isolierte Prüfung des profundus: Einhängen der Fingerspitzen in die Fingerspitzen der umgedrehten Hand des Untersuchers („hackeln").

Ausfall bei Lähmung: Schwäche des Händedruckes. Zu beachten ist, daß gleichzeitige Schwäche der Extensores carpi auch schwachen Händedruck vortäuscht, da bei herabhängender Hand die genannten Flexoren nicht wirken können. Die Prüfung darf daher bei gleichzeitiger Radialislähmung nur bei passiv fixiertem Handgelenk vorgenommen werden. — Atrophie von 26 und 27 zusammen macht Abmagerung des Vorderarmes (gewöhnlich mäßig).

N. ulnaris und medianus.

Mm. interossei ext. et int., Mm. lumbricales.

Funktion: Diese Muskelgruppen spreizen und adduzieren die Finger (nur die Interossei), beugen gleichzeitig die Grundphalangen und strecken die Endphalangen der Finger.

Prüfung: Die gestreckten Finger gegen Widerstand (am besten gegen die wie beim „Händefalten" dazwischen gelegten Finger des Untersuchers) spreizen und zusammenpressen! Finger gegen Widerstand (an den Grundphalangen) beugen und gegen Widerstand (an den Endphalangen) strecken!

Ausfall bei Lähmung: Unmöglichkeit der genannten Bewegungen, vor allem Unmöglichkeit des Festhaltens dünner Gegenstände (Nadel, Münzen) zwischen den Fingern. Abweichen des 4. und 5. Fingers in Ruhestellung nach der Ulnarseite. Händedruck ohne erhebliche Kraft. Atrophie sehr typisch durch das Einsinken der Spatia interossea und durch die infolge des Überwiegens der Antagonisten (der langen Strecker und Beuger) eintretende Hyperextension der Grundphalangen bei gleichzeitiger Flexion der Endphalangen. Abmagerung der Hohlhand.

M. opponens, Abductor brevis u. Flexor brevis pollicis.

Funktion: Beugung und Opposition des Metacarpus I und des Daumens (I. Phalanx).

Prüfung: Händedruck!

Ausfall bei Lähmung: Schwäche des Händedrucks. Oft Schreibstörung. Die meist gleichzeitige Atrophie flacht den Daumenballen in charakteristischer Weise ab und bringt allmählich den Daumen in die „gleiche Flucht" mit den übrigen Fingern, in deren Ebene er dann zu liegen kommt: „Affenhand" der Medianuslähmung!

M. palmaris, Mm. flexores carpi.

Funktion: Flexion der Hand gegen den Unterarm.

Prüfung: Hand gegen Widerstand (am Metacarpus) beugen!

Ausfall bei Lähmung: Meist gering; Schwäche der genannten Bewegung.

N. ulnaris C. 7 bis D. 1.

M. flexor brevis et abductor digiti minimi.
Funktion: Beugung der Grundphalanx und Abduktion des kleinen Fingers.
Prüfung: Kleinen Finger gegen Widerstand (eingehängter Finger des Untersuchers) beugen!
Ausfall bei Lähmung: Schwäche der genannten Bewegung. Atrophie dieser Muskeln bewirkt hauptsächlich die charakteristische Abflachung des Kleinfingerballens bei Ulnarislähmung.

M. adductor pollicis.
Funktion: Adduziert den Daumen (Metacarpus) gegen den Zeigefinger.
Prüfung: Daumen gegen Widerstand gegen den fixierten Zeigefinger andrücken!
Ausfall bei Lähmung: Schwäche der genannten Bewegung.

Sakralnerven L. 4 bis S. 2.

Mm. glutaei.
Funktion: Streckung und leichte Abduktion des Beines im Hüftgelenk.
Prüfung: In Rückenlage den gehobenen Oberschenkel gegen Widerstand herabdrücken! Im Stehen aus gebückter Stellung gegen Widerstand aufrichten und den Oberschenkel im Hüftgelenk beugen.
Ausfall bei Lähmung: Erschwerung des Aufstehens vom Sitzen, des Treppensteigens, des Aufrichtens aus gebückter Stellung, watschelnder Gang. Bei Glutaeus medius-Lähmung hängt bei der letztgenannten Prüfung der Oberschenkel und die Hinterbacke auffallend schlaff herab.

Nerv. crural. D. 12 bis L. 4.

Beinmuskeln: M. ileopsoas, M. tensor fasciae latae.
Funktion: Heben das Bein im Hüftgelenk.
Prüfung: In Rückenlage das gestreckte Bein (gegen Widerstand) heben!
Ausfall bei Lähmung: Gehstörung; das Gehen ist meist ganz unmöglich, die Hebung des gestreckten Beines in Rückenlage desgleichen.

M. sartorius.
   Wirkung und Prüfung im wesentlichen wie Ileopsoas. Nicht ganz selten bleibt der Sartorius bei Lähmung der Oberschenkelbeuger und Unterschenkelstrecker allein erhalten.

M. extensor cruris quadriceps.
   Funktion: Streckt den Unterschenkel im Kniegelenk.
   Prüfung: In Rückenlage den Unterschenkel gegen Widerstand strecken, während der unter das Knie des Kranken gelegte Arm des Untersuchers den Oberschenkel in leichte Beugstellung fixiert!
   Ausfall bei Lähmung: Unmöglichkeit der Streckung des Unterschenkels in der genannten Weise. Schwere Gehstörung, doch ist das Gehen möglich mit ausgestrecktem Bein, solange sich der Kranke gleichsam nur auf die Kniegelenkfläche des Unterschenkels stützt und die Beuger des Unterschenkels nicht innerviert. Treppensteigen ist in der Regel unmöglich.

Nerv. obturatorius L. 2 bis L. 4.

Mm. adductor brevis, longus, magnus, pectineus, gracilis.
   Funktion: Adduktion des Oberschenkels im Hüftgelenk.
   Prüfung: Oberschenkel gegen Widerstand zusammenpressen!
   Ausfall bei Lähmung: Ausfall der genannten Bewegung. Mangelnder Schluß beim Reiten.

N. ischiadicus L. 4 bis S. 2.

M. biceps, semitendinosus, semimembranosus.
   Funktion: Beugen den Unterschenkel und strecken das Hüftgelenk.
   Prüfung: In Rückenlage den Unterschenkel (gegen Widerstand) gegen den Oberschenkel heranziehen!
   Ausfall bei Lähmung: Unmöglichkeit der genannten Bewegung, mäßige Gehstörung, Unmöglichkeit des Springens und Laufens.

N. peroneus L. 4 bis S. 1.

M. tibialis anticus.
   Funktion: Hebt den inneren Fußrand und streckt (dorsalflektiert) den Fuß.
   Prüfung: Isoliert kaum möglich.
   Ausfall bei Lähmung: Unerheblich bei isolierter Lähmung. Die Atrophie bewirkt ein charakteristisches Einsinken eines Muskelstreifens unmittelbar neben der Tibiakante. Häufig springt die Sehne des über-

anstrengten ext. hallucis stark hervor, die Großzehe wird dorsalflektiert.

Mm. extensor digit. comm. longus, ext. hallucis longus.
Funktion: Heben die Zehen und damit die Fußspitze.
Prüfung: Zehen (gegen Widerstand) heraufziehen!
Ausfall bei Lähmung: Zehen hängen schlaff herunter. Die Teilnahme dieser Muskeln bewirkt hauptsächlich das Bild der Peroneuslähmung: die Fußspitze hängt schlaff herunter, gewöhnlich steht ihr Innenrand am tiefsten; sie streift infolgedessen beim Gehen stets den Boden; um dies zu vermeiden, hebt der Kranke beim Gehen den Oberschenkel übermäßig, es entsteht das Charakteristische des „Stepperganges" (Steppage). Durch sekundäre Kontraktur der Antagonisten (Wade) entwickelt sich häufig ein Pes equinus, bzw. Varoequinus. Atrophie der Vorderfläche des Unterschenkels.

M peroneus longus et brevis.
Funktion: Heben den äußeren Fußrand und flektieren (plantarflektieren) den Fuß leicht.
Prüfung: Isoliert nur elektrisch möglich.
Ausfall bei Lähmung: Beim Versuch der Streckung tritt Adduktion des Fußes auf; die große Zehe streift beim Gehen etwas den Boden; es entwickelt sich ein Plattfuß.

N. tibialis S. 1 bis S. 3.

M. triceps surae (M. gastrocnemius, plantaris, soleus).
Funktion: Plantarflexion des Fußes.
Prüfung: Fuß gegen die Hand des Untersuchers nach unten drücken! Auf den Zehenspitzen stehen!
Ausfall bei Lähmung: Aufhebung der Beugung des Fußes. Unmöglichkeit, auf den Fußspitzen zu stehen, zu tanzen. Häufig entwickelt sich ein Pes calcaneus. Atrophie dieser Muskelgruppe verursacht die stärkste meßbare Atrophie des Unterschenkels.

M. flexor dig. comm. longus, brevis, flexor hallucis longus et brevis.
Funktion: Plantarflexion der Zehen.
Prüfung: Zehen gegen Widerstand nach unten beugen!
Ausfall bei Lähmung: Unerheblich.

Mm. interossei.
Funktion: Beugung der Grundphalangen.
Prüfung: Isoliert kaum möglich.
Ausfall bei Lähmung: Nicht erheblich, doch kann sich durch die Atrophie dieser Muskeln und sekundäre Kontrakturen der Antagonisten Abmagerung der Planta pedis und ein „Krallenfuß" entwickeln.

Lokalisation der Funktionen in den verschiedenen
Sensibilität

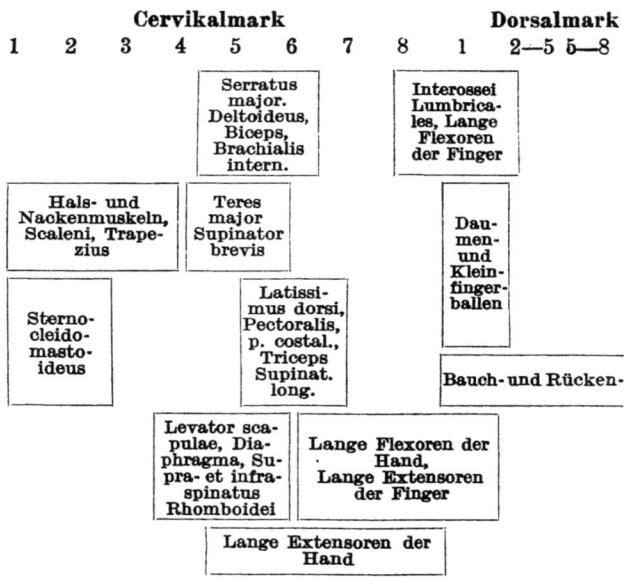

Lokalisation d. Funktionen i. d. verschied. Segmenten etc. 183

Segmenten des Rückenmarks (nach Goldscheider).
(vergleiche Abb. S. 152, 153).

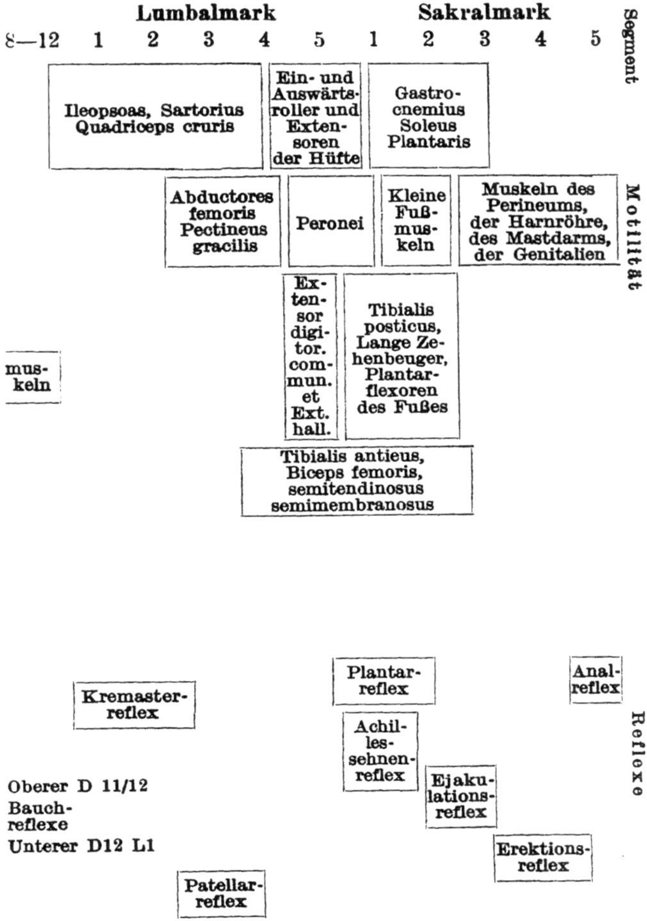

	Lumbalmark					Sakralmark					
8—12	1	2	3	4	5	1	2	3	4	5	Segment

Ileopsoas, Sartorius Quadriceps cruris				Ein- und Auswärtsroller und Extensoren der Hüfte	Gastrocnemius Soleus Plantaris				
	Abductores femoris Pectineus gracilis		Peronei		Kleine Fußmuskeln	Muskeln des Perineums, der Harnröhre, des Mastdarms, der Genitalien	Motilität
		Extensor digitor. commun. et Ext. hall.	Tibialis posticus, Lange Zehenbeuger, Plantarflexoren des Fußes			
muskeln				Tibialis anticus, Biceps femoris, semitendinosus semimembranosus					

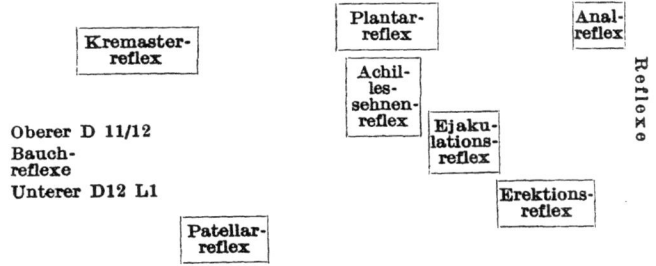

Oberer D 11/12
Bauchreflexe
Unterer D12 L1

Gehirnnervenlähmungen*).

Es ist zu diagnostizieren aus:

1. Störungen des Geruchsinns, geprüft durch riechende, jedoch nicht reizende Substanzen (**Moschus**, Asa foetida): Olfactoruslähmung. Doch ist **an Affektion der Nasenschleimhaut bzw. Choanenverschluß zu denken.**

2. Herabsetzung der Sehschärfe, Einschränkung des Gesichtsfeldes, Schwächung der **Farbenempfindung: Opticuslähmung (in jedem Falle ist ophthalmoskopische Untersuchung notwendig).**

Hemianopsie-Hemiopie (die Erblindung gleichseitiger Hälften der Retina) beruht auf **Läsion des** Occipitallappens oder des Tractus opticus bis zum **Chiasma.** Ist bei homonymer Hemianopsie die Pupillenreaktion auf Lichteinfall normal, so liegt der Herd zentralwärts von den Vierhügeln; bleibt dagegen der Pupillenreflex für diejenigen Lichtstrahlen aus, welche die unempfindliche Retinahälfte treffen, so liegt der Grund der Hemianopsie vor den Vierhügeln bzw. im Tractus opticus (hemianoptische Pupillenstarre — hemiopische Pupillenreaktion). Amblyopie oder Amaurose eines ganzen Auges beruht auf Läsion des Opticus peripher vom Chiasma, kann auch durch toxische Einwirkung veranlaßt sein (Tabaksamblyopie, urämische Amaurose).

3. Strabismus divergens, Erweiterung der Pupille (Mydriasis), Doppeltsehen (Diplopie), Herabhängen des oberen Augenlides (Ptosis) beruht **auf Oculomotoriuslähmung.**

Rezidivierende Oculomotoriuslähmung begleitet wochen- bis monatelang dauernde migräneartige Zustände (migraine ophthalmique Charcot), doch ist hierbei der Verdacht organischer Hirnveränderung (progressiver Paralyse) stets wach zu erhalten.

Mydriasis kann auch zustande kommen durch Reizung des Sympathicus (Migräne, Trauma, Druck, Affektionen des Halsmarks, durch Vergiftung mit Atropin, Kokain etc.), sowie reflektorisch bei großer Angst, starker Dyspnoe, heftigen Schmerzen.

Verengerung der Pupillen (Myosis) beruht auf Reizung des Oculomotorius bzw. Lähmung des Halssympathicus (einseitig bei Migräne, Druck auf den Sympathicus durch Tumoren; doppelseitig bei Affektionen des Halsmarks und bei Vergiftungen mit Atropin, Pilocarpin etc.).

4. Das Auge kann nicht nach oben und außen bewegt werden: Trochlearislähmung.

---

*) Nach Strümpell.

5. Die Kaumuskeln sind funktionsunfähig: Lähmung der motorischen Portion des Trigeminus.

6. Das Auge kann nicht nach außen bewegt werden: Abducenslähmung. Gewisse abnorme Stellung beider Augäpfel läßt auf Affektion zentraler Herde schließen (assoziierte Lähmung, nukleare Lähmung), die Augen „sehen den Herd an".

7. Die mimischen Gesichtsmuskeln (cf. S. 145) sind funktionsunfähig: Facialislähmung. Sitz der Läsion: Reine Facialislähmung: Unterhalb des Chordaeintritts. Dazu Geschmacksstörung in den vorderen zwei Dritteln der gleichseitigen Zungenhälfte: Chordaeintritt bis Knieganglion. Darüber: Störung der Tränensekretion.

8. Störungen des Gehörs können auf Akustikusaffektion bezogen werden (cf. die Untersuchungsmethode auf S. 113).

9. Störungen des Geschmacks auf dem hinteren Drittel der Zunge: Glossopharyngeusläsion.

10. Pulsbeschleunigung und Verlangsamung der Atmung: Vaguslähmung.

11. Lähmung des Sternocleidomastoideus und Cucullaris: Akzessoriuslähmung.

12. Abweichung der Zunge nach einer Seite: Hypoglossuslähmung.

Psychiatrische Gutachtentechnik.
Dispositionen *), Formeln **) und Gesetzsammlung ***).

Dispositionen in Strafsachen für den Untersuchungsrichter.

Vorerhebungen über den Krankheitsverdächtigen.

Autoanamnese gedruckt vorlegen, schriftlich zu beantworten S. 38. Beobachtung durch das Personal nach Anleitung der Pflegerberichte S. 68. Einholung von Auskünften von der Schule, Militär, Heimatsbehörde, Krankenanstalten unter Zugrundelegung der Fragebogen: Erbliche Belastung S. 61, Schulzeit S. 62, Soziale Entwicklung S. 63, Charakter S. 64 oder des Abschnittes „Anzeichen des Schwachsinns" S. 55. Erhebungen von Zeugenaussagen über die Fragebogen: Soziale Entwicklung S. 48, Charakter S. 64, Personalien S. 61, Erhebungen über den Zustand des Angeklagten zur Zeit der Tat von den Zeugen S. 45.

Eigene Untersuchung des Richters.

Fragebogen: Praktische Erfahrung aus dem täglichen Leben S. 88. Kenntnisse über das Strafrecht S. 89. Verständnisse über moralische Begriffe S. 101. Oder der Intelligenzteil der abgekürzten Voruntersuchung S. 41.

Voruntersuchung und Gutachten des ärztlichen Sachverständigen bei zweifelhafter Zurechnungsfähigkeit.

Einleitung.

Beziehung auf die Aufforderung der Behörde unter Angabe von Datum, Aktenzeichen und Nummer. Wieder-

---

*) Nach Schlockow, Roth, Leppmann, Der Kreisarzt. 6. Aufl. Berlin 1907.
**) Nach Cramer, Gerichtl. Psychiatr. Jena 1900.
***) Nach Ziehen, Psychiatrie. Leipzig 1908.

Voruntersuchung u. Gutachten d. ärztl. Sachverständigen. 187

gabe der Fragestellung des Gerichts. Kurze Anführung des Materials, auf das sich das Gutachten stützt. Akten (vgl. Dispositionen für den Untersuchungsrichter). Eigene Untersuchungen (mit Daten) und Beobachtung (Datum vom Anfang und Ende der Beobachtung).

Geschichtserzählung.

Personalien S. 61. Heredität S. 61. Geburt und Kindheit S. 62. Schulzeit S. 62. Entwicklungsjahre S. 63. Soziale Entwicklung S. 63. Charakter und Schädigungen S. 64. Erhebungen über das Verhalten bei der Tat S. 45. Schilderung der Tat nach den Akten. Autoanamnese S. 38. Fragen über die Erinnerung von der Tat S. 45.

Befund.

Allgemeines Verhalten des Beobachteten bei den Vorbesuchen oder in der Anstalt S. 70 und Pflegerberichte S. 68. Körperliche Untersuchung. Allgemeines Befinden. Neurologischer Befund (nur insoweit wie die abgekürzte Untersuchung fordert, im übrigen werden nur die Gebiete genau angeführt, auf denen sich pathologische Befunde finden). Psychische Untersuchung.

Reihenfolge bei der Untersuchung.

Abgekürzte Voruntersuchung. Detailuntersuchung auf den Gebieten, auf denen sich bei der Voruntersuchung krankhafte Befunde finden. Aufmerksamkeitsprüfungen. Wortrechnen. Schulwissen. Wissensschatz der allgemeinen praktischen Erfahrung. Fachwissen. Verständnis für moralische Begriffe, Unterschiedfragen. Forensische Kenntnisse. Auffassungsfähigkeit (Bildererklären). Merkfähigkeit. Kombinationsversuche (Ebbinghaus oder Fabelmethode).

Reihenfolge im Gutachten.

(In das Gutachten aufgenommen werden die einzelnen in der Voruntersuchung aufgenommenen Gebiete in folgender Weise: Die gesund befundenen in Urteilsform, z. B. der Kranke war zeitlich und örtlich völlig orientiert. Die krankhaften Äußerungen werden so ausführlich als möglich in indirekter Redeform, die wichtigsten unter wörtlicher Anführung von Frage und Antwort niedergeschrieben.) Orientierung. Affekte. Sinnestäuschungen. Wahnvorstellungen. Logischer Zusammenhang der Rede. Rest des Schulwissens. Fachkenntnisse. Allgemeines praktisches Erfahrungswissen. Auffassungsvermögen. Merkfähigkeit. Kombinationsvermögen. Verständnis für moralische Werte. Rechtliche Begriffe.

Gutachten.

Zusammenfassung aller anamnestischen Angaben und aller Beobachtungen, die auf psychische Erkrankung hinweisen. Differential-diagnostische Entwicklung der klinischen Stellung der gefundenen Erkrankung. Folgerungen, die aus der klinischen Auffassung der gefundenen Tatsachen auf die Zurechnungsfähigkeit gezogen werden. Wertung der Einzelsymptome. Widersprüche in den Befunden. Endgutachten mit wörtlichem Anschluß an die Fragestellung S. 193.

Disposition im Entmündigungstermin*).
Einleitende Form.

Königl. Amtsgericht Altona XVII E.

Verhandelt den . . . . in der psychiatrischen Abteil. des Stadtkrankenhauses.

Anwesend:
B., Amtsrichter,
F., Bureauassistent als Gerichtsschreiber.

In der D.schen Entmündigungssache XVII steht heute zur persönlichen Vernehmung des zu Entmündigenden, D. von hier, und zur eventuellen Feststellung seines Geisteszustandes Termin an. Die nebenbezeichneten Gerichtspersonen, welche zur Abhaltung dieses Termins heute nachmittag um 4 Uhr sich hierher begeben hatten, trafen in dem Ärztezimmer der Station anwesend: 1. den Königl. Gerichtsarzt Dr. E. 2. den prakt. Arzt und Oberarzt der psych. Abteilung Dr. C. Beide Sachverständige, welche für Erstattung von Gutachten in medizinischen Angelegenheiten im allgemeinen vereidet sind, wurden mit dem Zwecke des Termins näher bekannt gemacht. Hierauf wurde durch einen Wärter ein Mann in das Terminszimmer geführt, welchen der Sachverständige Dr. C. als den D. rekognoszierte. Mit dem zu Entmündigenden wurde folgende Unterredung geführt.

Fragen des Richters.

Fragebogen: 1. Autoanamnese (abgefragt). 2. Übersicht über die eigenen wirtschaftlichen Verhältnisse. 3. Kenntnisse aus der allgemeinen praktischen Erfahrung. 4. Wissensschatz aus dem Beruf des zu Entmündigenden. (3 und 4 nicht unbedingt erforderlich.)

---

*) Nach Leppmann, in Sehlockow, Roth, Leppmann. Der Kreisarzt. 6. Aufl. Berlin 1907.

Fragen der Sachverständigen.

1. Über die krankhaften Vorgänge, die ihnen aus der Vorgeschichte bekannt sind, 2. über Störungen der Orientierung, 3. Sinnestäuschungen, 4. Wahnideen, 5. Affektstörungen, 6. besondere Intelligenzdefekte, die zur Demonstration des Krankheitsbildes geeignet sind.

(Mündliches) Gutachten.

Hierauf wurde die Unterredung abgebrochen und der zu Entmündigende aus dem Terminszimmer abgeführt. Die Herren Sachverständigen erklärten, daß sie schon jetzt imstande seien, ein definitives Gutachten über den Geisteszustand des D. abzugeben. Sie verneinten die allgemeinen Glaubwürdigkeitsfragen und erklärten unter Berufung auf den im allgemeinen geleisteten Sachverständigeneid (Personalien und Gutachten der Sachverständigen).

Endformel.

Hierauf überreichten die Herren Sachverständigen ihre Liquidation für die Abwartung des heutigen Termins und je zwei Vorbesuche, welche, wie sie angaben, zum Zwecke der sachkundigen Ermittelung notwendig waren.

v. g. u.

Dr. E. Dr. C.
Königlicher Gerichtsarzt. Oberarzt d. psych. Abt. d. Krkh.

v. w. o.

B. F.
Amtsrichter. Gerichtsschreiber.

Entmündigungsgutachten.

Einleitung.

Beziehung auf die Aufforderung von seiten der Behörde unter Angabe von Datum, Aktenzeichen und Nummer. Wiedergabe der Fragestellung des Gerichts. Kurze Anführung des Materials, auf das sich das Gutachten stützt. Akten. Eigene Untersuchung mit Daten und Beobachtung (Datum vom Anfang und Ende der Beobachtung).

Geschichtserzählung.

Personalien S. 61. Heredität S. 61. Geburt und Kindheit S. 62. Schulzeit S. 62. Entwicklungsjahre S. 63. Soziale Entwicklung S. 63. Schädigungen S. 64. Vorläufer der Krankheit S. 65. Entwicklung der Krankheit S. 65.

Befund.

Verhalten bei den Vorbesuchen. Allgemeine Schilderung S. 70. Die bei den Vorbesuchen geführte Unterredung in Frage und Antwort. Körperlicher Befund S. 40. (Beides nach dem für das Gutachten in Strafsachen abgegebenen Schema.)

Verhalten bei der persönlichen gerichtlichen Vernehmung im Termine. Allgemeine Schilderung. Unterredung. (Es kann dabei auf das im Termin geführte Protokoll verwiesen werden.) Besondere Erwähnung, falls sich seit den Vorbesuchen in körperlicher oder geistiger Beziehung etwas verändert hat.

Entwicklung der krankhaften Erscheinungen, welche sich aus den angeführten Daten ergeben. Ob eine durch erbliche Belastung bedingte krankhafte Disposition anzunehmen ist. Ob noch andere schädigende Momente vorliegen, z. B. Trunksucht, schwere Erkrankungen, Vergiftungen usw. Die sich ergebenden krankhaften Erscheinungen von seiten der Intelligenz, des Gemüts und des Verstandes. Wissenschaftliche Diagnose.

Gutachten.

Beziehung der krankhaften Erscheinungen zu den materiell rechtlichen Bestimmungen. Es ist der Nachweis zu führen, daß der Untersuchte infolge von „Geisteskrankheit" oder „Geistesschwäche" seine Angelegenheiten nicht zu versorgen vermag.

Disposition für Gutachten über Unfallnervenkranke.

Einleitung.

Journal-Nr. des Anschreibens. Personalien, Alter, Wohnung des Verletzten, Datum des Unfalls, Datum der Untersuchungen.

Vorgeschichte und Befund

in der Anordnung des Untersuchungsschemas auf S. 56.

Gutachten.

Zusammenfassung aller gefundenen Veränderungen, differential-diagnostische Erwägungen. Welche Befunde sind auf den Unfall zurückzuführen, welche auf vom Unfall unabhängige Krankheiten. Gegenwärtiger Erwerbsstand in körperlicher und geistiger Beziehung, Abschätzung des durch den Unfall bedingten Grades der Erwerbsverminderung in Prozenten. Zeichen für Simulation und Agravation. Vorschläge für die Therapie und die Wiederholung des Gutachtens, wenn diese Fragen gestellt sind.

Anstaltseinweisung.

Gesetzliche Bestimmungen über die Aufnahme in öffentliche Anstalten existieren nicht. Hierbei genügt also ein Qualifikationsattest eines approbierten Arztes etwa in folgender Form: Datum, Ort der Untersuchung, auf wessen Antrag? Kurze Schilderung des Verhaltens und der zutage getretenen Krankheitsäußerungen. P. P. bedarf deshalb wegen Geistesstörung der Aufnahme in eine geschlossene Anstalt für Geisteskranke. Dr. N. N. Verlangt die Anstalt eine eingehende Krankengeschichte, so ist dieser die Disposition unter B. oder das Formular C. zugrunde zu legen.

Für die Aufnahme in Privat-Anstalten gilt die Anweisung vom 26. 3. 1901. Zur Ausstellung berechtigt ist der Kreisarzt, Gerichtsarzt am Wohnorte des Kranken und die ärztlichen Leiter von öffentlichen Anstalten für Geisteskranke und von psychiatrischen Universitätskliniken.

Vorgeschriebene Disposition für das Einweisungs-Gutachten in Privat-Irrenanstalten.

Veranlassung und Zweck der Ausstellung. Zeit und Ort der verschiedenen Untersuchungen, besonders das Datum der letzten Untersuchung.

Objektive Anamnese, speziell Verlauf der Krankheit und Vorläufer der Krankheit.

Befund. Mindestens: Ergebnis der abgekürzten Voruntersuchung.

Diagnose, Begründung, weshalb der Kranke der Aufnahme in die Anstalt bedarf.

Unterschrift mit Amtscharakter.

Formular der Aufnahme-Gutachten.
Für die schleswig-holsteinischen Irrenanstalten
(Verf. vom 1. IX. 1894).

über die . . . . zum Zwecke der Aufnahme in die . . . . .
I. Personalien: 1. Vor- und Familienname. 2. Letzter Wohnort. 3. Ort, Tag und Jahr der Geburt. 4. Bürgerliche Stellung. 5. Religion. 6. Familienstand (ledig, verheiratet usw.). 7. Sind Kinder vorhanden? Wie viele?
II. Erbliche und Familien-Anlage in aufsteigender Linie und in den Seitenlinien: 1. Blutsverwandtschaft der Eltern, Geisteskrankheit oder sonstige Gehirn- und Nerven-Krankheiten bei Eltern und Verwandten. 2. Auffallende Charaktere in der Familie oder Trunksüchtige, Selbstmörder, Verbrecher.

III. Vorgänge in der körperlichen und geistigen Entwicklung des Kranken, welche für die gegenwärtige Krankheit von Belang sind: Pubertät, Menstruation, Schwangerschaft, Wochenbett, klimakterisches Alter, Erziehung, Unterricht, geistige Begabung, Temperament, vorherrschende Neigungen und Leidenschaften, Moralität, Religiosität.

IV. Krankheiten und andere Momente, die dem Ausbruch der zur Zeit bestehenden Psychose vorausgingen und zu ihr in Beziehung stehen: 1. Frühere psychische Störungen, Krämpfe, Nervenkrankheiten, Typhus, Rheumatismus, Zyphilis, Alkoholismus usw., Kopfverletzung. 2. Familienzwist, Liebesgram, gekränktes Ehrgefühl, Nahrungssorgen, Ausschweifungen. Konflikte mit dem Strafgesetz.

V. Schilderung der psychischen und somatischen Symptome der Seelenstörung: 1. Zeit des Beginns, Veränderung im Verhalten des Kranken; verminderte oder vermehrte Lebhaftigkeit, Stimmungswechsel, Zerstreutheit, Unruhe usw. 2. Schwindel, Störungen an den Pupillen, Störungen der Mobilität (Zunge, Gang, Gesichtsinnervation) und der Sensibilität. 3. Weiterer Verlauf: Wahnvorstellungen und Sinnestäuschungen, Abnahme der Intelligenz: Remissionen, freie Zwischenräume. 4. Besondere Gründe, die die Aufnahme in eine Anstalt erfordern: Neigung zum Entweichen, verkehrten Handlungen und Zerstören, zu Selbstmord und Gewalttätigkeit, sicherheitspolizeiliches Interesse. Eigenes gesundheitliches Interesse des Kranken. 5. Bisherige ärztliche Behandlung.

VI. Diagnose und Prognose.

Beispiele für Einleitungsformeln und Endsätze.

Beispiel für die einleitende Form schriftlicher Gutachten.

Der Herr Erste Staatsanwalt am Königl. Landgericht zu Altona hat den Unterzeichneten in der Strafsache c/a H. (I 1598/09) durch Verfügung vom 22. 5. 1909 beauftragt, den Arbeiter Albert B., Allee 100 wohnhaft, bezüglich seines Geisteszustandes zu untersuchen und sich darüber zu äußern, ob der pp. B. bei Begehung einer Straftat am 1. Juli 1908 sich in einem Zustande von krankhafter Störung seiner Geistestätigkeit befunden habe, wodurch seine freie Willensbestimmung ausgeschlossen war (§ 51 des RStGB.). Der Unterzeichnete kommt diesem Auftrage in folgendem nach, indem er bemerkt, daß er den zu Untersuchenden bereits im Jahre 1904 auf der Irrenstation des Stadtkrankenhauses beobachtet hat, daß die Angaben über das Vorleben desselben von den Angehörigen damals aufgenommen wurden, wo noch kein Anlaß zu gerichtsärztlicher Verwertung vorlag, und daß er dem Angeschuldigten am 11., 14. und 16. Juni 1909 drei zum Zwecke der sachkundigen Ermittelung notwendige Vorbesuche gemacht hat.

Beispiele für Endsätze im Erachten über die Zurechnungsfähigkeit.

1. Pat. hat die ihm zur Last gelegte Straftat in einem Zustand krankhafter Störung seiner Geistestätigkeit begangen, wodurch seine freie Willensbestimmung ausgeschlossen war.

2. Pat. leidet an Dementia paralytica, einer krankhaften Störung seiner Geistestätigkeit im Sinne des § 51 StGB., und hat sich schon zur Zeit der Begehung der ihm zur Last gelegten Vergehen in einem derartigen Zustande befunden.

3. Bei dem Untersuchten haben sich körperliche Veränderungen gefunden, die für eine gesteigerte Reizbarkeit auf nervösem Gebiete sprechen. Der Untersuchte hat auch im Laufe seines Lebens von jeher Charakterzüge und Neigungen gezeigt, die zur Annahme einer krankhaften geistigen Veranlagung leichteren Grades führen müssen. Seine beruflichen Leistungen, der ausgezeichnete Ausfall aller mit ihm vorgenommenen Intelligenzprüfungen und das völlige Fehlen schwererer Störungen auf geistigem Gebiet verhindern es jedoch, daß sein Zustand als erhebliche Abweichung vom gesunden Geistesleben, d. h. als Geisteskrankheit oder Geistesschwäche bezeichnet werden könnte. Eine Bewußtseinstrübung zur Zeit der Tat hat bei dem Untersuchten nach den angestellten Ermittelungen und den Ergebnissen der Untersuchung nicht bestanden.

Beispiele für die Endsätze im Entmündigungserachten *).

1. Pat. ist unfähig, seine Angelegenheiten zu besorgen, und muß daher im Sinne des § 6 BGB. als „geisteskrank" erachtet werden.

2. Oder man wird auch sagen können, er kann daher im Sinne des § 6 infolge von „Geisteskrankheit" seine Angelegenheiten nicht besorgen. Der Zustand wird voraussichtlich ein länger dauernder sein.

3. Würde es sich um einen „leichteren" Fall von Geisteskrankheit handeln, so würde man sich folgendermaßen ausdrücken können: Sch. ist zwar noch imstande, leichtere Überlegungen ohne Dazwischenkunft krankhafter Momente auszuführen, auch kann er sich noch in gewisser Weise beherrschen und bei weniger wichtigen Dingen eingreifen. Bei Ausführung von Dingen aber, welche einer längeren Überlegung und umfangreicher Vorbereitungen und einer gewissen Energie bedürfen, treten seine krankhaften Zustände hindernd dazwischen. Sch. ist daher unfähig, seine Angelegenheiten selbst zu besorgen, und muß im Sinne von § 6 als „geistesschwach" angesehen werden. Oder in anderer Fas-

---

*) Nach Cramer, Gerichtl. Psych. Jena 1900.

sung: Sch. kann im Sinne des § 6 infolge von Geistesschwäche seine Angelegenheiten nicht besorgen. Der Zustand wird voraussichtlich ein länger dauernder sein.

4. Handelt es sich um einen Fall, bei dem der Schwachsinn im Vordergrund der Symptome steht, so wird man sagen können: Sch. ist in seinen intellektuellen Leistungen so beschränkt, daß er einem unmündigen Kinde gleichzustellen ist, er ist also im Sinne des § 6 BGB. als „geisteskrank" zu erachten und außerstande, seine Angelegenheiten zu besorgen.

5. Oder: Sch. ist zwar nicht so beschränkt, daß er in seinen intellektuellen Leistungen einem unmündigen Kinde gleich zu achten ist, aber seine Intelligenz steht auch nicht höher als die eines Minderjährigen, er ist also im Sinne des § 6 BGB. für „geistesschwach" zu erachten und außerstande, seine Angelegenheiten zu besorgen.

6. Oder man wird sagen müssen, wenn der Geisteskranke nach Überzeugung des Sachverständigen in der Besorgung seiner Angelegenheiten nicht gehindert ist: X. ist zwar geisteskrank im medizinischen Sinne, die Erscheinungen dieser geistigen Erkrankung treten aber so zurück oder beherrschen den X. so wenig in seinen Entschließungen, daß ein Einfluß derselben auf die Besorgung der Angelegenheiten nicht angenommen werden kann. X. ist daher weder „geisteskrank" noch „geistesschwach" im Sinne des § 6 BGB.

Beispiele für Pflegschaftsgutachten *).

1. Der am 1. August 1835 geborene Kaufmann Wilhelm Müller leidet an Altersblödsinn, derselbe kann seine Vermögensangelegenheiten nicht selbst besorgen. Eine Willenserklärung im Sinne des Gesetzes kann er nicht abgeben.

2. Der am 2. Mai 1850 geborene Kaufmann Heinrich Schulze hat durch einen Schlaganfall das Vermögen zur willkürlichen Sprache verloren; obschon seine geistigen Fähigkeiten im übrigen intakt sind, ist doch wegen seines geistigen Gebrechens eine Verständigung mit ihm nicht möglich, er kann infolgedessen seine Vermögensangelegenheiten nicht besorgen.

Die für den psychiatrischen Sachverständigen wichtigsten Gesetze.
Strafgesetzbuch für das Deutsche Reich **).

StGB. § 51. Eine strafbare Handlung ist nicht vorhanden, wenn der Täter zur Zeit der Begehung der Handlung sich in einem

---

*) Nach Cramer, Gerichtl. Psych. Jena 1900.
**) Auswahl nach Ziehen, Psychiatrie. Leipzig 1908.

Die f. d. psych. Sachverständigen wichtigsten Gesetze.

Zustande von Bewußtlosigkeit oder krankhafter Störung der Geistestätigkeit befand, durch welchen seine freie Willensbestimmung ausgeschlossen war.

§ 55. Wer bei Begehung einer Handlung das 12. Lebensjahr nicht vollendet hat, kann wegen derselben nicht strafrechtlich verfolgt werden.

§ 56. Ein Angeschuldigter, welcher zu einer Zeit, als er das 12., aber nicht das 18. Lebensjahr vollendet hatte, eine strafbare Handlung begangen hat, ist freizusprechen, wenn er bei Begehung derselben die zur Erkenntnis ihrer Strafbarkeit erforderliche Einsicht nicht besaß.

§ 58. Ein Taubstummer, welcher die zur Erkenntnis der Strafbarkeit einer von ihm begangenen Handlung erforderliche Einsicht nicht besaß, ist freizusprechen.

§ 176, Abs. 2. Mit Zuchthaus bis zu 10 Jahren wird bestraft, wer eine in einem willenlosen oder bewußtlosen Zustande befindliche oder eine geisteskranke Frauensperson zum außerehelichen Beischlafe mißbraucht.

Strafprozeßordnung.

StPO. § 56. Unbeeidigt sind zu vernehmen: Personen, welche wegen mangelnder Verstandesreife oder wegen Verstandesschwäche von dem Wesen und der Bedeutung eines Eides keine Vorstellung haben.

§ 81. Zur Vorbereitung eines Gutachtens über den Geisteszustand des Angeschuldigten kann das Gericht auf Antrag eines Sachverständigen nach Anhörung des Verteidigers anordnen, daß der Angeschuldigte in eine öffentliche Irrenanstalt gebracht und dort beobachtet werde. Dem Angeschuldigten, welcher einen Verteidiger nicht hat, ist ein solcher zu bestellen. Gegen den Beschluß findet sofortige Beschwerde statt. Dieselbe hat aufschiebende Wirkung. Die Verwahrung in der Anstalt darf die Dauer von 6 Wochen nicht überschreiten.

§ 203. Vorläufige Einstellung des Verfahrens kann beschlossen werden, wenn dem weiteren Verfahren Abwesenheit des Angeschuldigten oder der Umstand entgegensteht, daß derselbe nach der Tat in Geisteskrankheit verfallen ist.

§ 485, Abs. 2. An schwangeren oder geisteskranken Personen darf ein Todesurteil nicht vollstreckt werden.

§ 487. Die Vollstreckung einer Freiheitsstrafe ist aufzuschieben, wenn der Verurteilte in Geisteskrankheit verfällt.

Militärstrafgesetz für das Deutsche Reich.

§ 49, Abs. 2. Bei strafbaren Handlungen gegen die Pflichten der militärischen Unterordnung sowie bei allen in Ausübung des Dienstes begangenen strafbaren Handlungen bietet die selbstverschuldete Trunkenheit keinen Strafmilderungsgrund.

Bürgerliches Gesetzbuch.

BGB. § 6. Entmündigt kann werden: 1. Wer infolge von Geisteskrankheit oder von Geistesschwäche seine Angelegenheiten nicht zu besorgen vermag. 2. Wer durch Verschwendung sich oder seine Familie der Gefahr des Notstandes aussetzt. 3. Wer infolge von Trunksucht seine Angelegenheiten nicht zu besorgen vermag oder sich oder seine Familie der Gefahr des Notstandes aussetzt oder die Sicherheit anderer gefährdet. Die Entmündigung ist wieder aufzuheben, wenn der Grund der Entmündigung wegfällt.

§ 104. Geschäftsunfähig ist: 1. Wer nicht das 7. Lebensjahr vollendet hat. 2. Wer sich in einem die freie Willensbestimmung ausschließenden Zustande krankhafter Störung der Geistestätigkeit befindet, sofern nicht der Zustand seiner Natur nach ein vorübergehender ist. 3. Wer wegen Geisteskrankheit entmündigt ist.

§ 105. Die Willenserklärung eines Geschäftsunfähigen ist nichtig. Nichtig ist auch eine Willenserklärung, die im Zustande der Bewußtlosigkeit oder vorübergehender Störung der Geistestätigkeit abgegeben wird.

§ 114. Wer wegen Geistesschwäche, wegen Verschwendung oder wegen Trunksucht entmündigt oder wer nach § 1906 unter vorläufige Vormundschaft gestellt ist, steht in Ansehung der Geschäftsfähigkeit einem Minderjährigen gleich, der das 7. Lebensjahr vollendet hat.

§ 827. Wer im Zustande der Bewußtlosigkeit oder in einem die freie Willensbestimmung ausschließenden Zustande krankhafter Störung der Geistestätigkeit einem anderen Schaden zufügt, ist für den Schaden nicht verantwortlich. Hat er sich durch geistige Getränke oder ähnliche Mittel in einen vorübergehenden Zustand dieser Art versetzt, so ist er für einen Schaden, den er in diesem Zustande widerrechtlich verursacht, in gleicher Weise verantwortlich, wie wenn ihm Fahrlässigkeit zur Last fiele; — die Verantwortlichkeit tritt nicht ein, wenn er ohne Verschulden in den Zustand geraten ist.

§ 828. Wer nicht das 7. Lebensjahr vollendet hat, ist für einen Schaden, den er einem andern zufügt, nicht verantwortlich. Wer das 7., aber nicht das 18. Lebensjahr vollendet hat, ist für einen Schaden, den er einem anderen zufügt, nicht verantwortlich, wenn er bei der Begehung der schädigenden Handlung nicht die zur Erkenntnis der Verantwortlichkeit erforderliche Einsicht hat. Das gleiche gilt von einem Taubstummen.

§ 832. Wer kraft Gesetzes zur Führung der Aufsicht über eine Person verpflichtet ist, die wegen Minderjährigkeit oder wegen ihres geistigen oder körperlichen Zustandes der Beaufsichtigung bedarf, ist zum Ersatz des Schadens verpflichtet, den diese Person einem Dritten widerrechtlich zufügt. Die Ersatzpflicht tritt nicht ein, wenn er seiner Aufsichtspflicht genügt, oder wenn der Schaden auch bei gehöriger Aufsichtsführung entstanden sein würde. Die gleiche Verantwortlichkeit trifft denjenigen, welcher die Führung der Aufsicht durch Vertrag übernimmt.

§ 1325. Eine Ehe ist nichtig, wenn einer der Ehegatten zur Zeit der Eheschließung geschäftsunfähig war oder sich im Zustande der Bewußtlosigkeit oder vorübergehender Störung der Geistestätigkeit befand. Die Ehe ist als von Anfang an gültig anzusehen, wenn der Ehegatte sie nach dem Wegfalle der Geschäftsunfähigkeit, der Bewußtlosigkeit oder der Geistestätigkeit bestätigt, bevor sie für nichtig erklärt oder aufgelöst worden ist. Die Bestätigung bedarf nicht der für die Eheschließung vorgeschriebenen Form.

§ 1331. Eine Ehe kann von dem Ehegatten angefochten werden, der zur Zeit der Eheschließung oder im Falle des § 1325 zur Zeit der Bestätigung in der Geschäftsfähigkeit beschränkt war, wenn die Eheschließung oder die Bestätigung ohne Einwilligung seines gesetzlichen Vertreters erfolgt ist.

§ 1333. Eine Ehe kann von dem Ehegatten angefochten werden, der sich bei der Eheschließung in der Person des anderen Ehegatten oder über solche persönlichen Eigenschaften des anderen Ehegatten geirrt hat, die ihn bei Kenntnis der Sachlage und bei verständiger Würdigung des Wesens der Ehe von der Eingehung der Ehe abgehalten haben würden.

§ 1334, Abs. 1. Eine Ehe kann von dem Ehegatten angefochten werden, der zur Eingehung der Ehe durch arglistige Täuschung über solche Umstände bestimmt worden ist, die ihn bei

§ 1569. Ein Ehegatte kann auf Scheidung klagen, wenn der andere Ehegatte in Geisteskrankheit verfallen ist, die Krankheit während der Ehe mindestens 3 Jahre gedauert und einen solchen Grad erreicht hat, daß die geistige Gemeinschaft zwischen den Ehegatten aufgehoben, auch jede Aussicht auf Wiederherstellung dieser Gemeinschaft ausgeschlossen ist.

§ 1910. Ein Volljähriger, der nicht unter Vormundschaft steht, kann einen Pfleger für seine Person und sein Vermögen erhalten, wenn er infolge körperlicher Gebrechen, insbesondere weil er taub, blind oder stumm ist, seine Angelegenheiten nicht zu besorgen vermag. Vermag ein Volljähriger, der nicht unter Vormundschaft steht, infolge geistiger oder körperlicher Gebrechen einzelne seiner Angelegenheiten oder einen bestimmten Kreis seiner Angelegenheiten, insbsondere seine Vermögensangelegenheiten nicht zu besorgen, so kann er für diese Angelegenheiten einen Pfleger erhalten. Die Pflegschaft darf nur mit Einwilligung des Gebrechlichen angeordnet werden, es sei denn, daß eine Verständigung mit ihm nicht möglich ist.

§ 2229. Wer wegen Geistesschwäche, Verschwendung oder Trunksucht entmündigt ist, kann ein Testament nicht errichten. Die Unfähigkeit tritt schon mit der Stellung des Antrages ein, auf Grund dessen die Entmündigung erfolgt.

§ 2253. Ein Testament sowie eine einzelne in einem Testament enthaltene Verfügung kann von dem Erblasser jederzeit widerrufen werden. Die Entmündigung des Erblassers wegen Geistesschwäche, Verschwendung oder Trunksucht steht dem Widerruf eines vor der Entmündigung errichteten Testaments nicht entgegen.

Zivil-Prozeß-Ordnung für das Deutsche Reich.

§ 393. Unbeeidigt sind zu vernehmen: 1. Personen, welche zur Zeit der Vernehmung das 16. Lebensjahr nicht vollendet haben oder wegen mangelnder Verstandesreife oder Verstandesschwäche von dem Wesen oder der Bedeutung des Eides keine genügende Vorstellung haben.

§ 623. Auf Scheidung wegen Geisteskrankheit darf nicht erkannt werden, bevor das Gericht einen oder mehrere Sachverständige über den Geisteszustand des Beklagten gehört hat.

§ 646. Der Entmündigungsantrag kann von dem Ehegatten einem Verwandten oder demjenigen gesetzlichen Vertreter des zu Entmündigenden gestellt werden, welchem die Sorge für die Person zusteht. Gegen eine Person, die unter elterlicher Gewalt oder Vormundschaft steht, kann der Antrag von einem Verwandten nicht gestellt werden. Gegen eine Ehefrau kann der Antrag von einem Verwandten nur gestellt werden, wenn auf Aufhebung der ehelichen Gemeinschaft erkannt ist, oder wenn der Ehemann die Ehefrau verlassen hat, oder wenn der Ehemann zur Stellung des Antrages dauernd außerstande oder sein Aufenthalt dauernd unbekannt ist. In allen Fällen ist auch der Staatsanwalt bei dem vorgesetzten Landgericht zur Stellung des Antrages befugt.

§ 649. Das Gericht kann vor Einleitung des Verfahrens die Beibringung eines ärztlichen Zeugnisses anordnen.

§ 654. Der zu Entmündigende ist persönlich unter Zuziehung eines oder mehrerer Sachverständiger zu vernehmen. Zu diesem

Zwecke kann die Vorführung des zu Entmündigenden angeordnet werden. Die Vernehmung kann auch durch einen ersuchten Richter erfolgen. Die Vernehmung darf nur unterbleiben, wenn sie mit besonderen Schwierigkeiten verbunden oder nicht ohne Nachteil für den Gesundheitszustand des zu Entmündigenden ausführbar ist.

§ 655. Die Entmündigung darf nicht ausgesprochen werden, bevor das Gericht einen oder mehrere Sachverständige über den Geisteszustand des zu Entmündigenden gehört hat.

§ 656. Mit Zustimmung des Antragstellers kann das Gericht anordnen, daß der zu Entmündigende auf die Dauer von höchstens 6 Wochen in eine Heilanstalt gebracht werde, wenn dies nach ärztlichem Gutachten zur Feststellung des Geisteszustandes geboten erscheint und ohne Nachteil für den Gesundheitszustand des zu Entmündigenden ausführbar ist. Vor der Entscheidung sind die im § 646 bezeichneten Personen, soweit tunlich, zu hören. Gegen den Beschluß, durch welchen die Unterbringung angeordnet wird, steht dem zu Entmündigenden, dem Staatsanwalt und binnen der für den zu Entmündigenden laufenden Frist den sonstigen in § 646 bezeichneten Personen die sofortige Beschwerde zu.

§ 659. Der über die Entmündigung zu erlassende Beschluß ist dem Antragsteller und dem Staatsanwalt von Amts wegen zuzustellen.

§ 660. Der die Entmündigung aussprechende Beschluß ist von Amts wegen der Vormundschaftsbehörde mitzuteilen und, wenn der Entmündigte unter elterlicher Gewalt oder unter Vormundschaft steht, auch demjenigen gesetzlichen Vertreter zuzustellen, welchem die Sorge für die Person des Entmündigten zusteht. Im Falle der Entmündigung wegen Geistesschwäche ist der Beschluß außerdem dem Entmündigten selbst zuzustellen.

§ 661. Die Entmündigung wegen Geisteskrankheit tritt, wenn der Entmündigte unter elterlicher Gewalt oder unter Vormundschaft steht, mit der Zustellung des Beschlusses an denjenigen gesetzlichen Vertreter, welchem die Sorge für die Person zusteht, andernfalls mit der Bestellung des Vormundes in Wirksamkeit. Die Entmündigung wegen Geistesschwäche tritt mit der Zustellung des Beschlusses an den Entmündigten in Wirksamkeit.

§ 671. Von der Vernehmung Sachverständiger darf das Gericht Abstand nehmen, wenn es das vor dem Amtsgericht abgegebene Gutachten für genügend ergchtet.

§ 675. Die Wiederaufhebung der Entmündigung erfolgt auf Antrag des Entmündigten oder desjenigen gesetzlichen Vertreters des Entmündigten, welchem die Sorge für die Person zusteht, oder des Staatsanwalts durch Beschluß des Amtsgerichts.

§ 680. Die Entmündigung wegen Verschwendung oder Trunksucht erfolgt durch Beschluß des Amtsgerichts. Der Beschluß wird nur auf Antrag erlassen. Auf das Verfahren finden die Vorschriften des § 646, Abs. 1 und der §§ 647, 648, 653, 657, 663 entsprechende Anwendung. Eine Mitwirkung der Staatsanwaltschaft findet nicht statt. Die landesgesetzlichen Vorschriften, nach welchen eine Gemeinde oder ein der Gemeinde gleichstehender Verband oder ein Armenverband berechtigt ist, die Entmündigung wegen Verschwendung oder Trunksucht zu beantragen, bleiben unberührt.

§ 681. Ist die Entmündigung wegen Trunksucht beantragt, so kann das Gericht die Beschlußfassung über die Entmündigung aussetzen, wenn Aussicht besteht, daß der zu Entmündigende sich bessern werde.

Verzeichnis der wichtigsten Symptome und Symptomenkomplexe.

Abadies Symptom: Schmerzunempfindlichkeit der Achillessehne gegen Druck (Tabes).
Abasie: Unfähigkeit zu gehen, meist psychogen.
Absences: Leichtere Bewußtseinstrübungen der Epileptiker.
Adiadokokinesis: Unfähigkeit zu rasch wechselnden Bewegungen, z. B. zu Pronation und Supination (Cerebellum).
Akoasmen: Gehörstäuschungen, allgemeine Geräusche.
Algolagnie: Schmerzgeilheit; aktive: Sadismus; passive: Masochismus.
Amnesie, retrograde: Erinnerungslücken, die über eine Bewußtseinstrübung hinausreichen.
Anisocorie: Pupillenungleichheit (Tabes, Paralyse, Lues cerebri, einseitige Bulbär-, Cervikal- und Sympathicuskrankheiten).
Apraxie: Umschriebene kortikale Lähmung des Handelns.
Aprosexie: Schweransprechbarkeit und mangelnde Aufmerksamkeit.
Äquivalente: Psychische oder nervöse Störungen als Ersatz des epileptischen Anfalls.
Argyll Robertsons S.: Reflektorische Pupillenstarre (Tabes, Paralyse, Lues cerebrospinalis).
Astasie: Unfähigkeit zu stehen, meist psychogen.
Asymbolie - Agnosie: Umschriebene kortikale Störungen der Deutung von Sinneswahrnehmungen.
Athetose: Periodische, langsam krampfartige Beugungen und Streckungen der Finger und Zehen (Kinderlähmung, Hemiathetosis, Chorea).
Aura: Vorboten des epileptischen Anfalls.
Automatismus: Willenloses Handeln auf Befehl oder Beispiel.

Babinskis S.: Fächerförmige Ausbreitung der Zehen und langsame Dorsalflexion der großen Zehe bei Streichen des Fußrandes (spastische Paresen).
Bechterews S.: Blutwallung zum Kopfe bei Schmerz.
Befehlsautomatie: Willenloses Gehorchen bei Aufforderungen.
Biernackis S.: Schmerzunempfindlichkeit des Ulnaris gegen Druck (Tabes).
Blochs S.: Emporziehen der Patella beim Stehen mit Lidschluß.
Brauch-Rombergs S.: Schwanken beim Stehen mit Lidschluß.
Brodiesches S.: Drucküberempfindlichkeit der Weichteile, nicht des Gelenkes selbst (hysterische Gelenkkrankheiten).
Bückphänomen: Schwindel, Kongestionen, Pulsänderung beim Bücken.
Buzzards Kunstgriff: Verstärkung des Kniephänomens durch Aufstemmen der Fußspitze oder durch kaltes Bad vor der Prüfung.
Cheyne-Stokessches Atmen: Periodisch an- und abschwellendes Atmen mit Atempausen (Bulbärparalyse).
Chvosteks S.: Gesteigerte mechanische Erregbarkeit des Nervus facialis (Tetanie).
Clavus: Bohrender Kopfschmerz neben der Pfeilnaht und in den Schläfen.
Dipsomanie: Quartalstrinker, periodisches, zwangmäßiges Trinken, oft auf epileptischer Grundlage.
Dissoziation-Parakinese: Gestörter Zusammenhang der Gedanken, der Sprache und des Handelns.
Dromomanie: Wandertrieb, anfallweises Reisen und Wandern der Epileptiker.
Duchenne-Erbsche Lähmung: Obere Plexuslähmung (Deltoideus, Bizeps, Brachialis, Supinator longus).
Echomimie, Echolalie, Echopraxie: Willenloses Nachäffen vorgemachter Worte, Gebärden, Haltungen.
Erbs Tetaniesymptom: Elektrische Überreizbarkeit der Nerven.
Erethisch: Zustände gesteigerter Erregbarkeit.
Fetischismus: Wollust beim Berühren gewisser Gegenstände.
Flexibilitas cerea: Zwangmäßiges unbegrenztes Festhalten passiv gegebener Stellungen unter Aufhebung des Ermüdungsgefühls.
Gansers Komplex: Hysterische Ausnahmezustände mit Vorbeireden bei sonst geordnetem Verhalten.

Graefes S.: Zurückbleiben des oberen Lids beim Blick abwärts (Basedow).
Guddens S.: Pupillenträgheit nach Alkoholgenuß bei Alkoholintoleranten.
Gudden - Wannerscher Versuch: Verkürzung des Stimmgabelschalls über Schädelnarben.
Haabs Pupillenreflex: Pupillenenge bei Blick auf entfernte helle Gegenstände.
Häsitieren: Koordinatorische Sprachstörung.
Heads Zonen: Gesetzmäßige überempfindliche Punkte oder Zonen der äußeren Haut bei inneren Organkrankheiten.
Hemmung: Gefühl erschwerten Denkvermögens, Sprechens, Handelns. Objektiv: Verlangsamung der einzelnen Funktionen (Depression).
Hippus: Schnell wechselnde Pupillenweite.
Hutchinsonsche Pupille: Gleichseitige Pupillenerweiterung bei Kopfverletzungen.
Hutchinsonsche Trias: Keratitis interstitialis, Schwerhörigkeit, Ausrundung des unteren Randes der oberen Schneidezähne (hereditäre Lues).
Hyperprosexie: Steigerung der Auffassungsgeschwindigkeit und Ablenkbarkeit (Manie).
Jendrassikscher Kunstgriff: Verstärkung des Kniephänomens durch Ballen der Fäuste, Aneinanderpressen oder Auseinanderziehen der gefalteten Hände.
Intentionstremor: Zittern und Ataxie, die erst bei der Bewegung zutage treten.
Katalepsie: Zwangsmäßiges Festhalten gegebener oder eingenommener Stellungen.
Kernigs S.: Unfähigkeit, die Unterschenkel in sitzender Stellung zu strecken oder die gestreckten Beine in Rückenlage im Hüftgelenk zu beugen (Meningitis).
Klumpkesche Lähmung: Untere Plexuslähmung. Kleinere Handmuskeln, Interossei, Daumen und Kleinfingerballen.
Koprolagnie: Wollust durch Ekel (Urinieren in den Mund).
Korsakoffscher S.-Kompl.: Polyneuritis alcoholist. + Desorientierung + Merkfähigkeitsdefekt + Konfabulationen.
Las ègues S.: Schmerzhaftigkeit der rechtwinkligen Beugung im Hüftgelenk bei gestrecktem Knie (Ischias).
Mannkopf - Rumpfs S.: Pulsänderung bei Schmerz.
Masochismus: Wollust beim Erdulden von Schmerzen.
Mendel - Bechterews S.: Beklopfen des $^4/_5$-Metatarsus, fächerförmige Spreizung + Plantar-Beugung der großen Zehe.
Menières S.: Heftige Hörstörung, Schwindel, Hinstürzen, Erbrechen (Labyrinth).

Moebiussches S.: Konvergenzlähmung (bei Basedow).
Mutacismus = Mutismus: Psychisch bedingte völlige Stummheit.
Mydriasis: Erweiterte Pupillen (Epilepsie, Hysterie, Hirndruck, Gifte).
Myosis: Verengte Pupille (Tabes, Halsmarkreizung, Gifte).
Mythomanie (Dupré): Neigung zur Konfabulation.
Narkolepsie: Anfälle von plötzlicher Schlafsucht mit retrograder Amnesie.
Negativismus: Allgemeines sinnloses Widerstreben (nicht z. B. durch Angst erklärt).
Oppenheims S.: Dorsalflexion der Zehen bei kräftigem Streichen des inneren Tibiarandes (spastische Paresen).
Parrots S.: Pupillenerweiterung bei Schmerz.
Perseveration: Haftenbleiben an dem zuletzt gesprochenen Satz oder Gedanken.
Petit mal: Kurze, leichte, epileptische Bewußtseinstrübung ohne Krampfanfall.
Phoneme: Gehörstäuschungen, Stimmen.
Poriomanie = Dromomanie: Wandertrieb.
Priapismus: Dauernde Erektion (spinales Trauma über dem Lumbalmark).
Pseudologia phantastica: Krankhafte Neigung zum phantastischen Lügen ohne Grund.
Ptosis: Hängen des oberen Lids (Ophthalmoplegie, Tabes, Paralyse, multiple Sklerose, cerebrale Lues).
Quinquauds S.: Knarren der Gelenke beim Aufsetzen der Fingerspitzen des Kranken auf die Hand des Untersuchers.
Remaks S.: Dorsalflexion des Fußes und Emporziehen des Beins beim Streichen der Oberschenkel (spastische Lähmungen).
Rosenbachs S.: Fehlen der Bauchreflexe (multiple Sklerose).
Rustsches S.: Kopfstützen bei Bewegungen (Karies der Halswirbel).
Skandieren: Artikulatorische Sprachstörung, Verlangsamung der Sprache und Silbenspreizung.
Skotom: Gesichtsfeldlücken.
Stellwags S.: Seltenheit des Lidschlags (bei Basedow).
Stereotypie: Sinnloses Wiederholen einer Bewegung oder Handlung.
Strümpells Tibialisphänomen: Dorsalflexion der Zehen, wenn der Oberschenkel gegen Widerstand stark gebeugt wird.
Stupor: Bewegungslosigkeit mit Verminderung der psychischen Reaktionen.

Torpid: Mit Stumpfsinn und Verlangsamung des Denkens verbunden.
Trousseaus S.: Tetanieanfall bei Druck auf den Sulcus bicipitalis.
Valleixsche Druckpunkte: Umschriebene Druckempfindlichkeit bei Neuralgien.
Verbigeration: Sinnloses Wiederholen desselben Wortes oder Satzes.
Wernickes S.: Hemianopische Pupillenstarre auf Licht.
Westphals S.: Fehlen des Kniephänomens (Tabes).
Westphal-Pilczs S.: Pupillenenge bei kräftigem Lidschluß.

Sachregister.

	Seite
Adiadokokinesis, diagnostische Bedeutung der	140
Adrenalin-Toleranzversuch bei Störungen des vegetativen Systems	129
Affektstörungen, Fragestellung bei	75
Agnosie, Prüfung der	162
— topographisch-diagnostische Bedeutung	169
Agraphie, topographisch-diagnostische Bedeutung	169
Alternierende Lähmungen, topographisch-diagnostische Bedeutung	167
Akkommodation, Prüfung und Erklärungsschema	135
Akkommodationsbreite verschiedener Lebensalter	132
Akute Psychosen, Fragestellung bei	14
Anamnese, eingehende psychiatrische	61
— Gewinnung und Bedeutung der psychiatrischen	9
Analgesie, Prüfungsmethoden	156
Anstaltseinweisung, Gutachtenschema	191
Anton, Methode der Erklärung von Sinnwidrigkeiten	99
Aphasie, topographisch-diagnostische Bedeutung	169
— Prüfung der	161
Apraxie, Prüfung der	162
— topographisch-diagnostische Bedeutung	169
Arbeitswille, Kontrolle des A. bei den psychologischen und Intelligenzprüfungen	22
Arbeitsvermögen, Prüfung des	90
Arthritische Diathese, als neuropathische Konstitution	120
Aschnerscher Versuch, bei vegetativen Neurosen	128
Assoziationsmethoden, Bedeutung der	25
— Technik und Reizwerte	108
Asthenie, als neuropathische Konstitution	119
Asthenopie, Prüfung der	133
Atropin-Toleranz des vegetativen Systems	129
Auffassungsgeschwindigkeit, psychol. Methoden	107
Auffassungsvermögen, Bedeutung, Einteilung des	23
Augenmuskeln, Funktionsprüfungen, Ermüdbarkeit	133
Aussprache, Prüfung der	161

Sachregister.

                                                                    Seite
Ausstrahlende Schmerzen, Richtung derselben bei verschiedenen Eingeweideleiden 157
Autoanamnese, kurze psychiatrische 38

Babinskis Phänomen, Prüfung 160
Barany, Zeigeversuch 141
Baranyscher Lärmapparat.
— — bei angeblicher Taubheit als Kontrollprüfung . . 138
— — bei taubstummen Kindern 52
— — als Labyrinthreizung 138
Bechterew, Zeichen der Schmerzempfindung 155
Bechterew-Mendels Zehenbeugephänomen 160
Benediktsche alternierende Lähmung, topographische Diagnose 167
Berührungsempfindung 150
Bernstein, Merkfähigkeitsprüfung 93
Berufswissen, Intelligenzprüfung über das 86
Bewußtseinstrübung, zur Zeit einer Straftat, Fragestellung zur Aufklärung 45
Besitzstand, Prüfung des geistigen 84
Bischoff, Merkfähigkeitsprüfung 93
Blutdruckmessungen bei vegetativen Neurosen 128
Bourdon, Arbeitsmethode der Buchstabenauswahl . . . 90
Brown-Sequardsche Halbseitenläsion, topographische Diagnose 167
Brissaud-Meige, Typus der asthenischen Konstitution . . 120
Bückversuch, Prüfungsmethoden des Gleichgewichtssinns und der Gefäßinnervation 140

Charakter, anamnestische Fragestellung nach dem . . . 64
Cerebrospinalflüssigkeit, Untersuchungsmethoden der . . . 164

Dämmerzustände, Gansersche und Simulation 140
Darwinsches Spitzohr als Degenerationszeichen 118
Degenerationszeichen, Verzeichnis der 118
Desorientierung, eingehende Fragestellung bei 77
Diadokokinesis, Prüfung und Bedeutung der 144
Diathesen, arthritische, exsudative 119
Dichtigkeitsmittel, für psychologische Messungen 104
Drehversuch als Prüfung der Labyrinthfunktion 140

Ebbinghaus, Merkfähigkeitsprüfung 193, Silbenergänzung 97
Eigenbeziehung, krankhafte, eingehende Fragestellung . . 81
Einleitungsformeln, für Gutachten 192
Elektrische Untersuchungstechnik 144
Endsätze im Gutachten 193
Entartungsreaktion, Bedeutung 149
Entartungsreaktion, Prüfungstechnik 148

Sachregister.

	Seite
Entmündigungsgutachten	188
Entwickelung, körperliche und geistige, Fragebögen über die	49
— normale geistige vor dem Schuleintritt	53
Entwickelungsdaten, körperliche in der Kindheit	53
Erben, Simulationsprüfung	143
Erbliche Belastung, Fragestellung	161
Erbsche Lähmung, Lokalisation und Symptomkomplex	166
Erfahrung, Praktische Aufgaben aus der	87
Ergographenarbeit, Technik, Apparate, Versuchsanordnung	110
Ermüdbarkeit, Prüfung der	90
Exsudative Diathese	119
Fähigkeiten, Intelligenzprüfung über die geistigen	90
Fettpolster, Normen zur Beurteilung	117
Finkh, Erklärung von Sprichwörtern als Intelligenzprüfung	99
Freud-Jungsche Komplexforschung	25
Freund, Sensibilitätsschema der peripheren Innervation	153
Fuchs-Rosenthalsche Zellzählung	165
Fürsorgezöglinge, Untersuchungsschema für	48
Galtonpfeife, Prüfungsmethoden	138
Galvanische Labyrinthreizung	141
Ganter, Erklärung von Witzen als Intelligenzprüfung	99
Gehirnnerven, Schema ihrer Lähmungserscheinungen	184
Gehörsfeld, Prüfungsmethoden	138
Geographie, Fragebogen über G. als Intelligenzprüfung	84
Geruch, Sinnesprüfung 138, Sinnestäuschungen des G.	80
Geschichte und Politik, Kenntnisse aus der G. als Intelligenzprüfung	84
Geschmack, Sinnesprüfung 138, Sinnestäuschungen des G.	80
Gesichtsfeld, Prüfungsmethoden	135
Gestikulation, Schilderung der	72
Gewichtstabellen	116
Gleichgewichtssinn, Störungen, Organ, Prüfung	139
Gräfesche Schielprüfung	177
Größenwahn, eingehende Fragestellung	82
Gudden, Pupillenträgheit im Alkoholversuch	135
Halbseitenlähmungen, topographisch-diagnostische Bedeutung der	168
Haltung, Schilderung der	72
Handel und Gewerbe, Intelligenzprüfung über Kenntnisse in	86
Haushaltung, Intelligenzprüfung über Kenntnisse in	86
Headsche Zonen	157
Heilbronner, Figurenergänzung nach	96

Sachregister. 207

	Seite
Hering-Kratschmerscher Versuch als Reizung des veget. Systems	128
Henneberg, Bildererklärung	94
— Definitionsmethode	100
Hippus	135
Hirnstamm, Herde im	167
Hörstumme, Untersuchung — Kinder	52
Hörvermögen, Prüfungsmethoden	137
Hysterische Konstitution, Definitionen	119
Infantilismus	119
Innervation der Körpermuskeln, kurzes Schema	145/147
— genaue Tabellen	170—180
Intelligenzprüfungen, Bedeutung der	16
— gutachtliche Verwertung	26
— kurzer Fragebogen	41
— eingehende Methoden	84 f.
Jugendliche, Untersuchungsschema für	48
Jugendgericht, Untersuchungsschema für das	48
Kampimeter-Prüfungen	136
Katamnese	67
Kinder, Untersuchungsschema für	48
Kleinheitswahn, eingehende Fragestellung beim	81
Kleinhirnherde	168
Klumpkesche Lähmung	166
Koma	83
Kombinationsvermögen, Prüfung durch sprachliche Aufgaben	97
— Bedeutung und Definition	25
— Prüfung durch Bilder	94
— kurze Voruntersuchung	43
Konsensuelle Lichtreaktion, Prüfung und Schemata	135
Konstitutionelle Verstimmung	118
Koordinationsprüfungen	143
Kapsula interna, Herde in der	168
Körpergewichtstabellen	116
Kraepelin, Additionsmethoden	91
Krampfanfälle, Vortäuschung von epileptischen	32
Krampfleiden, anamnestische Fragestellung bei	66
Lageempfindung, Prüfung der	154
Landwirtschaft, Intelligenzprüfung über Kenntnisse in der	86
Lebensgeschichte, eingehende Fragestellung über die	61
Lorrain-Lasèque, Typus der Asthenie	119
Lumbalpunktion	163

Sachregister.

	Seite
Masselon, Satzbildung nach — als Intelligenzprüfung	97
Mendel-Bechterews Phänomen	160
Merkfähigkeit, normale Werte, Einteilung, Bedeutung	23
— kurzer Fragebogen	42
— eingehende Untersuchungsmethoden	92
Militärzeit, Kenntnisse aus der	87
Millard-Gublersche Lähmung	167
Mimik, Schilderung der	72—75
Mißbildungen, Verzeichnis der	118
Motilität	142
Morelsches Ohr	118
Moralische Begriffe, Begründung derselben z. Prüfung d. Urteilsvermögens	101
Möller, Anekdoten und Fabelmethode	98
Möllerscher Atemversuch	128
Muskelsinn	107 u. 154
Muskelumfang, Normen zur Messung des — nach Frank	117
Mutismus, Untersuchung bei Kindern	52
— eingehende Untersuchung nicht antwortender Kranken	82
Nervenkranke, kurzer Fragebogen für	46
Neurologische Untersuchungstechnik, Gebrauchsanweisung	27
Neurosen, Untersuchung der	27
Nissl, Zellzählung aus Eiweißzüchtung nach	165
Nonne-Apelt, Globulinreaktion in der Cerebrospinalflüssigkeit	165
Nystagmus, Prüfung des	133
Oppenheims Phänomen	160
Orientierung, kurzer Fragebogen	41
— eingehende Fragestellung	77
Parrots, Zeichen der Schmerzempfindung	155
— Symptom, Erklärung, Bedeutung	132 und 135
Perspektivisches Sehen, Schema dess.	129
Perimeter, Prüfungen mit dem Försterschen	136
Periphere Nerven, Lähmungen und Muskelinnervation	170—180
— — sensible Innervation	150
Pflegeberichte, Anweisungen für	68
Physostigmintoleranz des vegetativen Systems	129
Plexuslähmungen, Symptome der	166
Praktischer Erfahrung, Kenntnisse aus der	88
Psychiatrische Untersuchung, Kurzer Fragebogen	38
Psychophysische Methoden	103
Pubertätsalter, Fragestellung nach Störungen im	63
Pupillenprüfungen	134

Sachregister.

	Seite
Pupillenreaktionen, Schema der	129
Pupillometer, Haabscher	130
Ranschburg-Ziehen, Merkfähigkeitsprüfung	92
Religion, Intelligenzprüfung über Kenntnisse in der	84
Reizschwelle, psychologische Präzisionsprüfung der	106
Reizpunkte, elektrische am Kopf	145
— — Rumpf	146
Reflexe	158
Reich, Sortierverfahren als Intelligenzprüfung	91
Remak, Zehenbeugereflex	161
Rieger, Merkfähigkeitsprüfung	92
Rinnescher Versuch	137
Rindenregionen, Topographie der	122
— Symptomatologie der	168
Rombergsches Schwanken bei Augenschluß	114
Rossolimos Zehenbeugephänomen	160
Rückenmarkssegmente, motorische und Reflexinnervation	183
— Sensible Innervation	150
Rumpf-Mannkopfsche Prüfung der Schmerzempfindung	155
Sachs-Freund, Simulationsprüfung	143
Seelenblindheit, Prüfung der	162
Sehnenreflexe	159
Sehschärfe, Untersuchung der	130
Seiffert, Sensibilitätsschema der segmentären Innervation	152
Simulation, Geständnis der	31
Simulationsprüfungen, Anwendung und Bedeutung	30
Sinnestäuschungen, kurzer Fragebogen	41
— Eingehende Fragestellung über	79
Snellensche Tafeln	130
Sommer, Reizworte für Assoziationsversuche von	108
Somnolenz	83
Soziale Entwickelung, Fragestellung nach der	63
Sympathikus, Funktionsprüfung des Nervus	127
Schädel, Masse und Narben	121
— Lagebeziehungen zum Kopf und zum Gehirn	120
Scheinschlaf, hysterischer	83
Schilderung psychisch Kranker, Bedeutung und Wege derselben	12
— — — kurzer Fragebogen	40
— — — eingehende Tabellen	70
Schlafähnliche Zustände, Unterscheidung	83
Schlafstörungen, Vortäuschung von	33
Schleimhautreflexe	158
Schmerzen, Untersuchungstechnik der	151

210 Sachregister.

	Seite
Schmerzempfindlichkeit, Untersuchungstechnik	151
— Präzisionsprüfung	155
Schulen, Fragebögen über Kinder, für —	49
Schulzeit, anamnestische Fragestellung über die	62
Schulstufen, Wissenschatz der einzelnen	54
Schulbildung, Intelligenzprüfung über die	84
Schwabachscher Versuch	137
Schwachsinn, Zeichen des angeborenen	55
Schwielenbildung, Normen zur Deutung und Untersuchung nach Maurer	117
Schwindel, Vortäuschung von	32
Spasmophilie, als neuropathische Konstitution	191
Sprache und Sprachklang, Schilderung derselben	74
Stahlsches Ohr	118
Strabismus, Schielen, Prüfungsmethoden	133
Stinzingsche Tabellen d. galvanischen Erregbarkeit	148
Stöstin, Simulationsmethoden	142
Strafrecht, Intelligenzprüfung über das	89
Strümpells Phänomen	161
Stumme Kinder, Intelligenz und Sinnesprüfung bei	52
Stupor	83
Tasterkreise, Prüfung der	107
— Webersche Tabelle	154
Taubstumme Kinder, Untersuchungsmethoden	52
Temperatursinn	154
Thymo-Lymphatikus, Status	119
Topische Diagnostik im Zentralnervensystem	166
Trömners Phänomen	160
Trévessche Ergographenmethoden	110
Trinkerfürsorgestellen, Fragebogen für	69
Untersuchungsrichter, Disposition für den	186
Unfallnervenkranke, Regeln zur Begutachtung	28
— Untersuchungsschema	56
— Disposition des Gutachtens	190
Unterscheidungsfragen, als Prüfung des Urteilsvermögens	101
Urteilsvermögen, Intelligenzprüfung über das	100
Vagotone und sympatikotone Konstitution	126
Vagus-Druckversuch	129
Valsalvascher Versuch	128
Variation, mittlere, f. psych. Messungen	104
Vegetatives System, Bedeutung der Untersuchung des	28
— — Übersichtsschema	124
— — Untersuchungsmethoden	126

Sachregister.

	Seite
Verfolgungswahn, eingehende Fragestellung	81
Verhalten des Arztes Geisteskranken gegenüber	2
Verstandesfähigkeiten, Einteilung und Bedeutung	24
Vierecke, Merkfähigkeitsprüfung	93
Vibrationsgefühl, Sensibilitätsprüfung des	155
Wahlreaktionen	109
Wahnideen, Kurzer Fragebogen	41
— eingehende Fragestellung	81
Weberscher Versuch	137
Weber-Gublersche Lähmung	167
Westphal Pilzscher Reflex, Prüfung	135
Wildermuthsches Ohr	118
Wirtschaftliche Verhältnisse, Intelligenzprüfung über die	88
Wissensschatz, normale Grenzen und Einteilung	20
— kurzer Fragebogen	42
— eingehende Untersuchungsmethoden	85
Wortrechnen, als Intelligenzprüfung	85
Zeigeversuch, Barannyscher	139
Zentralwert f. psychologische Messungen	103
Zentren der Hirnrinde, Bild der	122
Ziehen, Meth. der rückläufigen Assoziationen	20
— Merkfähigkeitsprüfung	92
— Reizwerte für Assoziationsversuche	108
Zittern, Prüfungen und Kontrollprüfungen	144
Zurechnungsfähigkeit, Untersuchungsschema der	186
Zyklothyme Konstitution	118

1. Bildererklärungsmethode nach Henneberg,
vgl. S. 95.

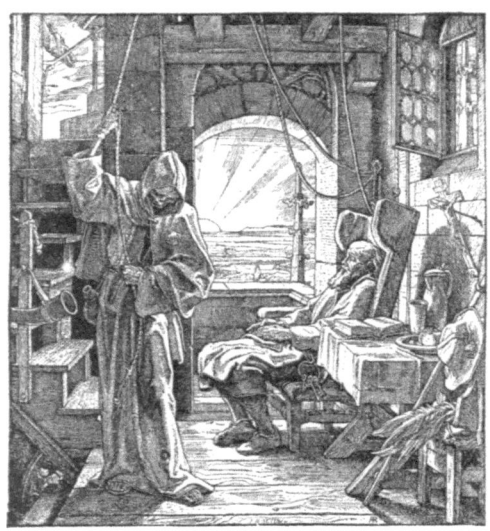

Abb. 15.

Auffassungsfragen: Was stellt das Bild dar? Wieviel Figuren sind auf dem Bilde? Was geht mit dem sitzenden Manne vor? Was tut die stehende Figur? Wer ist das? Was bedeutet das Läuten für den Greis? Was für ein Raum ist es? Welche Möbel und Geräte sind in dem Raum? Woran erkennt man hier die Glockenstube eines Kirchturms? Welche Tageszeit?

Suggestiv- und Erinnerungsfragen: (Augen schließen lassen.) Was für Tiere waren auf dem Bilde zu sehen? Saß die Turmkatze auf dem Fensterbrett oder zu Füßen des Greises? Wieviel Öffnungen hatte der Raum? Hatte der als Mönch gekleidete Tod einen Hut auf oder gar keine Kopfbedeckung? Was hatte der Greis in den Händen?

Urteilsfragen: Welche Überschrift würden Sie dem Bilde geben? Welche von den nachfolgenden Überschriften würden etwa dafür passen: „Morgenrot, Morgenrot, leuchtest mir zum frühen Tod" oder „Der Tod als Freund" oder „Mitten im Leben vom Tode umgeben" oder „Hoch vom Turm läutet's Sturm" oder „Ein ungebetener Gast"?

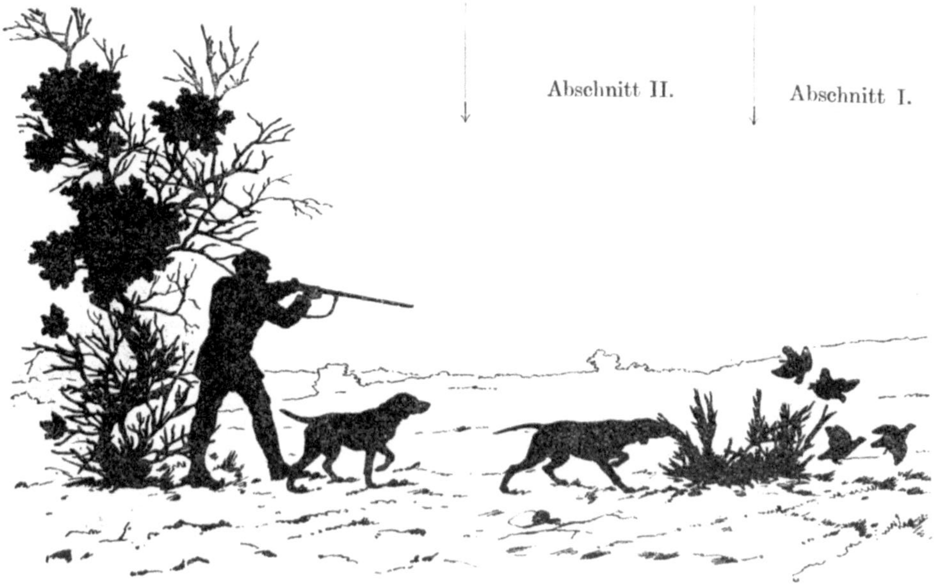

Abschnitt II.   Abschnitt I.

Abb. 16.

Material zur Benutzung bei der Untersuchung.

2. **Fragestellung bei nebenstehender Silhouette:**
Abschnitt I (die übrigen bedeckt): Was stellt das Bild vor? Was für Vögel könnten das sein? Wie, in welcher Richtung fliegen sie? Warum fliegen wohl die beiden oberen Vögel wieder nach unten? Kann man irgend etwas Auffälliges an ihnen sehen? Was könnte wohl das übrige bedeckte Bild noch enthalten? (Die fehlerhafte Deutung, daß die Vögel um ihr Nest herum fliegen, muß in den beiden ersten Abschnitten als physiologisch gelten.)
2. Abschnitt: Was ist das für ein Tier? Was macht der Hund hier? Dann Wiederholung der Fragen des Abschnitts I.
3. Gesamtbild: Was stellt das Bild vor? Welche Jahreszeit ist dargestellt? Worauf wartet der zweite Hund? Hat der Jäger schon geschossen oder will er erst schießen? Wonach hat er geschossen? Was hat er getroffen? Welche Überschrift würde man für das Bild wählen können?

3. **Ergänzung ausgelassener Silben nach Ebbinghaus, vgl. S. 97.**
    (er) (Ich)   (daß)
Lieber Brud —! — teile Dir mit, — ich seit 8 Tagen
   (hause)
im Kranken — bin. Ich bin jetzt — — gut zuwege und — — bald entlassen zu werden. Wenn Du — hast, mich einmal zu be— —, würde es mich sehr — —. Bruder Ernst ist in Hamburg — — — Segelschiff. Unserer Mutter — — augenblicklich schlecht, sie — — viel an Kopfschmerzen und — schlecht sehen. Der Vater — — sich im Winter mit Besenbinden, im — — arbeitet er im Hafen. Es grüßt Dich Dein treu — — — J. Petersen.

4. **Wiedergabe von Fabeln nach Möller, vgl. S. 98.**
Eine durstige Biene wollte an einem Bache trinken, glitt hinein und stand eben im Begriff, unterzugehen, als eine Taube, die vom nächsten Gesträuch zugesehen hatte, mitleidig ein Zweiglein ins Wasser warf, woran jene sich anhielt und rettete. Bald darauf spannte ein Jäger den Bogen auf die Taube, die ihn nicht sah; eben wollte er losdrücken. Als die Biene sah, in welcher Todesgefahr ihre Retterin sich befand, flog sie rasch herbei und stach den Jäger in die Hand. Der unvermutete Schmerz übermannte ihn, er machte ein Geräusch, die Taube hörte ihn und flog weg.

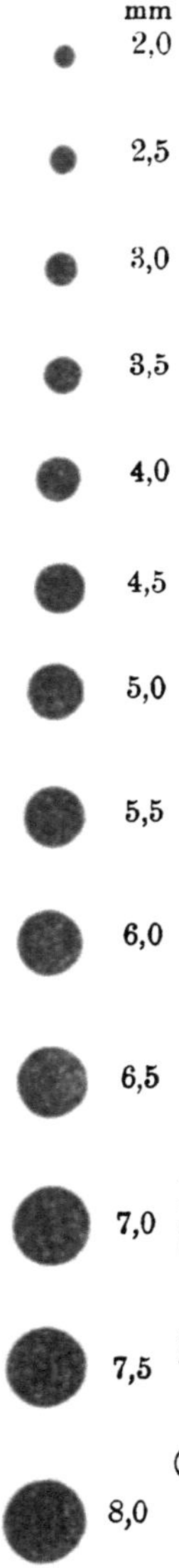

Zur Bestimmung der **Sehschärfe** mißt man die größte Entfernung, in welcher der betreffende Gegenstand noch scharf gesehen wird (d) und vergleicht dieselbe mit der Entfernung, in welcher derselbe Gegenstand unter einem Winkel von 5 Minuten erscheint (D). Das Verhältnis dieser beiden Entfernungen wird ausgedrückt in der Formel

$$v = \frac{d}{D}$$

und gibt das Maß der Sehschärfe an.

Bei den untenstehenden Sehproben nach Snellen gibt D den genannten Winkel und die normale Entfernung an, in der die Sehprobe vom korrigierten gesunden Auge gelesen wird.

Der nebenstehende Haabsche Pupillometer ergibt die Pupillenweite durch einfaches Vergleichen mit dem dicht neben die Pupille gehaltenen Streifen, der ausgeschnitten und aufgeklebt werden kann.

Das Farbenempfinden wird mittelst farbiger Woll- oder Seidenproben, oder mit farbigen Bleien geprüft, mit denen das Ergebnis unmittelbar in das Untersuchungsprotokoll übertragen werden kann.

$D = 0{,}6.$

Die Verfassung des Deutschen Reiches	1	3	5	9	2	6	8
hat den Staat zu einem wirklichen	Γ	∧	—		+		O
Bundesstaate gemacht, während der	ɯ	E	ɜ		E		ɯ

$D = 0{,}8.$

vormalige Deutsche Bund nur	4	8	7	2	8	5	3
den Charakter eines Staaten=							
bundes hatte. Sie gewährt näm=	+	—		O	E		ɯ

$D = 1{,}2.$

lich dem Reiche eine wirk=	8	3	2	9	4	6
liche Staatsgewalt und ein	E	ɯ		ɯ		ɜ
in dieser geeinigtes Volk,	A	R	⊥		O	S

$D = 1{,}5.$

hierdurch aber das=	ɯ	E	ɯ	ɜ
jenige, was den we=	4	3	9	2	16
sentlichen Unterschied	+	O H	=	A R S

$D = 2{,}0.$

des Bundesstaates	ɯ	ɜ	ɯ
von dem bloßen	9	27	4	16
Staatenbunde aus	H	= O	+	? !

Abb. 17.

Verlag von Julius Springer in Berlin.

Gerichtsärztliche Untersuchungen. Ein Leitfaden für Mediziner und Juristen. Von **Dr. Otto Leers**, Königlichem Gerichtsarzt in Essen a. d. Ruhr. 1913.
Preis M. 4.—; in Leinwand gebunden M. 4.60.

Praktische Neurologie für Ärzte. Von Professor **Dr. M. Lewandowsky** in Berlin. Mit 20 Textfiguren. 1912.
Preis M. 6.80; in Leinwand gebunden M. 7.60.

Der Kopfschmerz. Seine verschiedenen Formen, ihr Wesen, ihre Erkennung und Behandlung. Eine theoretische und praktische Anleitung für Ärzte und Studierende. Von **Dr. Siegmund Auerbach**, Vorstand der Poliklinik für Nervenkranke zu Frankfurt a. M. 1912.
Preis Mk. 3.60; in Leinwand gebunden M. 4.20.

Die Neuralgien der täglichen Praxis. Von Dr. **O. Schellong** in Königsberg i. Pr. 1911. Preis M. 1.80.

Neurasthenie. Eine Skizze. Von **Dr. Otto Veraguth**, Nervenarzt, Privatdozent an d. Universität Zürich. 1910. Preis M. 3.60.

Die mechanische Behandlung der Nervenkrankheiten. (Massage, Gymnastik, Übungstherapie, Sport.) Von **Dr. Toby Cohn**, Nervenarzt in Berlin. Mit 55 Abbildungen im Text. 1913. Preis M. 6.—; in Leinwand gebunden M. 6.80.

Technik der mikroskopischen Untersuchung des Nervensystems. Von Dr. **W. Spielmeyer**, Privatdozent und Assistent an der psychiatrischen und Nervenklinik in Freiburg i. B. 1911. In Leinwand gebunden Preis M. 4.40.

Lehrbuch der Nervenkrankheiten. Von Prof. Dr. **G. Aschaffenburg**-Köln, Oberarzt Dr. **H. Curschmann**-Mainz, Prof. Dr. **R. Finkelnburg**-Bonn, Prof. **Dr. R. Gaupp**-Tübingen, Prof. **Dr. C. Hirsch**-Göttingen, Prof. Dr. **Fr. Jamin**-Erlangen, Privatdozent **Dr. J. Ibrahim**-München, Prof. Dr. **Fedor Krause**-Berlin, Prof. Dr. **M. Lewandowsky**-Berlin, Prof. Dr. **H. Liepmann**-Berlin, Oberarzt Dr. **R. L. Müller**-Augsburg, Privatdozent **Dr. Fr. Pineles**-Wien, Privatdozent **Dr. F. Quensel**-Leipzig, Privatdozent **Dr. M. Rothmann**-Berlin, Prof. Dr. **H. Schlesinger**-Wien, Privatdozent **Dr. S. Schoenborn**-Heidelberg, Prof. Dr. **H. Starck**-Karlsruhe, Privatdozent Dr. **H. Steinert**-Leipzig. Herausgegeben von Dr. **Hans Curschmann**, dirig. Arzt der Inneren Abteilung des St. Rochus-Hospitals in Mainz. Mit 289 Textabbildungen. 1909. In Leinwand gebunden Preis M. 24.—.

Die Psychologie des Verbrechens. Eine Kritik. Von Dr. med. et phil. **Max Kauffmann**, Privatdozent an der Universität Halle a. S. Mit zahlreichen Porträts. 1912.
Preis M. 10; in Leinwand gebunden M. 11.—.

Zu beziehen durch jede Buchhandlung.

Verlag von Julius Springer in Berlin.

Klinik u. Atlas der chronischen Krankheiten des Zentralnervensystems.
Von Professor **Dr. August Knoblauch**, Direktor des Städt. Siechenhauses zu Frankfurt a. M. Mit 350 zum Teil mehrfarbigen Textfiguren. 1909.
In Leinwand gebunden Preis M. 28.—.

Abhandlungen aus dem Gesamtgebiete der Kriminalpsychologie.
(Heidelberger Abhandlungen.) Herausgegeben von Geh. Hofrat Prof. **Dr. K. von Lilienthal**, Prof. **Dr. F. Nissl**, Prof. **Dr. S. Schott**, Prof. **Dr. K. Wilmanns**.

Heft 1: Die Ursachen der jugendlichen Verwahrlosung und Kriminalität. Studien zur Frage: Milieu oder Anlage. Von **Dr. Hans W. Gruhle**, Heidelberg. Mit 23 Textfiguren und 1 farbigen Tafel. 1912.
Preis M. 18.—; in Leinwand gebunden M. 20.—.

Heft 2: Lebensschicksale geisteskranker Strafgefangener. Katamnestische Untersuchungen nach den Berichten L. Kirns über ehemalige Insassen der Zentralstrafanstalt Freiburg i. B. (1879—1886). Von Privatdozent Dr. **August Homburger**, Heidelberg. Mit 6 Figuren im Text und 12 farbigen Tafeln. 1912.
Preis M. 14; in Leinwand gebunden M. 16.—.

Monographien aus dem Gesamtgebiete d. Neurologie u. Psychiatrie.
Herausgegeben von A. Alzheimer-Breslau und M. Lewandowsky-Berlin.

Heft 1: Über nervöse Entartung. Von Prof. Dr. med. **Oswald Bumke**. Freiburg i. B. 1912. Preis M. 5.60.
Heft 2: Die Migräne. Von **Eward Flatau** in Warschau. Mit 1 Textfigur und 1 farbigen Tafel. 1912. Preis M. 12.—.
Heft 3: Hysterische Lähmungen. Studien über ihre Pathophysiologie und Klinik. Von **Dr. H. di Gaspero**, Graz. Mit 38 Figuren im Text u. auf einer Tafel. 1912. Preis M. 8.50.
Heft 4: Affektstörungen. Studien über ihre Ätiologie und Therapie. Von Dr. med. **Ludwig Frank**, Zürich. 1913.
Preis M. 16.—.

Weitere Hefte befinden sich in Vorbereitung.
Die Abonnenten der „Zeitschrift für die gesamte Neurologie und Psychiatrie" erhalten sämtliche Hefte dieser Sammlung zu einem um ca. 20% ermäßigten Vorzugspreis.

Das Jugendgericht in Frankfurt a. M.
Bearbeitet von **Karl Allmenroeder**, Amtsgerichtsrat, Jugendrichter, Frankfurt a. M., **Dr. Ludwig Becker**, Staatsanwalt beim Jugendgericht, Frankfurt a. M., **Dr. Wilhelm Polligkeit**, Direktor der Zentrale für private Fürsorge, Frankfurt a. M, Prof. **Dr. Heinrich Vogt**, Nervenarzt in Wiesbaden, früher Frankfurt a. M. Herausgegeben von Prof. Dr. **Berthold Freudenthal**, Frankfurt a. M. 1912.
Preis M. 6.—; in Leinwand gebunden M. 6.80.

Zu beziehen durch jede Buchhandlung.

Verlag von **Julius Springer** in Berlin.

Jahrbuch der Fürsorge.
Herausgegeben im Auftrage des Instituts für Gemeinwohl und der Zentrale für private Fürsorge in Frankfurt a. M. vom Archiv deutscher Berufsvormünder Prof. **Dr. Klumker**. Sechster Jahrgang. 1912.
Preis M. 12.—.

Grundriß der sozialen Hygiene.
Für Mediziner und Nationalökonomen, Verwaltungsbeamte und Sozialreformer. Von **Dr. med. Alfons Fischer**, Arzt in Karlsruhe i. B. Mit 70 Abbildungen im Text. 1913.
Preis M. 14.—; in Leinwand gebunden M. 14.80.

Soziale Medizin.
Ein Lehrbuch für Ärzte, Studierende, Medizinal- und Verwaltungsbeamte, Sozialpolitiker, Behörden und Kommunen. Von **Dr. med. Walther Ewald**, Privatdozent der Sozialen Medizin an der Akademie für Sozial- u. Handelswissenschaften in Frankfurt a. M., Stadtarzt in Bremerhaven. Erster Band. Mit 76 Textfiguren u. 5 Karten. 1911.
Preis M. 18.—; in Halbleder gebunden M. 20.—.
Der zweite (Schluß-) Band erscheint im Laufe des Jahres 1913.

Handbuch der inneren Medizin.
Unter Mitarbeit hervorragender Fachgelehrter herausgegeben von Prof. **Dr. L. Mohr**, Direktor der Medizin. Poliklinik zu Halle (Saale) und Prof. **Dr. R. Staehelin**, Direktor der Medizin. Klinik zu Basel.
Erster Band: **Infektionskrankheiten**. Mit 288 zum Teil farbigen Textabbildungen und 3 Tafeln in Farbendruck. 1911.
Preis M. 26.—; in Halbleder gebunden M. 28.50.
Vierter Band: **Harnwege und Sexualstörungen — Blut — Bewegungsorgane — Drüsen mit innerer Sekretion, Stoffwechsel und Konstitutionskrankheiten — Erkrankungen aus äußeren physikalischen Ursachen**. Mit 70 zum Teil farbigen Textabbildungen und 2 Tafeln in Farbendruck. 1912.
Preis M. 22.—; in Halbleder gebunden M. 24.50.
Fünfter Band: **Erkrankungen des Nervensystems**. Mit 315 zum Teil farbigen Textabbildungen u. 2 Tafeln in Farbendruck. 1912.
Preis M. 28.—; in Halbleder gebunden M. 30.50.
Preis des vollständigen Werkes in 6 Bänden etwa M. 150.—.
Auf die weiteren Bände des Werkes, die bis Herbst 1913 vorliegen werden, ist der Stoff folgendermaßen verteilt: 2. Band: Erkrankungen der Respirations- und Zirkulationsorgane und des Mediastinums, Erkrankungen der oberen Atemwege. 3. Band: Erkrankungen der Verdauungsorgane und Nieren. 6. Band: Grenzgebiete (Chirurgie, Gynäkologie, Ophthalmologie, Otiatrie), Vergiftungen.

Verlag von Julius Springer in Berlin.

Taschenbuch d. speziellen bakterio-serologischen Diagnostik. Von **Dr. Georg Kühnemann**, Oberstabsarzt a. D., prakt. Arzt in Berlin-Zehlendorf. 1912.
In Leinwand gebunden Preis M. 2.80.

Diagnose und Therapie der inneren Krankheiten. Von Oberstabsarzt a. D. **Dr. Georg Kühnemann.** 1911.
In Leinwand gebunden Preis M. 6.—.

Diätetik innerer Krankheiten. Zum praktischen Gebrauch für Ärzte und Studierende. Nebst einem Anhang: Die diätetische Küche. Von Prof. **Dr. Th. Brugsch**, Oberarzt der II. Medizin. Klinik der Universität Berlin. 1911.
Preis M. 4.80; in Leinwand gebunden M. 5.60.

Augenpraxis für Nichtspezialisten. Von **Dr.** med. **Rudolf Birkhäuser**, Augenarzt in Basel, gew. I. Assistenzarzt der Klinik. Mit 32 Figuren im Text und auf 4 Tafeln. 1911.
In Leinwand gebunden Preis M. 4.—.

Kosmetik. Ein Leitfaden für praktische Ärzte. Von Sanitätsrat **Dr. Edmund Saalfeld**-Berlin. Dritte, vermehrte und verbesserte Auflage. Mit 17 Textfiguren. 1912.
In Leinwand gebunden Preis M. 3.60.

Therapeutische Monatshefte. Herausgegeben von W. Heubner-Göttingen, L. Langstein-Berlin, Erich Meyer-Straßburg.

Die Zeitschrift bringt neben kritisch ausgewählten Originalien in ihrem Referatenteile eine **vollständige kritische** Besprechung aller wichtigen Publikationen auf dem **Gesamtgebiete der Therapie.** Jedes Heft enthält ferner unter der Rubrik: **Ergebnisse der Therapie** eine zusammenfassende **kritische Übersicht** über ein größeres therapeutisches Gebiet.
Jährlich Preis M. 12.—.

Zeitschrift für die gesamte Neurologie und Psychiatrie. Herausgegeben von Proff. DDr. **A. Alzheimer**-Breslau, **R. Gaupp**-Tübingen, **M. Lewandowsky**-Berlin, **K. Wilmanns**-Heidelberg. Redigiert von Proff. DDr. **A. Alzheimer**-Breslau und **M. Lewandowsky**-Berlin. A. Originalien. — B. Ergebnisse und Referate. Im Laufe eines Jahres erscheinen vom Originalienteil ca. 3—4 Bände, vom Referatenteil nicht mehr als 2 Bände.
Preis jedes Bandes im Umfang von 40—60 Bogen M. 24.—.

MIX
Papier aus verantwortungsvollen Quellen
Paper from responsible sources
FSC® C105338

If you have any concerns about our products,
you can contact us on
ProductSafety@springernature.com

In case Publisher is established outside the EU,
the EU authorized representative is:
**Springer Nature Customer Service Center GmbH
Europaplatz 3, 69115 Heidelberg, Germany**

Printed by Libri Plureos GmbH
in Hamburg, Germany